办公族颈背腰骨酸痛完全搞定

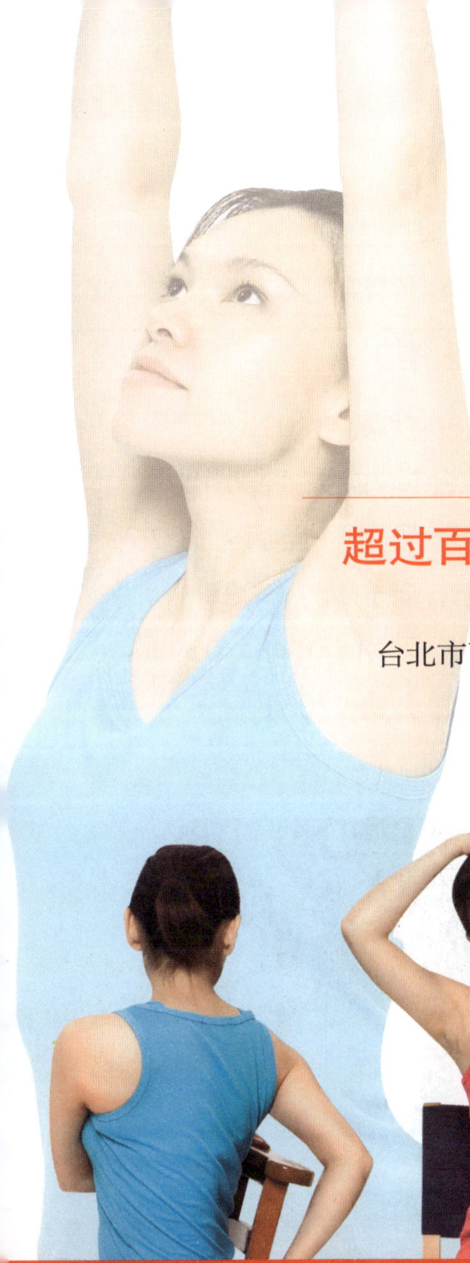

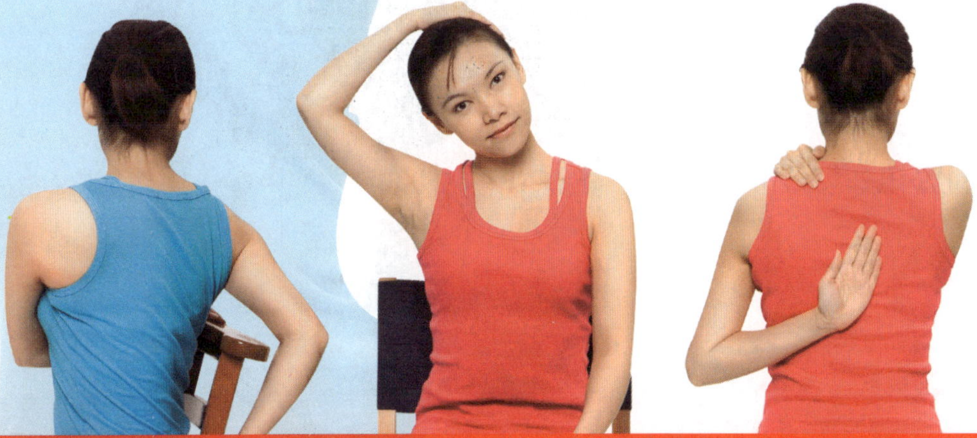

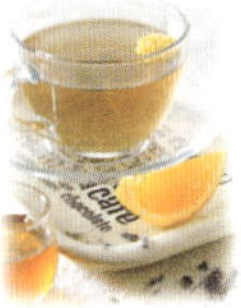

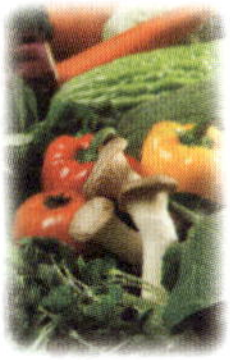

超过百种改善酸痛的中西医及自我照护方法

台北市西园医院神经内科主任医师 李诗应 主笔

目录

Part1 树立正确观念

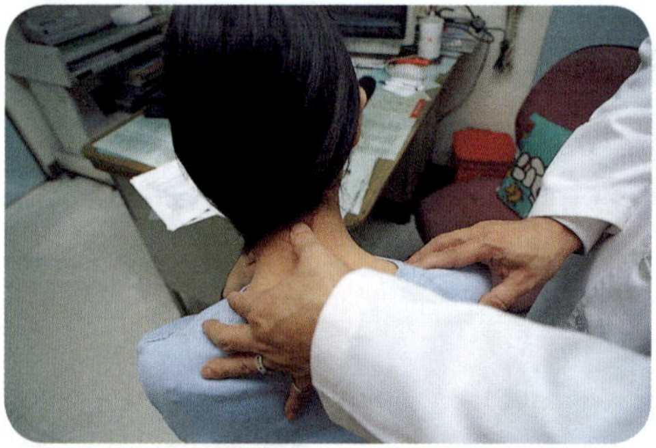

Part2 认识颈背腰骨酸痛

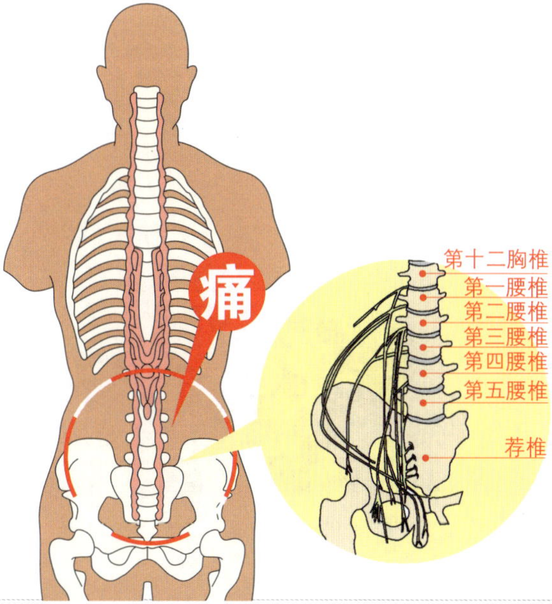

Part3 检查与诊治

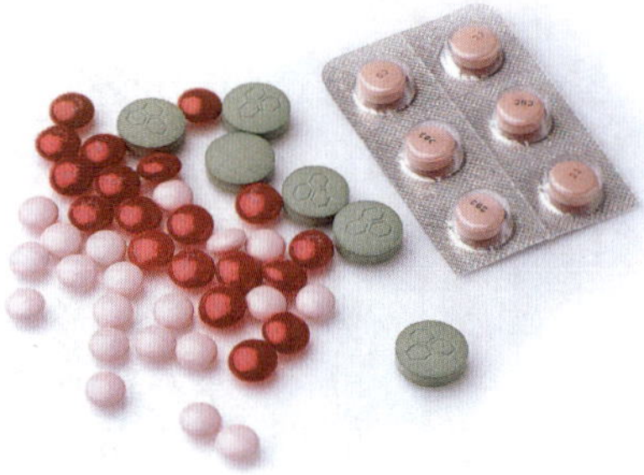

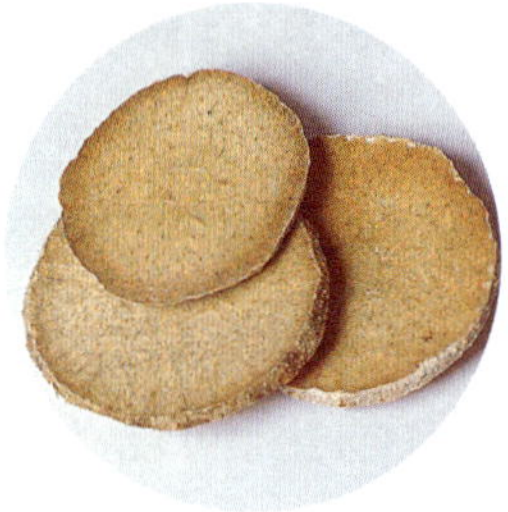

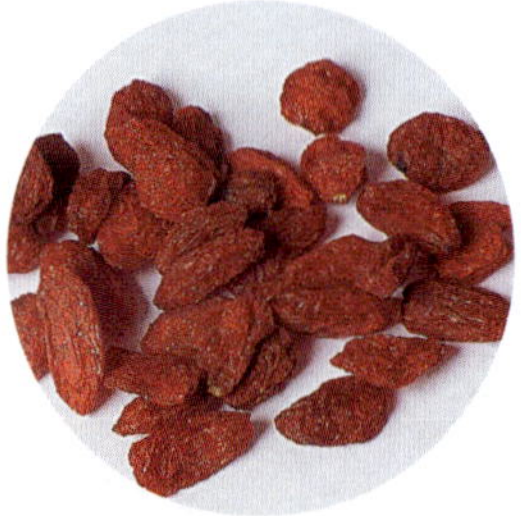

Part4 自我照护·预防对策

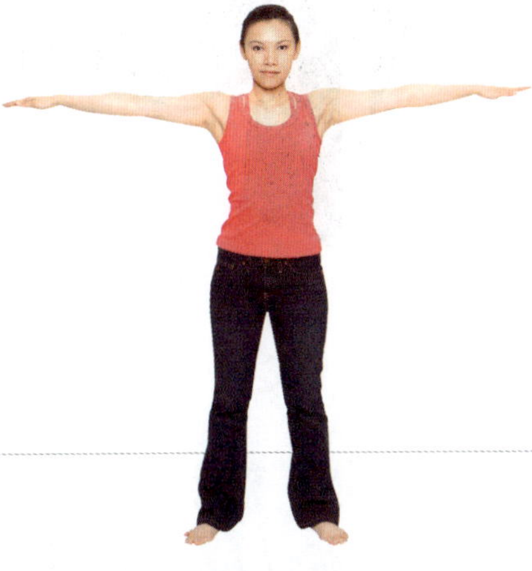

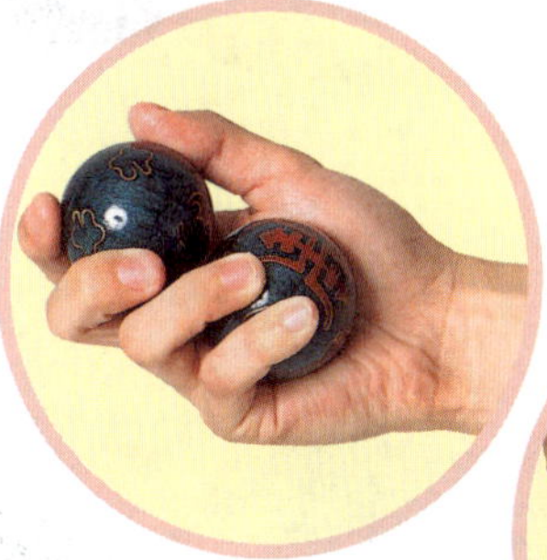

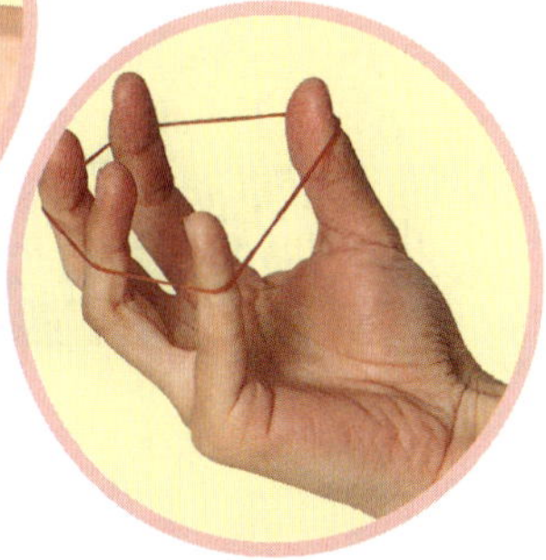

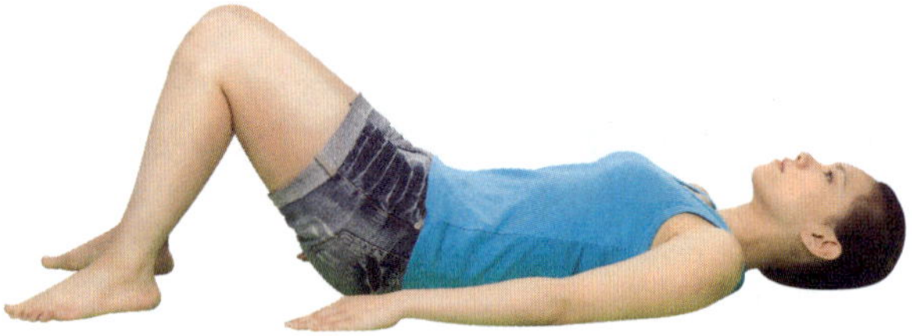

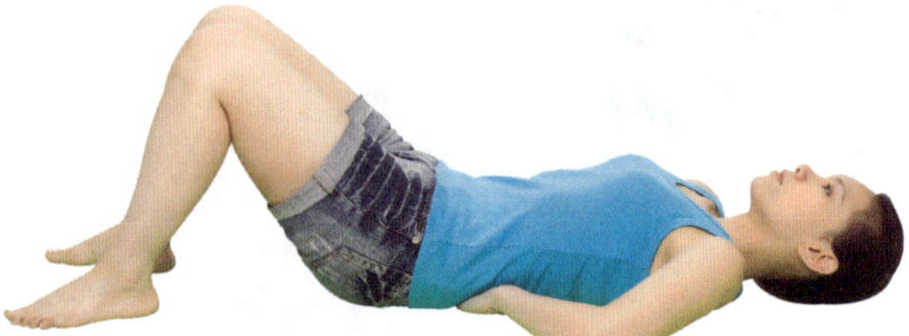

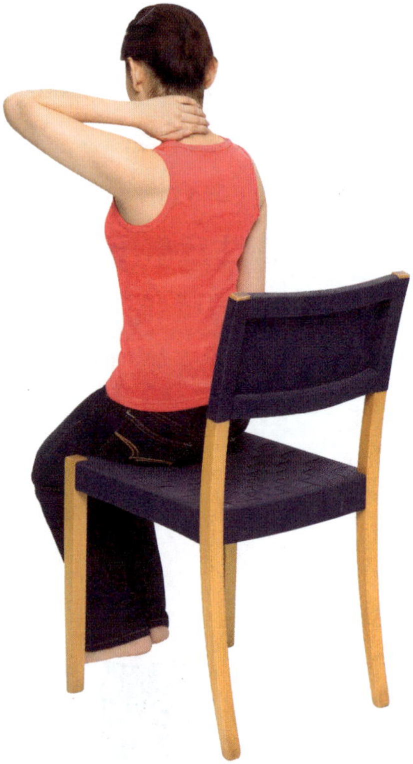

【笔者序】

没病没痛就是一种幸福

这里酸、那里痛是身为人类所免不了的，各种生活负担只会造成酸痛加剧。尤其是随着年龄的增长，老化更是与日俱增。“没病没痛就是一种幸福”便是强调病与痛给人带来的折磨。

现代人四体不勤，整天埋首电脑前，常需要加班熬夜；而在工作之外，为了打发时间与满足资讯需求，也是“网络上身”居多，因此脊椎、肌肉与关节的耐受力奇差，使得酸痛问题日益严重。从事劳力工作的族群则是为生活所逼，为求温饱，在现代所谓的M型社会（中产阶级已经消失的社会），身体更必须长期反复负荷种种劳力，因而容易有退化性关节炎以及反复创伤症候群产生。因为背负经济或工作成果的压力，使酸痛更火上浇油，雪上加霜。

除了上述问题外，现代社会的饮食习惯亦是造成酸痛的重大原因之一。速食化造成的多油、高热量、少蔬菜鲜果，使得血脂肪升高，影响血液循环，精致化米麦类食物造成维生素B群的摄取不足，使得组织的能源匮乏，容易产生神经炎，易得神经痛，等等，均是酸痛更易产生及加重的恶性因果循环，反复加剧而无解。

身为神经科医师，加上执业地区蓝领劳动阶层居多，所看的门诊病患便以酸痛及神经因而受损或发炎疼痛者居多。这些酸痛病患不只需要检查治疗，更需要了解酸痛的成因、日常生活中的处理方式及预防酸痛的方法。但是囿于这些资讯的复杂与个人化的关系，无法一一在门诊教导传述。为了解决上述酸痛问题，必须整理出这些资讯，以供有心人依循。本书便整理出这些针对各式酸痛的重要资讯，包括各种酸痛形成原因、解决以及预防保养之道。

对于酸痛，虽然人人有之，却千万不可掉以轻心，因为其可能是潜藏的一些严重疾病的表征，光靠症状是无法分别的，例如各种癌症（甲状腺、前列腺、乳腺癌等）的脊椎转移。而有些酸痛久了会有严重神经压迫的症状，如颈椎骨刺压迫神经根，或是腰椎间盘突出、脊椎滑脱、骨刺压迫造成坐骨神经痛、手部的正中神经受压迫的手腕道症候群，或是手肘部位的尺神经受压迫症等。亦有椎管道狭窄导致神经根受挤压，产生步行困难的情形。

另外，骨质疏松症患者可能没有症状，但是当他们不慎跌倒，或者甚至只是打个喷嚏，所造成的下胸椎或上腰椎的压迫性骨折往往使得病人疼痛难忍，卧床不起。就在二十年前，这方面的治疗并不普遍，病患往往失能，再也无法行动自如，那时候的许多老年人可能就这样一蹶不振，迅速步入死亡之路。但是现在，通过正确诊断，好好治疗，病患可以恢复良好的生活品质。笔者的祖母便是如此，十七年前跌倒骨折之后卧床不起，数月后便与世长辞，每忆及此，便不胜唏嘘。笔者的母亲则是三四年前搭公车时，一个紧急煞车造成她在公车上滚了几番，因而腰部脊椎面关节骨折造成脊椎滑脱症，疼痛异常，已无法坐起来，更别说走路了。然而经过好好治疗，现在虽不能说是健步如飞，也几乎没什么大碍，将近八十的年纪还经常往返于各地，这是拜医学进步之赐。以我一贯追求的目标："快乐健康活到老"，希望这本书能够帮助更多的人。

李诗应

西园医院神经内科主任医师

Part 1 树立正确观念

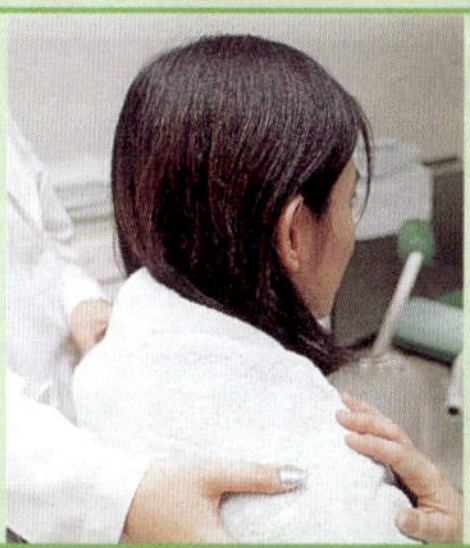

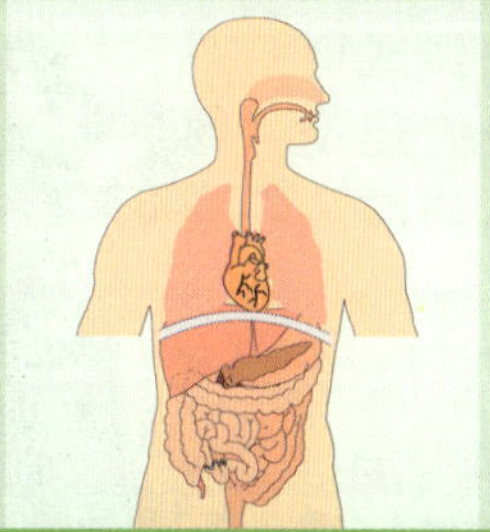

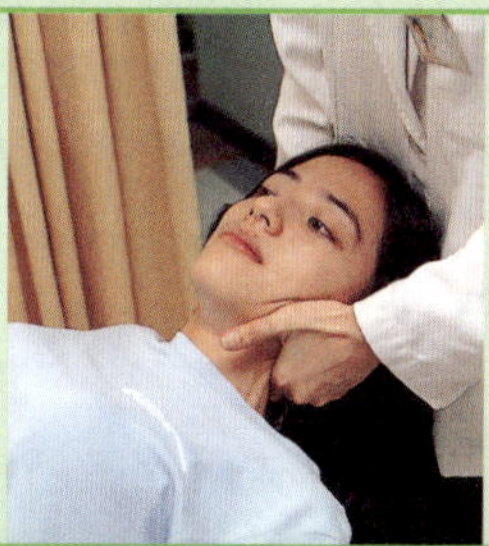

酸痛只是小毛病?

许多人都会有偏差观念，认为酸痛只是小事。事实上，造成酸痛的原因可能只是单纯的肌肉扭伤，严重一点的，或许是椎间盘突出压迫神经根引起的神经痛。

而若是有神经系统症状或是下列症状之一：局部脊椎压痛点、发烧、严重头痛、异常嗜睡、意识不清、恶心呕吐、大便控制失灵、小便控制失灵或两者皆控制失灵等，最好还是请医师诊察，以确定问题的严重性。

另外，去医疗院所治疗后，患者本身也要配合，才能好得快，并确保不会复发。

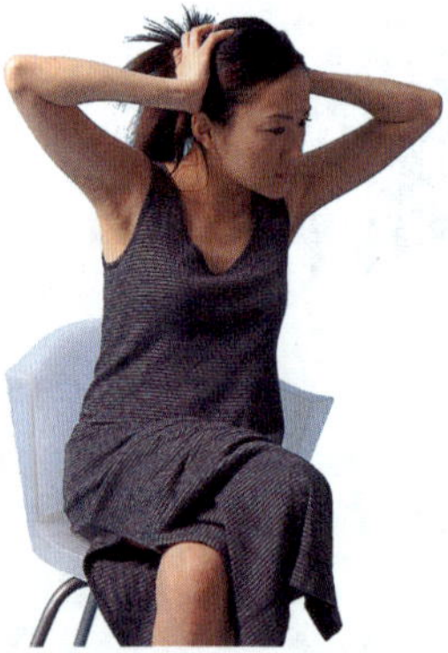

常见的错误观念

■找跌打师傅看看就好

有经验而且技术优良的跌打(拳头)师傅，确实能处理好急性扭、挫伤。这是因为以前武术馆经常接触这类情形，对跌打损伤处理经验老到。

但是传承问题往往是致命伤，常常偶有高人出现，却后继无人。好的产品有正字标记，表示品质保证，用得较安心，出了问题也多能找到人申诉处理。因此不管中、西医师，都要经过一定训练，通过政府的考试并取得证书与执照，才能保障患者的生命安全。

对一般人来说，如何找到好的跌打师傅是个大问题，因为台湾不像美国整脊师需领有执照，患者在选择上较无所依循与保障。

整脊和推拿一样有它的适应症与禁忌。在决定接受某种治疗前，应该对自己的疼痛与此种治疗法都做适度了解，才不会造成更大的伤害与遗憾。

疑惑与解答

Q1：什么是局部脊椎压痛点?

A ：指压在脊椎骨上会有疼痛的感觉，代表脊椎有问题。一般指压按摩那种按在肌肉上引起的酸痛不算。

Q2：急性酸痛去找人推拿按摩，便可以不痛?

A ：急性酸痛通常是急性扭、挫伤造成的，以休息为宜，不宜过劳 ，更不适合推拿按摩，以引发更剧烈的疼痛与活动受限的僵直感。推拿按摩有其适应症，通常是慢性反复性酸痛较合适，而且也要确定没有严重问题的情况下才可以。

如果有急性扭拉伤，或神经系统症状，或是局部脊椎压痛点、发烧、严重头痛、异常嗜睡、意识不清、恶心呕吐、大便控制失灵、小便控制失灵或两者皆控制失灵等危险信号时，都应该特别小心，找合格医院医师诊察清楚才对，不要乱听信别人介绍或广告。

■没什么关系，不用看医师

酸痛症状来来去去，即是慢性反复酸痛，除了要注意有无危险信号以外，至少要找医师诊察，以确信没有严重问题才好。

■找了好几位医师都治不好，干脆算了

事实上，医师会尽可能帮你排除危险，患者也要配合医师指示，改善日常作息，执行适当的复健运动，才能真正改善与减少复发几率。所以颈背腰骨酸痛不只是医师的事，患者本身的配合也很重要。

■手麻症状好转，不用再找医师

一般神经系统因其重要性的关系，通常或多或少有备用能力。因此，往往症状或有解除，但实际上尚未痊愈，此时应该继续治疗才对。

临床上，常见此类过早停止治疗的患者，复发时病情更为严重而难以治疗。

另外，手麻患者也有因为太严重而不麻的情形，治疗一阵子有好转之后，才开始麻起来的，所以不能只依症状决定。其实不只手麻，其他症状也是如此。

决定停药之前，应先询问医师，会比较妥当。

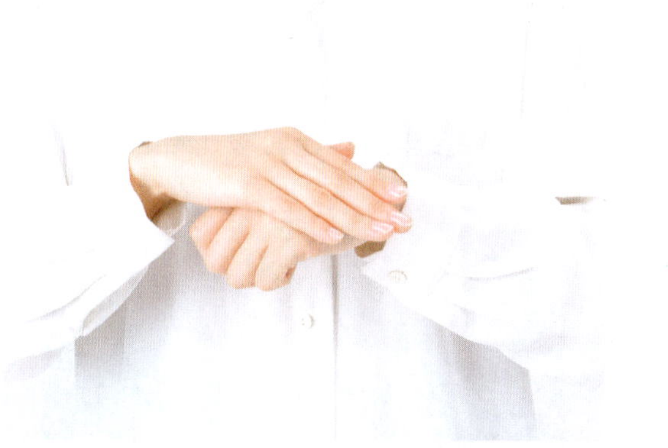

相关的数据

任何时候，都有约一成的成年人有颈痛的现象。大部分颈痛持续2~10天。研究显示，因颈痛寻求医疗的人约有70%在1个月内痊愈。

颈椎退化性关节炎与腰椎一样，患病几率随着年龄的增加而增加。50岁以上的有50%，65岁以上的则高达75%。

这里酸，那里痛，是不是得了风湿？

常有人说他的关节像气象台，天气变化时就会有不舒服的感觉，而多半湿冷的天气更会引起疼痛，这种情形就是一般人常说的风湿。

风湿几乎包括所有的关节肌肉疼痛问题，不过，年纪愈大的人退化性关节炎愈厉害，原有的关节病变也会随时间而转坏。因此，年纪愈大的人关节风湿病愈厉害是常见的情形，但是有些先天或类风湿性关节炎等过敏免疫疾病所引起的风湿，就不是老年人的专利，而多半是年轻时即开始的。

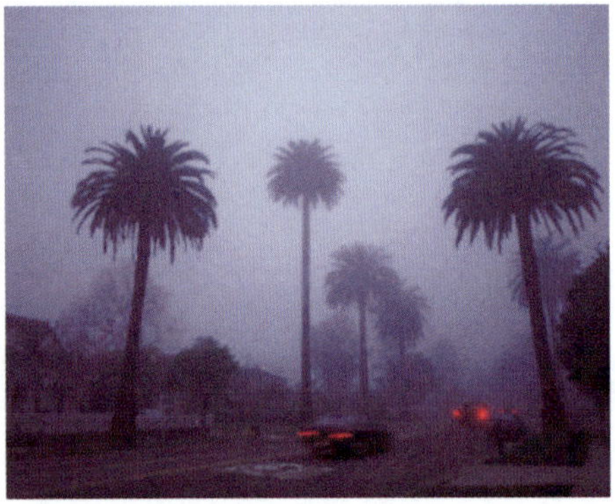

什么是风湿？

风湿就中医的观点，认为是风和湿两种病邪结合所致的病症。为风湿相搏引致周身关节肌肉疼痛，临床上属痹症的范围。原因上可分为风寒湿邪而有不同症状，并可依此分别加以处方。

就西医的观点，风湿原意为“流动的物质”，因为一开始认为关节炎是由全身性疾病所引起的，由于由特殊物质的流动导致，故以此命名。包括的病症依美国风湿协会定义有十大类：

- 全身性结缔组织疾病。
- 血管炎。
- 退化性关节病变（无血液特殊因子型）。
- 感染性关节炎。
- 代谢、内分泌疾病引起的肌肉、关节疼痛。
- 骨头与软骨疾病。

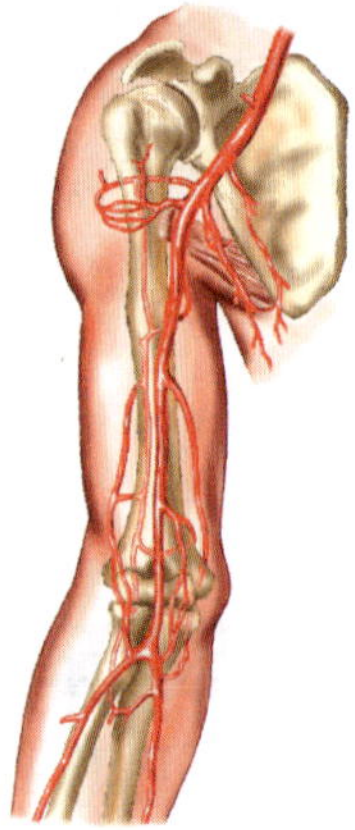

▲结缔组织疾病

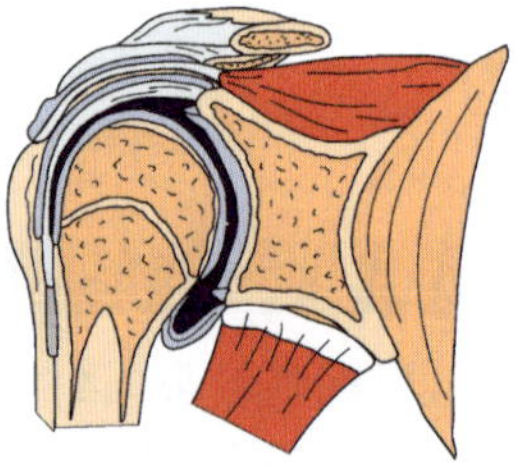

▲骨头与软骨疾病

- 遗传与先天性风湿病。
- 非关节的局部肌肉骨骼病变。
- 与肿瘤有关的病变。
- 其他风湿病。

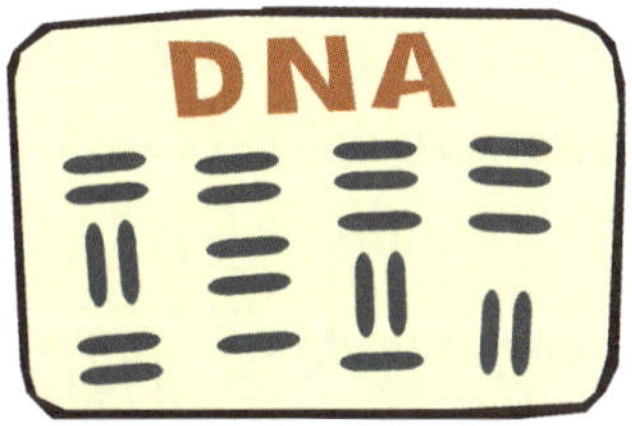

风湿的护理方式

已知病情需要复健者，可用电毯热敷，一天可使用2次，每次10~15分钟。另外，除可在医院复健电疗外，亦可自行购买低周波治疗器，在家电疗。一天1~2次，每次20~30分钟，但其频率、强度应调至适度，不要太过强烈刺激。

这种治疗原理是利用高或低频电量刺激，造成局部肌肉缩、放，促进局部循环，增进组织修复及缓解疼痛。

常见的热敷方法

热敷方式	优点	缺点
毛巾弄湿热敷	•效果较好 •不会有太干的问题	•容易冷却 •须反复弄热，麻烦
小电毯	•方便 •温度稳定	•太干 •要注意不要敷到睡着，敷太久会有反效果
吹风机	•方便	•太干 •有电磁波
铝罐饮料加热，外包毛巾	•效果好 •温度稳定	•加热不是很方便
温热包（微波加热型）	•方便 •不会很快就冷却	

*可以自行选择方便合适的方法。

疑惑与解答

Q：低周波治疗器可在哪里购买？

A：简单型的低周波治疗器可在医疗器材行、电器行或百货公司购买。其效果与医院的仪器相比会差一点，不过有在家使用不用出门的方便。但若有疑问还应找医师就诊，并询问相关使用情形较为适当。

酸痛看西医有效吗?

对急性发作的酸痛,除非少数诊断失误病例,否则经过西医诊治后,大部分都能痊愈。但对某些较特殊疾病引起的酸痛或是慢性反复性酸痛,则要看所看诊的医师是否学有专精以及有无用心彻底协助患者处理及预防,此外还需患者的高度配合,三者缺一不可。

看西医最重要的目的是对不寻常的酸痛诊断出其病因,加以适当处理,以免病情扩大不可收拾而造成遗憾。

找西医看诊的优点

西医的长处体现在诊断、开刀手术以及各种技术学理的不断研究提升方面,这是别的处理方式所没有的优点。举例如下:

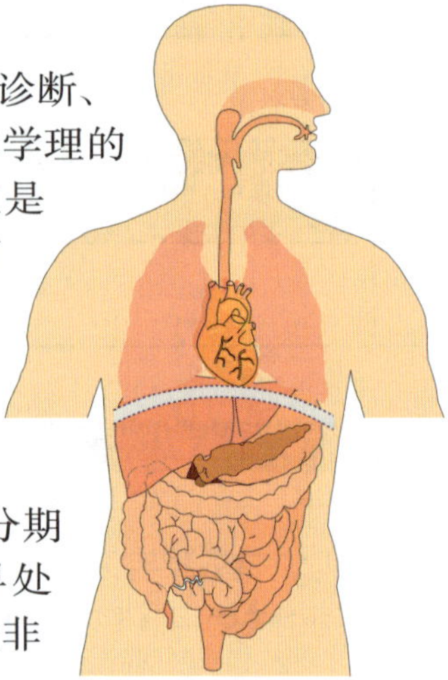

- **肿瘤**引起的酸痛往往要西医才能诊断出来。肿瘤的预后往往和开始处理时的分期有很大的关系,愈早处理愈好。因此时效性非常强,稍有延误可能差之千里。尤其是颈椎、腰椎管道相当窄小,一点点变化往往就会造成四肢或下半身麻痹,特别是到了末期。有些病例便是因为发现得晚,住院之后不到两天,便发展到无法回复的四肢或下半身麻痹、不能移动与大小便失禁。
- **泌尿道结石**引起的腰痛误认为是一般扭伤的腰痛,没有检测尿液、X光片加以证实并对症处理。有时拖延之后,会造成泌尿道感染,严重时,产生败血症,或造成水肾,会使得肾脏功能受损。
- **内脏问题**,如胰脏炎引起的腰痛,若不迅速诊断出来,及时治疗,往往会有致命的危险。
- **如病情严重到需要开刀处理时**,只有西医能够处理。
- **目前西医是全球的主流医学**,各方经费、学者、精密仪器开发源源不断地投入到现代医学研究中,所以能够不断地迅速进展。

■再提醒

成功的治疗慢性、反复性酸痛,需要以下三者并行,否则只会变成头痛医头、脚痛医脚,得不到真正有效的处理:

- 看诊的医师学有专精。
- 医师有意愿用心彻底协助患者处理及预防。
- 患者的深入了解与高度配合。

酸痛要冷敷还是热敷?

酸痛时应该冷敷还是热敷，常让人搞不清楚。急性发炎或外伤肿胀期，约以72小时为界，以肿胀止痛为主，所以应该冷敷，时间长短较无限制。急性发炎或扭撞伤，以冷敷为主。

慢性酸痛，以热敷为主，热敷好处在于改善局部血液循环，让痉挛的肌肉舒张，不再疼痛。时间一次以10~15分钟为限，每天视情况允许，可以热敷1~3次。

不管冷敷还是热敷，如果反而造成酸痛恶化，便不应该再持续，而要请教医师。

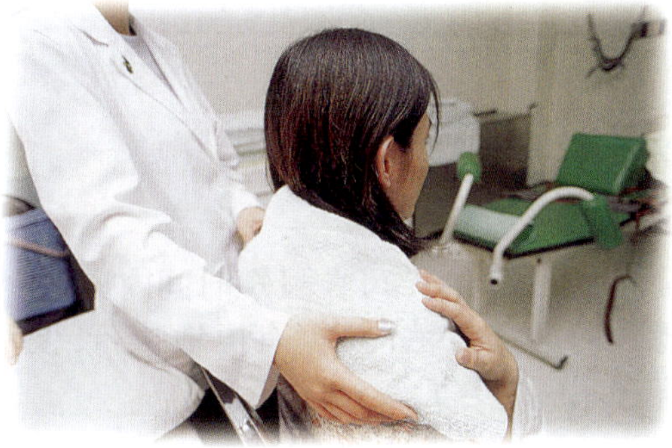

冷敷、热敷不宜太过

酸痛时需要冷敷还是热敷视情形而定。冷敷的时间长短不限，只要皮肤不太冷而变紫就没关系。

慢性酸痛以热敷为主，时间以10~15分钟为限，每天视情况允许，可以热敷1~3次。

其实热敷和水疗（此处指水柱按摩——利用重力让水柱拍打、冲击患部）都是不错的物理治疗方式，但是运用不当，照样会使得腰痛加重出现反效果。

冷敷与热敷在急性腰痛期使用均不恰当，而且即使可以，使用时间也不能太长。热敷最长不要超过30分钟。有人睡前使用电毯热敷，结果睡着而热敷到天亮，反而加重腰酸背痛的程度。最好使用定时器自动关闭或计时器提醒。水疗则3~5分钟即可，不宜过久，也不要使水柱的冲击力过大。

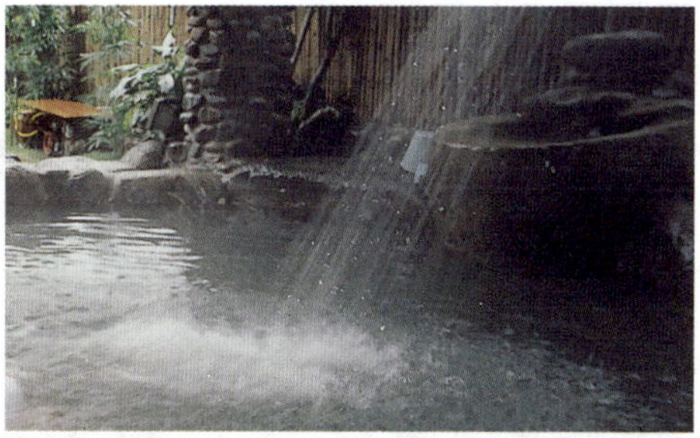

疑惑与解答

Q：慢性酸痛有哪些另类医疗可选择?

A：借由穴道按摩、复健运动、食疗等所谓的另类医疗对慢性长期酸痛，可以有所助益。

酸痛需长期就医、花很多钱吗？

如果酸痛乱投医，或不好好休息，仍然从事劳力工作，或是延误病情，拖延到非常严重才就医，那当然可能得花费较多的时间、精力与金钱才能治好。

一般需长期跑医院的情形有严重的类风湿 关节炎、僵直性脊椎炎或严重的退化性关节炎。看病次数可能每周一次，长期的则需两周一次或一个月一次，复健按摩则除假日外须天天报到，有些甚至要持续好几年。

如果是慢性、反复性酸痛，在医师看诊排除危险及了解问题所在后，应该要学会如何照护解决自己的酸痛问题。

通过几次就医和医师沟通建立良好关系后，只要认真学习，应该不难学到相关方法，另外日常生活的保护及预防措施做得确实，自然就不用经常去医院报到了。

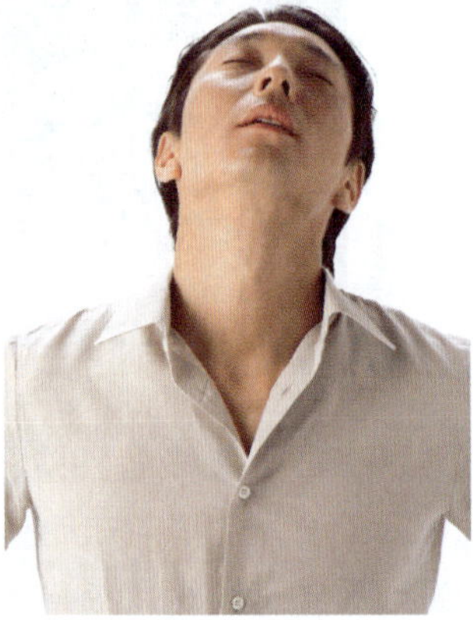

增加医疗负担的原因

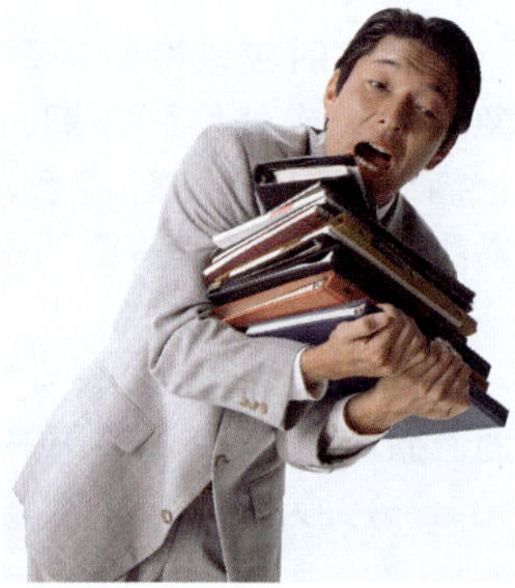

- 酸痛时不好好休息，乱运动或继续做出力的工作。
- 治疗方法使用不当，如急性发炎期，做了不该推拿按摩的治疗，或是病急乱投医，相信小道消息，使用未经证实的方法而延误或加重病情。
- 未立即找医师好好诊断治疗，直到严重时才发现情况不好收拾。
- 医师治愈后，未能记取经验，改善日常生活作息来避免再度酸痛。反复疼痛后，成为长期慢性问题，治疗费时又费钱。

减少医疗负担的秘诀

- 正确而成功的治疗，可在最短时间内痊愈。
- 熟悉预防酸痛方法，认真有恒地执行，便可以远离疼痛，不再复发。

酸痛需要开刀吗？

经常疼痛不止、非常难过的患者常常会觉得，只要开刀便能使疼痛消失。事实上，开刀与否需视情形而定。

开刀的机会和积极的保守性治疗（包括药物、复健、运动、姿势改正、观念改正等）做得好坏有很大的关系。积极保守性治疗做得很差的医疗院所酸痛开刀的比率必然大为增加。

正确的观念该是开刀并不等于必然根治。除了有适应症情况的开刀以外，优良的积极保守性疗法通常也可以治愈疼痛。

随着诊查治疗的医学仪器进步，许多以前需要开刀的现在已经不再需开刀。例如泌尿道结石，自从发明超音波体外碎石机后，大大减少了开刀的病例。因为诊断不明而需要进行探索性开刀的机会也大为减少。

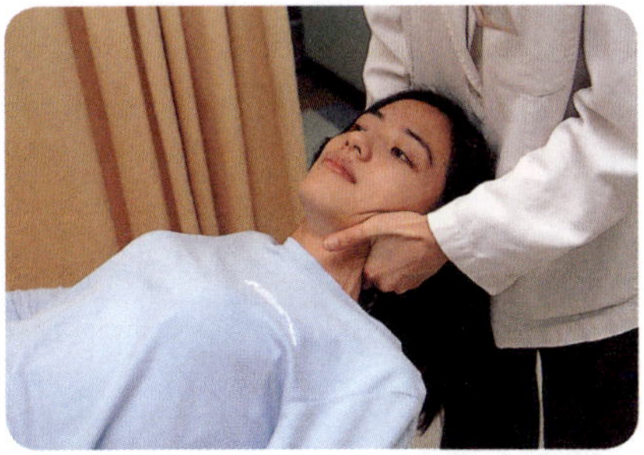

颈背部可能需要开刀的情况

绝大多数颈背酸痛患者是无需开刀的，它常是机械性问题引起，也就是姿势不正确、外伤、结构异常或用力不当造成负荷过度的缘故。

比较有可能需要开刀的情况如良性或恶性肿瘤、外伤导致脊髓压迫、颈椎椎间盘突出引致脊髓压迫。

而像脊椎滑脱症、脊柱侧弯、脊椎狭窄、退化性关节炎等这些病患中只有极少数情况是需要开刀的。

肩膀、肩胛、上臂及手肘的问题，大都是反复创伤症候群，也就是机械性问题，因此几乎都不需要开刀，只有在骨折或是有严重关节问题影响活动功能时，才需要开刀处理。

腕道症候群也属于反复创伤症候群的一种，只不过主要受影响的组织为正中神经。通常治疗方式是让手腕休息、服药、复健、运动，或是局部注射类固醇。

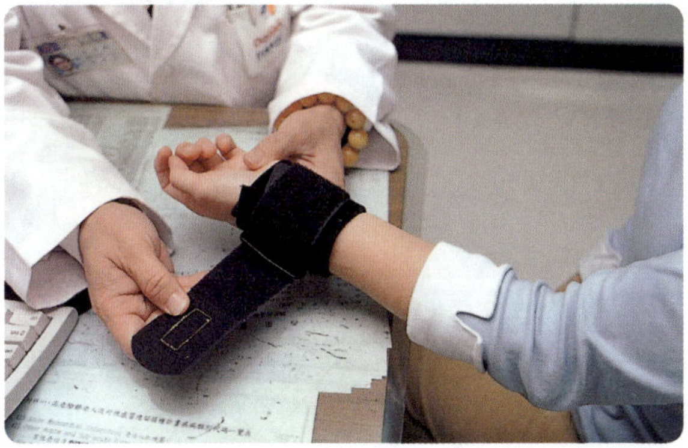

只有少数患者经保守疗法无效，或是延误就医治疗时机导致情况很严重的时候，才需要开刀治疗。

■需要开刀的情况

- 急性四肢瘫痪。
- 进行性神经功能缺损。

腰骨部分可能需要开刀的情况

约97%因腰椎问题引起的腰痛，以非开刀手术积极治疗，都可以达到满意的程度。如退化性腰椎问题，只有1%~3%患者需要开刀；腰椎椎间盘突出患者中，有持续性坐骨神经痛症状的，5%~10%患者需接受开刀治疗。

整体说来，不要误认为腰椎问题引起的腰痛开刀必可痊愈或根治。

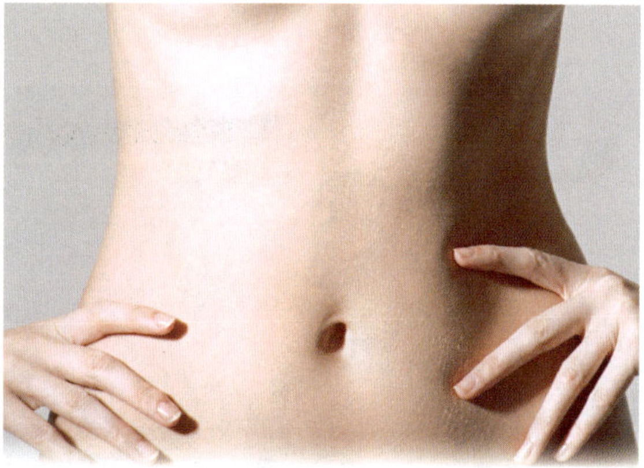

■需要开刀的情况

进行性神经功能缺损

越来越厉害，由下往上升或由上往下进行的麻、刺或肌肉无力。

马尾症候群

马尾为下部脊髓神经根形成的神经束，在脊管中从其附着脊髓之处下降，到其在脊椎出现的部位之间。马尾症候群占腰椎问题引起的腰痛的1%左右。马尾症候群指的是：

- 腰椎痛。
- 两侧下肢感觉或运动系统异常。
- 坐胯部感觉消失。
- 大、小便功能异常，如小便滞流或大、小便完全失禁。

■视情况开刀

腰痛造成明显的日常功能受损，而且积极的保守性治疗方法没有办法改善。

大部分腰椎手术是因为保守性治疗无效而采取的。腰椎手术的机会因为一些原因而增加，例如保守性治疗的品质不佳，或是复健计划并非针对每位患者的脊椎问题进行个人化、特殊化处理。

酸痛可以根治吗？

大部分酸痛找出病因后，多休息、矫正、按摩、使用另类疗法、打针吃药、改正不良姿势、适当运动或手术开刀，应该不难痊愈。

但是像退化性关节炎、伴有神经根压迫症的骨刺或椎间盘突出、其他脊椎问题、慢性肌腱炎，虽然无法根治，症状仍然可以改善到一定程度，只要好好注意，复发机会并不高。

能否根治取决于充分的认识酸痛成因、改善该避免的姿势与不当用力、加强预防性运动、正确与个人化的复健计划的执行。

能根治与否仍需视情况而定

急性酸痛的人大部分不需特别治疗或只需保守疗法而痊愈。但是酸痛是个预警，如果不找出症结善加预防，便容易复发。

反复发作，导致严重而持续的酸痛问题，届时便不是简单的处理即可改善的了。

酸痛有些可以轻易痊愈，有些较费时间，或需开刀，或无法痊愈，需要长期处置。

■可以痊愈

休息

轻微肌肉扭伤，只要稍事休息即可。严重时顶多休息一两天。两天后，应该恢复一些轻缓的局部活动，不要完全不动休息太久，使局部肌肉太松垮、失去弹性。

医师的叮咛

根治是指同一问题不再复发；痊愈是指单一次病症完全消除，回到发病前的健康状况；缓解则是指病状减轻，但未完全消失。

疑惑与解答

Q：休息越久，酸痛好得越快？

A：酸痛在中度以上时应该尽量休息，这是大部分人都知道的原则。但是要休息多久才对？相关证据显示，绝对休息不应超过两天。绝对休息指的是不管任何情况都要躺着不可下床。

两天过后，应该采用相对休息，就是没事尽量躺着，有事如上厕所等才下床。并鼓励尽早回到原有工作岗位，除非原有工作是非常需要使用劳力，并要搬运货物的。

休息过度会造成肌肉力量减弱与骨质疏松，使脊椎承受负担能力更差，反而更容易酸痛。

至于剧烈运动，以3个月至半年后再开始为原则。只要采用渐进式增强运动，稍有问题便可暂停，不要太早开始剧烈运动比较保险。

改变不良用力方式

某些酸痛源于不良姿势、缺乏运动或不当用力方式。只要改变不良姿势、改正用力方式、适当运动，或是换用符合人体工学的床、椅，便可以远离酸痛。

打针吃药

急性局部肌肉扭伤或是肌腱炎，严重时会影响日常活动，适时、适当的处理很重要。否则，当留下问题转为慢性时，常需要更费时、费力的处理。打针吃药也是一种好的急性处理方式。但是未经合格医师详加评估，便一味打针吃药，是不智的做法。

矫正按摩及另类疗法

肌筋膜症候群或是因长期姿势不良造成的酸痛，矫正（整脊）、推拿按摩及另类疗法可以让肌筋膜症候群敏感度升高的肌肉筋膜活化，或是让所谓卡住的关节重新活动自如。

开刀手术

有些椎间盘突出压迫神经根引起神经痛或是脊髓压迫病例，或是有良性神经纤维瘤压迫神经根，或是某些脊椎滑脱症等，开刀处理后，常可根治，没有什么后遗症。

■无法痊愈，可以缓解

对脊椎狭窄、严重的退化性关节炎、骨质疏松加上压迫性骨折、各种全身性特殊关节炎等不可逆病变造成的酸痛，治疗目标（包括使用药物、复健与开刀）常常是放在缓解疼痛症状或预防进一步恶化上。经过治疗，病因及轻度失能状态仍然存在，但是只要配合治疗好好预防，也可减轻不少痛苦。

根治的关键

- 急性期正确的医疗处理。
- 正视酸痛的预警。
- 充分地认识酸痛的成因。
- 改善该避免的姿势与不当用力。
- 加强预防性运动。
- 正确与个人化的复健计划的执行。

疑惑与解答

Q：肌腱发炎的症状有哪些？

A：肌腱发炎者其肌肉群会有疼痛感，不但按压会痛，有时更放射到其他部位，姿势移动牵扯到发炎部位也会痛。肌腱发炎又分急性及慢性。急性的如睡落枕、扭伤、拉伤造成的疼痛；慢性的则如长期姿势不正确或经常用力部位反复损伤。会发生急性疼痛的人，常有潜在慢性肌腱炎而不自觉。

Q：什么是“不可逆病变”？

A：就是造成的伤害不可能回复、痊愈。

常脖子紧是中风的警讯?

常常有人误以为脖子紧、酸痛是快要脑中风的前兆。其实形成的原因往往只是长期反复不良姿势或不当用力引起的慢性肌腱炎，例如常将话筒夹在脖子上讲电话。

不过有时血压、血液浓度过高，例如血脂肪或血色素过高，也会让人感觉到脖子紧或酸痛，所以大多数人都不会因为常常脖子紧、酸痛而中风。这只是一种症状，要详加诊察，确定无碍便可以高枕无忧。

颈部酸痛伴随的警讯

如果不是机械性（例如扭到）或结构性原因造成的脖子紧、酸痛，而且又伴有一个或多个容易得脑中风的危险因素，便需要好好控制这些危险因素，以避免中风。

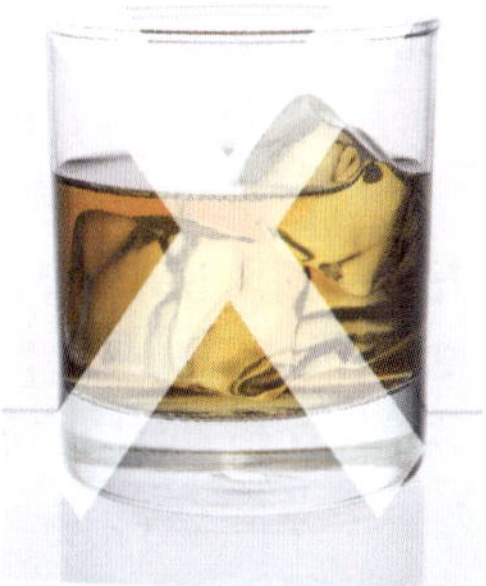

脑中风的危险因子大致包括：高血压、心脏疾病（左心室肥大、郁血性心脏衰竭、心房颤动）、糖尿病、高年龄层、血液黏稠度及凝固因子、高血脂症、肥胖、吸烟、大量饮酒、遗传（家族有人中风）、颈动脉中高度狭窄者、曾经罹患脑中风或有脑中风前兆者。

因此，常常颈部酸痛或是感觉紧绷并不代表就是中风，不过若又伴随其他症状，就要特别小心：

- 局部脊椎压痛点。
- 发烧。
- 严重头痛。
- 异常嗜睡或意识不清。
- 畏光，希望待在暗处。
- 恶心、呕吐。
- 大便或小便或两者控制失灵。
- 单或双侧下肢控制不良。
- 渐进性神经症状，如麻、刺或肌肉无力。

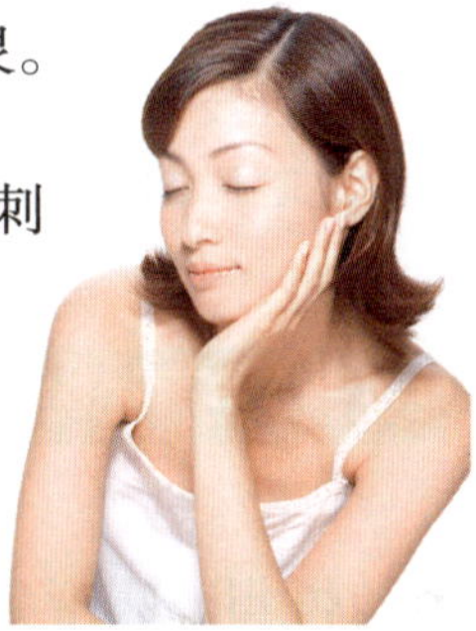

疑惑与解答

Q：什么是脑中风?

A：我们的头脑因为血流供应出现问题，或因出血或因阻塞，导致脑部受损就是脑中风。引起脑中风最常见的原因就是血管阻塞。血管阻塞后会使氧气及营养无法到达脑部，脑部神经细胞就因而坏死。

要确定是否为脑中风，必须做完整详细的检查，因为偶尔也会有类似脑中风但却是其他病症的情形，例如脑部肿瘤、血管不正常纠结、血液化学异常、酒精异常、药物中毒、头部受伤或心理问题等。

颈背酸痛时怎么办?

颈背酸痛时可以先多休息,不要随便乱动。如未好转或是伴有危险信号时,应该立即就医,这些信号例如局部脊椎压痛点、发烧、严重头痛、异常嗜睡、意识不清、畏光、希望待在暗处、恶心、呕吐、大便或小便或两者控制失灵、单或双侧下肢控制不良、渐进性的神经症状(如麻、刺或肌肉无力)等。

出现这些症状时应尽快就医不要延迟,并找合格、有信用的医疗院所医师看诊,不要轻易尝试非专业医疗人员的治疗建议。

慢性反复性颈背酸痛患者,更应就医查明病因,排除危险原因,并学会如何预防发作。

颈背酸痛 step-by-step

■急性期(情况发生在3天之内)

Step 1 休息以避免再度伤害。
Step 2 冰敷以消肿、止痛。
Step 3 喷、贴或擦酸痛药膏,不要按摩。如果肿胀厉害,或活动受影响,应该就医检查治疗。
Step 4 适度使用护具,如手腕→护腕;手肘→护肘;颈部→颈圈。也可使用弹性绷带,以符合个人及不同部位使用。
Step 5 辅助使用口服止痛消炎药、肌肉松弛剂。
Step 6 如未改善,必须就医检查治疗。

■亚急性期、慢性期(情况发生已经超过3天甚至2周以上)

Step 1 确认病况原因。
Step 2 局部热敷10~15分钟,每日2回。
Step 3 酸痛药膏,以擦抹为主,喷、贴式的较不适宜。可加上适度按摩。
Step 4 运动:伸展及肌力加强。
Step 5 矫正不正确姿势及不适宜工作方式。
Step 6 适度使用护具,如手腕→护腕;手肘→护肘。也可使用弹性绷带,以符合个人及不同部位使用。
Step 7 依医师指示处方服用药物。
Step 8 可以上医院接受复健治疗。
Step 9 慢性疼痛偶尔伴有急性发作时,处理原则同急性期。

腰痛就是腰子在痛？

“腰子”指的就是肾脏，因为它位在腹腔的后方，有问题时，例如结石，常会引起腰背酸痛。但是只能说腰子痛为腰痛诸多原因之一，而不能说腰痛就是腰子在痛。

以中医观点来说，腰为肾的外府，所谓“腰为肾之府”。因此，一般观念认为，腰痛是腰子有问题。但是，中医的肾为功能性组合，不完全是西医所说的肾脏，不可混为一谈。在讨论中医的观念时，都要注意到此差别。

可能是肾脏问题的情形

腰痛患者中，腰子痛也就是泌尿道系统问题，约占就诊患者的2%，若为急性腰痛时，几率可能会上升，不过毕竟还算是少数。因此腰痛不应该首先考虑是腰子痛。

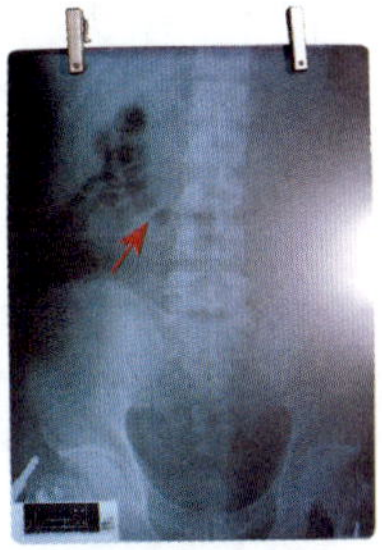

不过以医师的观点来看，腰痛确实需要考虑是腰子痛（包括泌尿道）的可能的状况有下列几种：

- 伴有发烧的腰痛，有可能是泌尿道感染引起。
- 疼痛情况为闷痛、撕裂痛、阵痛，甚至痛得打滚、冒冷汗，找不到比较舒服的姿势。这种痛法必须慎重考虑是泌尿道结石，直到检查确定不是为止。
- 走路、跑步、震动时腰痛，需考虑是游离肾。就是正常时该将肾脏包覆住的腹膜没有将肾脏固定住。

腰子痛的诊断方法

- 轻轻用拳头敲击下背部两侧，有疼痛反应，表示可能是有泌尿道结石现象。

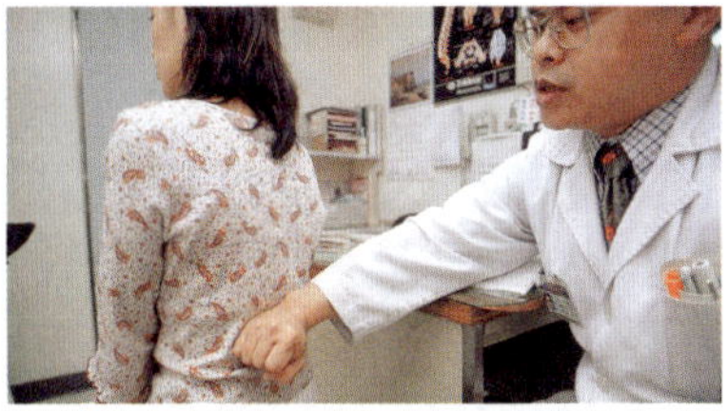

- 医师常会开立验尿单以及泌尿系统X光片检查，以确定有没有尿路结石现象。有时必须借助超音波扫描加打显影剂的泌尿系统X光片，甚至电脑断层检查。

相关的数据

常见的腰痛疾病里，只有极少数的问题不是由机械（姿势不正确、用力不当、扭伤）引起，这些问题例如泌尿道感染、肿瘤、内脏、血管性及心因性引起。

也就是说，95%以上到医院就诊的腰痛患者，即使不是因为姿势不正确，或是用力不当造成的，也会是因为两者造成负荷过度因而加重病情。但是会赴医就诊，或是寻求替代疗法的患者比率非常低。

骨质疏松症会造成腰痛？

骨质疏松症患者，除非有并发急性骨折，否则常常没有特别明显的症状。这些骨折的部位包括：脊椎压迫性骨折、远端桡骨骨折、股骨转子间骨折、股骨颈骨折、肱骨骨折、胫骨骨折。急性腰痛中，由骨质疏松症直接造成的当属脊椎压迫性骨折。

原则上，因为支撑腰部的结构包括骨头本身、关节及肌肉群。其中一个环节承受力减弱，会造成其他环节承担的压力增加，因而造成容易酸痛，只是难以证实哪些腰痛是纯粹由骨质疏松症造成。

另一个容易腰痛的原因是，骨质疏松症患者除了荷尔蒙的关系外，常常是因为缺乏运动所造成的。证据显示一两个星期整天不动躺在床上，便能造成大量的骨质流失。因此，预防骨质疏松症需要多方面的注意。

如何预防骨质疏松

骨质即指骨的密度，人体骨质巅峰期与体力相同，在25岁左右，35岁开始渐渐流失走下坡。其自然流失速度，男人平均每年约为0.3%，女人平均每年约为0.5%。女性停经后的头十年，平均流失速度每年增长3%，接下去的10年更高达30%。有些因素会加速骨质流失，包括：过量的酒、茶、咖啡、香烟，缺乏运动 ，钙的摄取不足，饮食、药物造成钙质流失等。要预防骨质疏松，就要从以下这几方面着手：

■运动

应多增加重量负担运动，如走路、骑脚踏车、跳舞、跳绳等。

游泳等无重力负担的运动，对减少骨质流失较无帮助。

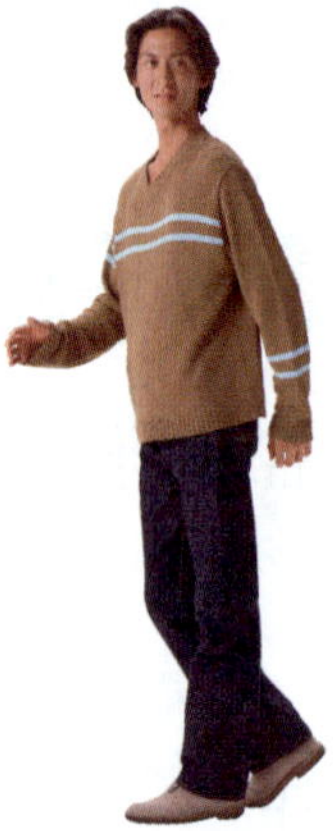

疑惑与解答

Q：骨质疏松症需要开刀治疗吗？

A：除非有脊髓神经压迫情形出现，即大小便失禁、下半身无力、下半身感觉异常等，否则不需开刀手术治疗。以药物治疗，配合物理治疗及使用背架支撑为主。

药物治疗包括抑钙激素、维生素D_3（为维生素D最具活性的代谢产物）、钙片、消炎止痛药、肌肉松弛剂，雌性激素（停经后女用）等。

■咖啡

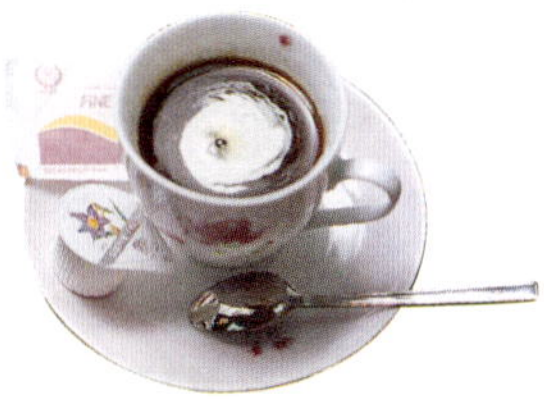

每日摄取的咖啡因含量不应超过300 毫克。(约3杯的量，以家庭式美式咖啡杯150 毫升 / 杯而论)。

■维生素D

帮助吸收及保存钙质。每天晒点太阳就足以产生足够维生素D。如果需要补充的话，每日200~400单位即足够。

■钙质补充

饮食中含钙丰富的有：无花果、燕麦片、柳橙汁、大豆、豆腐、牛奶、乳制品、小鱼干等。

根据世界卫生组织建议，每日应摄取钙800~1 000 毫克。如果食物摄取钙质不足，则可使用钙片补充，不过仍以食物补充优先。

■饮食造成钙质流失

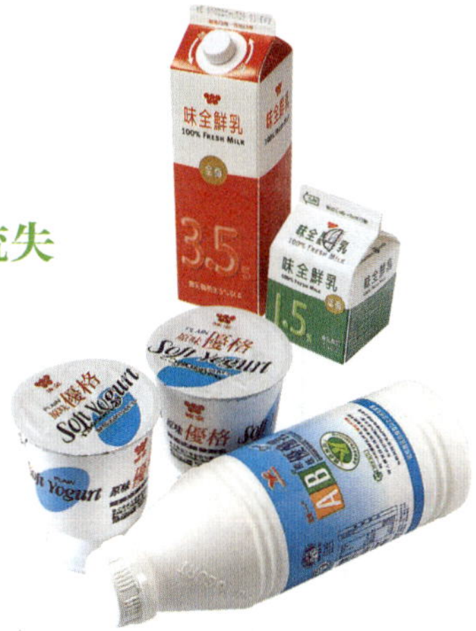

- **过多蛋白质的摄取：**动物性蛋白质会溶解骨质中的钙质，流入血中，由肾脏排出，所以最好减少动物性蛋白质的摄取，改以植物性蛋白质。
- **钠的摄取：**钠的摄取亦可能会造成钙质流失，应尽量减少盐分的摄取。

■药物造成钙质流失

- **类固醇：**会促进钙的流失。
- **制酸剂：**胃酸可帮助吸收钙，制酸剂会中和胃酸，因此会减少钙的吸收。

疑惑与解答

Q：骨质疏松症有那么严重吗?

A：骨质疏松症到达一定程度时，脊椎骨梁减少，以至于无法承受上下传来的压力时，脊椎骨便崩垮塌陷。局部的创伤造成疼痛，加上神经系统的受损，疼痛加剧。

骨质疏松症造成的脊椎压迫 骨折，常见的部位是第十一、十二胸椎及第一、二腰椎。

常常腰痛是不是得了怪病?

常常腰痛，并不一定是得了什么怪病，有可能只是长期反复不良姿势或不当的用力造成的。例如电话放在L形办公桌的右后方，每当接电话时，便得转身至右后方去接，因为得同时盯着前方电脑荧幕看，导致腰部持续不当的扭转姿势，因此常常腰痛，只要调整电话位置，便一切OK。

根据统计，最常造成腰痛的原因其实是拉伤、挫伤、扭伤等力学性问题，其他因为肿瘤、感染、内脏问题引起腰痛的情形所占比率很低。

腰痛因素比率

各医疗院所，甚至不同科别看诊的腰痛患者族群不尽相同。以某家庭医师诊所统计当作参考值，腰痛患者各种原因所占比率见下图。

造成腰痛原因比例图

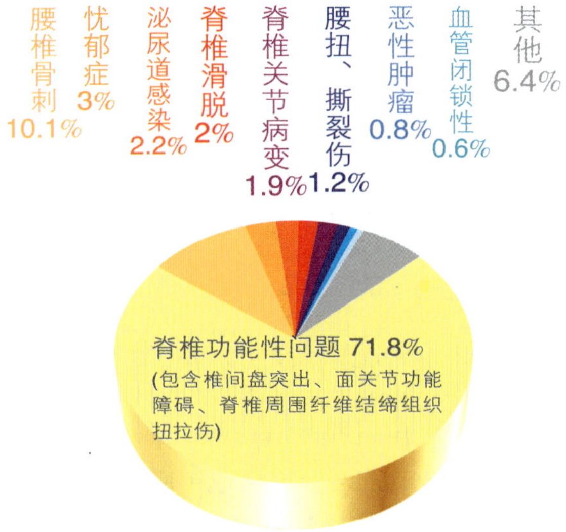

相关的数据

高达85%~90%的人一生中有过腰痛经验，而七成的人有过造成行为困难的腰痛。

医师的叮咛

一般的腰骨酸痛多半休息一下就可以消除，但是经常反复发作时，表示有某种需要解决的因素潜藏着，有待解决。腰骨酸痛大部分属于机械性问题，也就是姿势不正确、结构异常或是用力不当造成负荷过度的缘故。

从下表可知造成腰痛的原因大部分并非怪病，只是有时所找的医师并未了解实际病症，因此查不出病因。或是有些患者太过敏感，医师已经详细检查，而且一再保证没什么严重问题，仍然不能信服，坚信自己有某种怪病，只是医师查不出来而已。

医师的一大功用即在注意危险信号，并找出原因立即处理不能延误，否则会引发致命或致残障的疾病。这些腰痛伴随的危险信号是：

- 局部脊椎压痛点。
- 发烧。
- 体重减轻。
- 大、小便或两者控制失灵。
- 单或双侧下肢控制不良。
- 渐进性的神经症状，如麻、刺或肌肉无力。

腰痛原因百分比（大型研究统计值）

	力学性问题（拉伤、挫伤、抽筋、扭伤）	非力学性脊椎问题	内脏问题
百分比	97%	1%	2%
包含项目	• 腰扭伤、拉伤、挫伤 70% • 退化性问题（椎间盘、面关节等的变化）10% • 椎间盘脱垂4% • 脊椎狭窄3% • 压迫性骨折4% • 脊椎滑脱症2% • 外伤性骨折 <1% • 其他3%	• 肿瘤0.7% • 感染0.01% • 发炎性关节炎0.3%	• 骨盆腔问题 • 肾脏疾病 • 主动脉瘤 • 肠胃系统疾病

腰痛是不是未老先衰?

随着年龄的增长，身子不再像以前那么柔软。身体中的软骨含水量渐渐变少，含钙量渐增而形成软骨骨头化，也因此而造成硬度增加。所以说老来酸痛机会会大增是没错的。

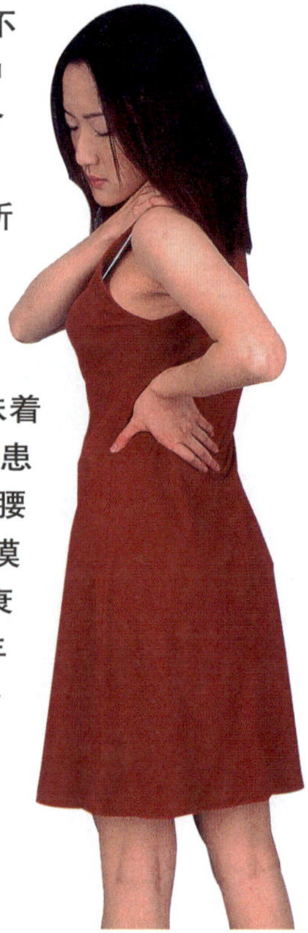

但是说出现腰痛即意味着老化倒也未必，只不过腰痛患者常会有伸不直身子，弯着腰缓慢走路，似老年人走路的模样，所以才会给人有未老先衰的感觉。这是因为过去老年人常会有骨质疏松造成的脊椎压迫性骨折，使得脊椎变形，而有佝偻驼背及走路缓慢困难的现象。

常见的腰痛原因

以退化性关节炎为例，其比率随着年龄增加而渐增。不过在年轻族群偶尔仍可看到，其比率如右上图所示。

退化性关节炎年龄分布百分比

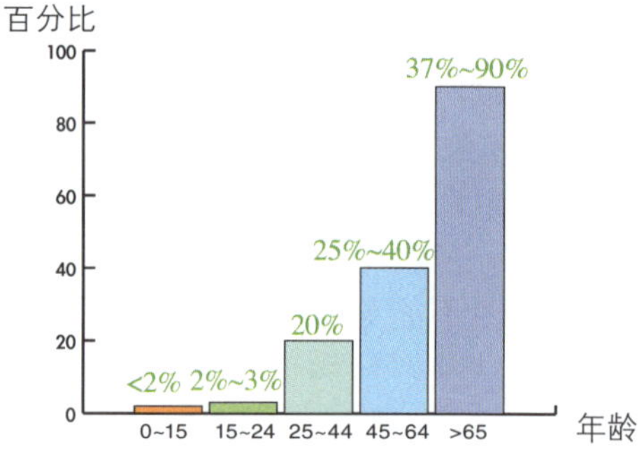

有些以腰痛为表现的疾病，侵犯对象是以年轻人为主。这些种类的疾病及其常见年龄分布如下表：

腰痛原因及年龄分布表

原　因	年龄分布
僵直性脊椎炎	18~40岁
炎性大肠病变	18~45岁
子宫内膜增生	18~45岁
侵犯骨头的各种肿瘤	20~40岁
肌肉扭伤	30~50岁
胰脏炎	30~50岁
椎间盘突出	30~50岁
纤维组织炎（肌鞘、筋膜）	30~50岁

以老年人为主的腰痛则是退化性关节炎、脊椎狭窄、骨质疏松症所致的压迫性脊椎骨折。

腰痛是什么原因引起的？

腰骨指的是第十二胸椎旁肋骨下缘至臀部以上的部位，即是一般常称的腰部。腰痛原因很多，其中不乏严重（甚至可能致命）的因素。常见的包括：腰椎系统（包括其上所附着的肌腱、韧带、软骨、肌肉、关节）问题、泌尿道问题、血管问题、其他内脏问题、女生殖系统问题、全身性骨骼肌肉问题、心理问题等。

所以腰骨痛时，不要以为只是小毛病，这可能是身体发出的警讯！如上所述，腰骨酸痛包含的范围很大，不过别担心，本书会一步一步帮助你了解自己的症状。不过，本书所要强调并针对的，以腰椎问题引起的腰痛为主。

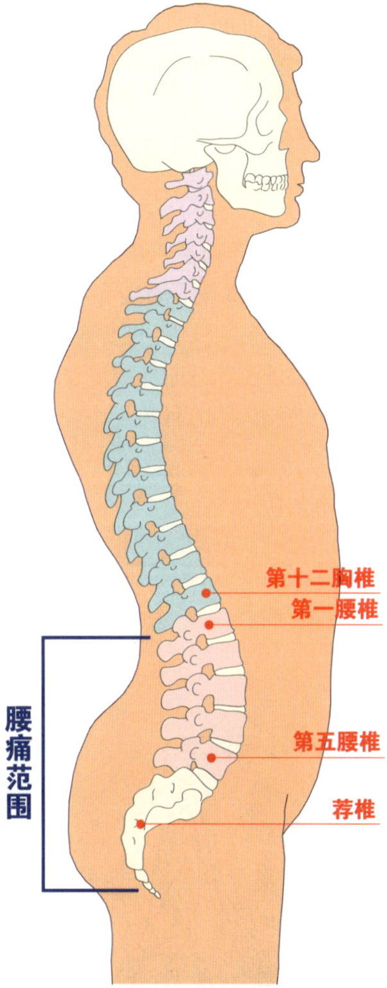

医师的叮咛

日常作息上，行住坐卧包括开车、坐车、做事都会有引起腰痛的不良姿势产生，若能改正这些姿势，可避免腰痛发生或加剧，甚至可以有不药而愈的妙处。

引起腰痛的原因

■腰椎系统问题

腰椎是很复杂的结构，是负责支撑人体结构的枢纽，可说是屋子的栋梁，需要负担大部分的重量及活动所需要的柔软度。腰椎系统包括其上所附着的肌腱、韧带、软骨、肌肉、关节及其中的神经系统，绝大部分腰痛与此有关。

■泌尿道问题

因为泌尿道位置靠近身体后面，包括肾脏、输尿管的结石，或是感染及游走肾等其他问题，都有可能引起腰痛。

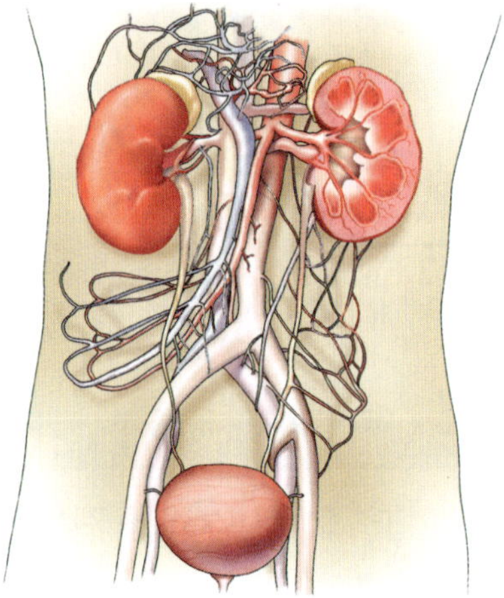

■血管问题

腹腔内的血管，腹主动脉因为靠近身体后面，在椎体的前方。如有动脉瘤破裂，除了腹痛以外，也会导致腰痛。

■其他内脏问题

除了肾脏，胰脏也是靠近身体后面的器官。胰脏发炎或是肿瘤也会造成腰痛。

■女性生殖系统问题

子宫、卵巢及其他相关器官的问题，有时也会导致腰痛。

■全身性骨骼肌肉问题

如类风湿性关节炎、红斑性狼疮等，影响到肌肉骨骼系统的自体免疫疾病。

■心理问题

有些慢性腰痛，完全查不出结构性或器官问题，是属于心理障碍造成。也有本身轻微腰椎系统问题，加上心理问题而凸显严重难治。这些心理障碍包括忧郁症、焦虑症、诈病（请领保险、逃避现实或借以控制要胁亲人）、转化症（即旧称歇斯底里）。

腰骨酸痛该怎么办?

腰痛时应多加休息，不要随便乱动。如未好转或是伴有危险信号，如局部脊椎压痛点、发烧、体重减轻、大小便或两者控制失灵、单或双侧下肢控制不良、渐进性的神经症状，如麻、刺或肌肉无力，应立即就医。

就医要找合格有信用的医疗院所，不应轻易尝试非专业医疗人员的治疗建议，以免病情愈来愈糟。并且遵从医疗人员的建议，从事药物与非药物治疗。慢性反复性腰痛患者，更应就医查明病因，排除危险原因，并学会如何预防发作。

以下为常见的急性腰扭伤和慢性腰痛发作时的建议处理方式。

急性腰扭伤 step by step

Step 1 休息，不要再勉强继续运动，或需要举重物扭动身体的工作。

Step 2 检视疼痛部位有没有局部肿胀、紫斑、淤青等异常现象。有则冰敷并就医，没有则接下一步。

Step 3 休息5~10分钟后，小心移动痛处，仍会疼痛，则施以冰敷或外用止痛消炎药（喷、擦或贴的均可）。半小时后仍疼痛者，可重复一次。

Step 4 如果仍然行动不太自如，可尝试服用止痛消炎药。4小时后可以重复一次。

Step 5 尝试前述方法再加上或只单独指压委中穴（膝盖后方凹陷处中央）。

委中穴

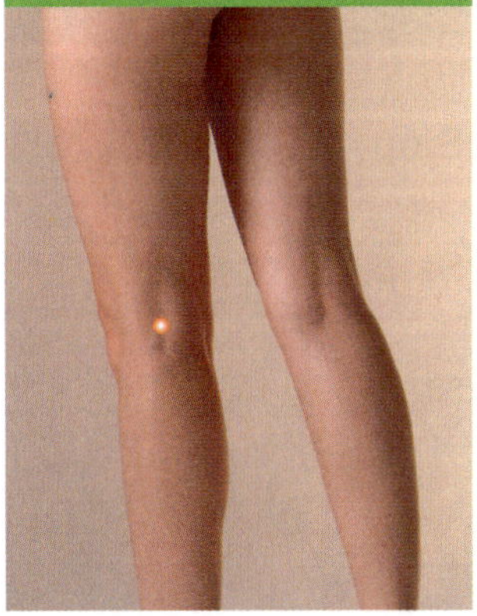

疑惑与解答

Q：只要努力运动，酸痛便可以消失?

A：常常有酸痛患者觉得自己是因为缺乏运动才会发作的，因此不管急慢性酸痛，认为只要运动便能让酸痛消失。但是时机不对，只会导致病情加重。

正确的观念是：急性酸痛缓解后，才可开始渐进式的运动，量力而为。而且哪里运动不适合，该做哪些运动较好，以及选择适当的时机，需要请教医师或阅读相关资讯。

Step 6 24小时后未大幅改善时，应该就医。

Step 7 24小时后虽有改善，但疼痛持续3天以上，仍应就医。

Step 8 要记得请教医师或自行找寻腰痛原因与避免方法，腰痛恢复后多加注意，才不容易再发病。

慢性腰痛 step by step

Step 1 若不知是否为一般的慢性腰痛，可利用第74页的自我检测图检测。

Step 2 每日早晚两次热敷10~15分钟。

Step 3 改善平日工作姿势与换用符合人体工学的桌、椅、床等家具。

Step 4 注重日常饮食与嗜好的改变。如服用药膳或减少烟酒摄取。

Step 5 订立强化与伸展腰腹肌运动计划，并确实施行。

Step 6 未经医师评估以前不宜长期服用止痛消炎药。

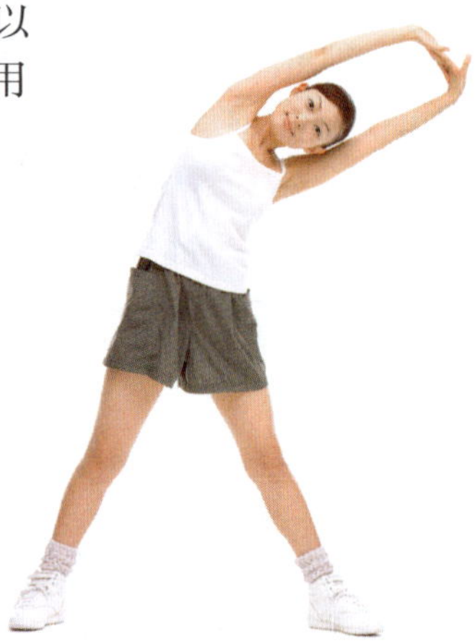

Step 7 可以佐以指压委中穴（膝盖后方凹陷处中央）及肾俞穴（以腰的最细处高度为准，离脊椎二指处）。

肾俞穴

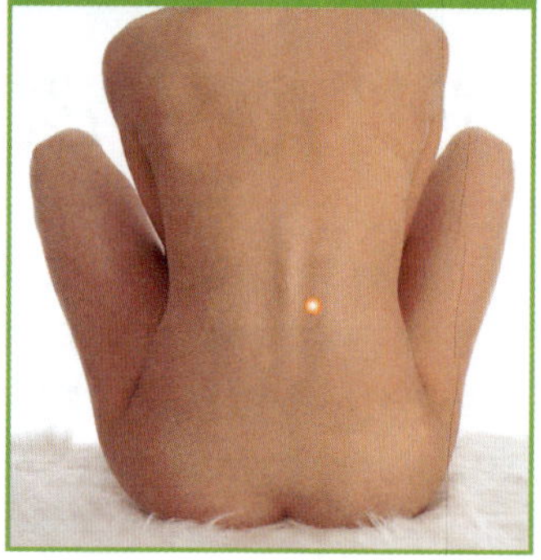

Step 8 背部按摩、辛香茶、花草茶、芳香疗法也有助益。

Step 9 针对个人体质的气功、健身体操、经络按摩等如能有恒，效果也不错。

Step10 泡热水澡、温泉或三温暖。

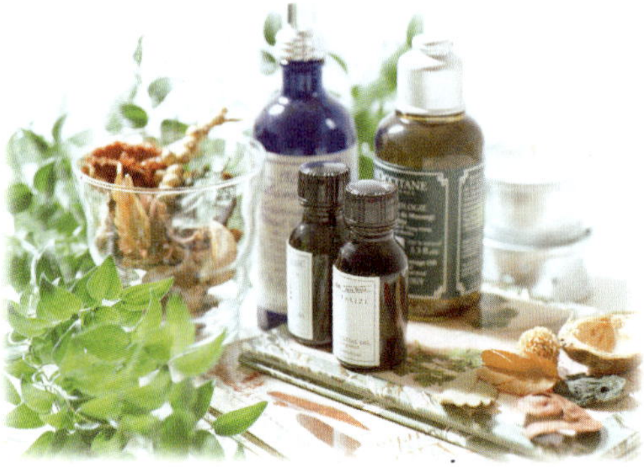

Part 2 认识颈背腰骨酸痛

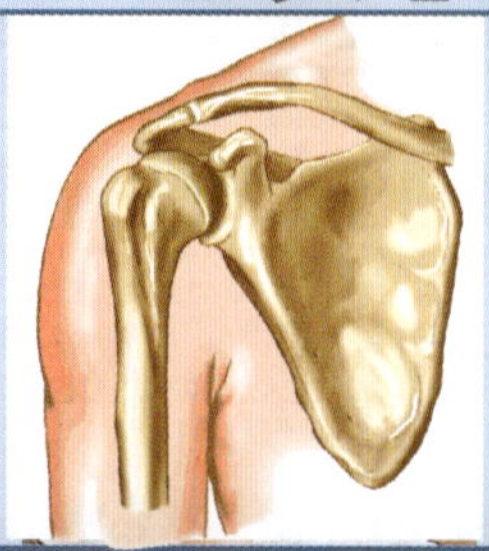

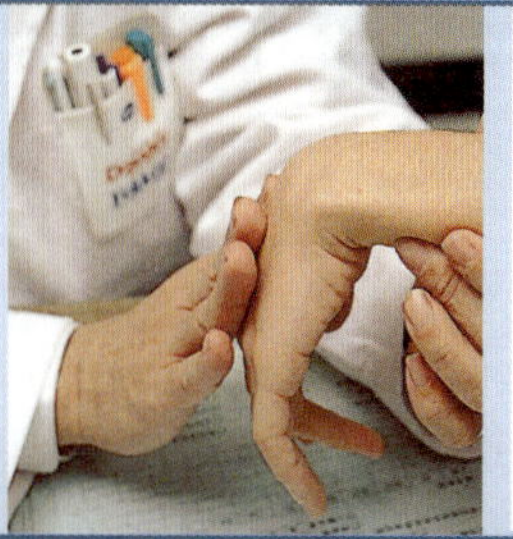

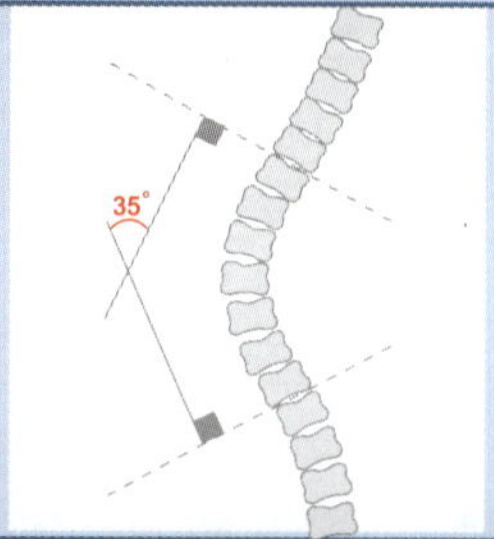

什么是颈背酸痛?

一般上背指的是颈部以下到下胸椎(第8~10节),约肩胛骨以下一点的背部。本书所包括的范围除了上背外,尚有其邻近的,且常常会合并发生问题的颈部与手臂痛。因此,如无特殊说明,提及颈背酸痛或上背痛时均包括颈部、肩膀、上背和手臂这些部位。

单纯的上背痛原则上不像下背痛那么复杂,但是因为包括范围比较广泛,而且整个上肢的活动度与分工性非常高,因此探讨起来比较复杂。只有胸椎是比较少动的部位,因此发生问题也比颈椎或腰椎少。这里的重点将着重在介绍以下几种病变:颈椎系统、胸椎系统、急慢性肌腱炎与肌筋膜症候群、五十肩、肘关节问题与腕道症候群。

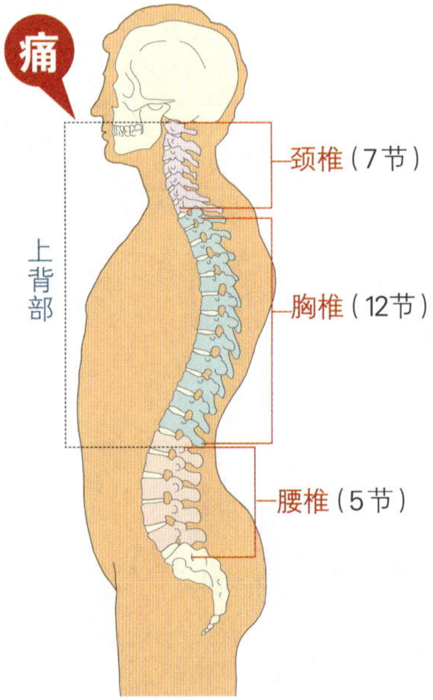

颈背酸痛的类型

■局部问题

颈部

包括部位为颈的后半部,当颈部侧弯时,有条大筋出现,即为胸锁乳突肌。

以此为界,包括它后面的构造为一般所称颈部疼痛所指的部位。主要为颈椎系统(包括其上所附着的肌腱、韧带、软骨、肌肉、关节及其中的神经系统)。颈椎负责支撑头部,与腰椎同为经常弯曲、伸展、旋转的构造,因此,也会容易产生疼痛。常见疾病为肌腱炎、颈椎骨刺并神经系统受影响疾病、关节炎、椎间盘退化等。

胸椎系统问题

胸椎负责连接上下脊椎结构(包括其上所附着的肌腱、韧带、软骨、肌肉、关节及其中的神经系统),不需要负担多大重量及活动。因此只有少部分上背痛与此有关。

肩胛骨与其周围肌肉

此为上背容易产生疼痛的部位。传统中医学称为膏肓,有病入膏肓,危病之象的观点。不过目前医学观点,虽然认为此部位疼痛较难治愈,倒是少有危及生命的情形。常见疾病为急慢性肌腱炎、肌筋膜症候群。

肩膀与手臂

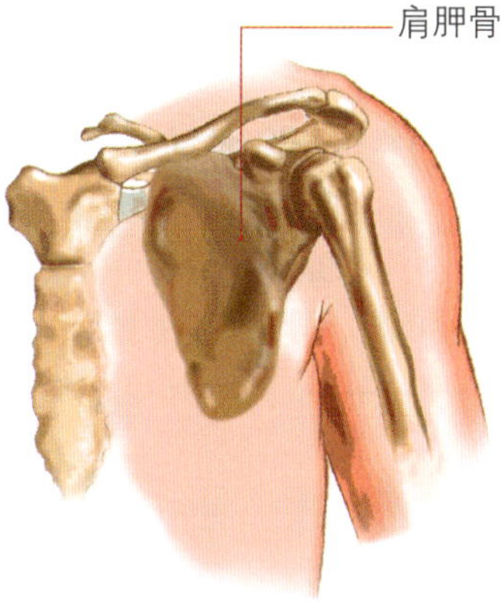

此为活动量非常大且频繁的部位，相对的也很容易受伤而疼痛。常见疾病为五十肩、退化性关节炎、肌腱炎、网球肘、腕道症候群等。

■弥散性问题

全身性骨骼肌肉问题

类风湿性关节炎、僵直性脊椎炎、红斑性狼疮、骨质疏松症、多重肌纤维疼痛症等，影响到肌肉骨骼系统的自体免疫疾病，也会影响到这一部分。

心理问题

有些慢性疼痛，完全查不出结构性或器官问题，是由心理障碍造成。也有本身轻微上背痛问题，加上心理问题而显得严重难治。这些心理障碍包括忧郁症、焦虑症、诈病（请领保险，或逃避，或借以控制要胁亲人）、转化症（即旧称歇斯底里）。

■混合型

反复创伤症候群

反复创伤症候群（repeat traumatic disorder），又称累积性创伤症候群（cumulative traumatic disorder）。发生原因为反复同样动作，造成同一组织反复受伤，是颈肩上臂痛的常见原因。许多患者因为这个缘故而颈肩上臂痛，通常伴有两三种问题一起出现，如退化性关节炎、肌腱炎、腕道症候群等。反复创伤症候群的发生也常与职业有关。

相关的数据

颈背酸痛包括的问题比较复杂，其罹患率也随着复杂度而难以估计。就单纯的颈背酸痛来说，医学界只知道其发生的机会比腰部酸痛少，真正的罹患率很难掌握。

一项比较可信的访查研究指出，28%的男性和34%的女性曾经有过颈肩上臂痛，9%的男性和12%的女性在访查当时有颈肩上臂痛，而15%的65岁以上的人有颈肩上臂痛。

颈部酸痛的原因

颈部酸痛的原因有许多，这些原因可以有任意不同的组合，并在同一人身上发生。而且有了其中一个因素后，会使得颈部及附近的颈背更易受伤，也更易受到其他因素影响。

容易有颈部酸痛的人包括：缺少运动、车祸或意外受伤、运动伤害、常坐办公室不注重姿势、常需搬运重物、工作上需要长时间盯着一处看，尤其是往上仰或低头的人及吸烟者。

颈部酸痛的原因

■肌肉骨骼系统问题

- **关节功能障碍：** 面关节与椎间盘问题。
- **肌肉、韧带拉、扭伤：** 俗称的“落枕”。
- **外伤：** 挥鞭症候群、骨折及其他。

■发炎

骨性关节炎（同时包括退化与发炎的情况）、类风湿性关节炎、僵直性脊椎炎、其他全身性发炎疾病。

■感染

- **颈椎：** 骨髓炎、结核感染、带状疱疹。
- **颈椎外：** 小儿麻痹病毒、破伤风。
- **颈部外：** 脑膜炎。

疑惑与解答

Q：什么样的人容易颈背酸痛?

A：
- **伏案工作者：** 长期低着头做事的人，像实验室研究人员（常低着头看显微镜）、编辑、秘书、学生、电脑族、网路族、雕刻工、刺绣工（车衣服）、电焊工等。
- **常仰头望上者：** 油漆工、电力公司及电信局外勤人员等。
- **专业人员：** 医师族群中，有些科别因常有某些固定的姿势，也容易有酸痛产生，如外科、眼科、牙科医师等。
- **常扛重物者：** 常需使用肩膀扛重物或挑重担的人。

■退化

退化性脊椎关节炎。

■肿瘤

良性、恶性颈椎或其附近组织的肿瘤。

■肌纤维疼痛症

即为多处肌腱同时发炎的情形。

■心理因素

有些颈痛患者完全查不出有器官实质性损伤，却患有慢性颈痛。这类患者有明显的心理问题，如忧郁症、慢性疲劳症等。在叙述病情时，往往有犹豫不决、说不清问题的现象。

■头颅问题反射疼痛

例如：出血（蛛脑膜下腔出血）、脑瘤、脑脓疡。

可能诱发或加重的原因

有些因素本身并非引起颈背酸痛的元凶，但是研究显示，它们能诱发或是加重颈背酸痛。

■职场心理、社会因素

对工作的满意度及和同事、上司的相处情况等职场不顺利情形，据研究与慢性疼痛有关，但是哪个单独因素造成的，则还没办法分析出来。

■食物

有些食物容易引致发炎、导致神经痛加剧、引发过敏造成疼痛。应该视情况，避免这些特殊食物。如巧克力、坚果类食物、咖啡、玉米、牛奶，等等。

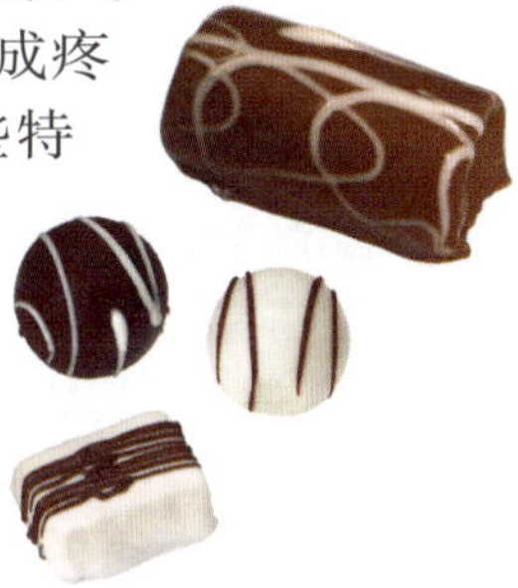

■吸烟

吸烟会影响微细血管循环，消耗维生素，因此会让疼痛加剧。

■喝酒

有些人会因为喝酒而加重颈痛，或其他肌肉酸痛。

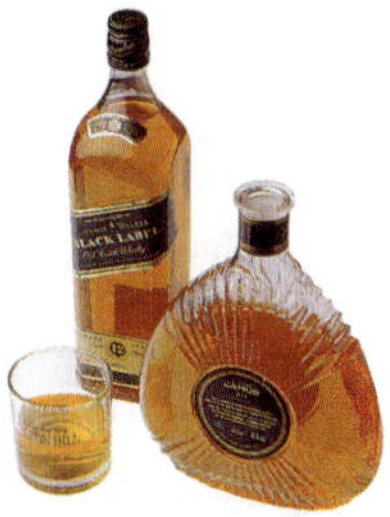

■全身性震动

全身性震动会加重疼痛，如骑摩托车。另外，也会增加腕道症候群的手麻症状。

颈椎系统常见疾病与病例

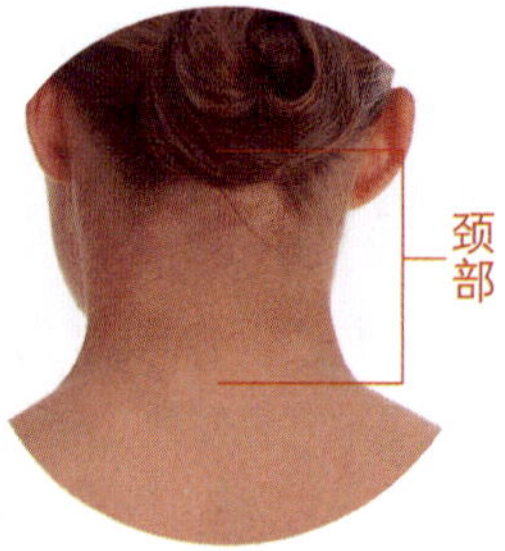

颈椎系统有问题时，身体可能出现的症状包括：颈部疼痛、颈部僵硬、头痛、偏头痛、颜面痛、手臂痛（反射或神经根痛）、脊髓病变（手脚的感觉与运动障碍）、同侧头皮感觉异常、耳朵周围痛、肩胛痛、前胸痛、斜颈症、头晕、晕眩、视力障碍……

而当颈痛且有下列情形时最好赶快去看医生，这些危险的警讯包括：局部脊椎压痛点、持续发烧、颈部僵硬、意识不清、体重减轻、大便或小便或两者控制失灵、单侧或双侧下肢控制不良、渐进性的神经症状，如麻、刺或肌肉无力等。

颈椎系统常见疾病繁多，这里列举在医院中常见的几种病例，以供参考。

颈椎功能失常

包含慢性肌腱炎、韧带炎、面关节功能失常等。

■ 案例

40出头的女士，是位家庭主妇，经常觉得右后颈酸痛。累的时候就会不舒服，休息过后又好一点。不舒服时总觉得颈部转动不顺，尤其是向右边转动时，而且以某个特定姿势转动时会有喀啦声。因为家里摆设关系，她经常歪斜着颈部看电视。X光检查显示没有异常现象。

■ 处理方式

- 提供合适的资讯、支援与反复地说服患者，确认无严重疾病。
- 不要过度使用药物治疗。
- 使用基本止痛药——乙酰氨酚（普拿疼）。
- 有少数病例，整脊术可以治愈顽固的颈部僵

疑惑与解答

Q：酸痛吃消炎止痛药只是暂时止痛而已？

A：不是。消炎止痛药例如含有阿司匹林的药物，对发炎引起的症状有消炎作用，不过若只是止痛药，例如普拿疼这类不含阿司匹林药物，不具消炎效果。

有些药物强调不含阿司匹林，原因是它对胃肠的副作用较大，因各人不同体质而有可能造成胃痛、胃溃疡等。

硬卡住现象。不过最好经过详细评估与寻找专家处理才好。

- 长期疼痛者，可以给予一个疗程（2~6个月）的抗忧郁剂。
- 注意日常生活习惯，例举如下：

可以这么做：

○ 读书、打字、打电脑时，保持抬头颈部垂直的姿势。
○ 时时保持良好姿势——收下巴。
○ 以低而不软或符合人体工学特殊造形的枕头为宜。
○ 侧躺时，以疼痛侧靠枕头。
○ 侧躺时，颈部与肩膀之间，可以放置小圆筒形枕头，加强支撑。
○ 热敷与按摩：每日2~3次热敷，每次10~15分钟，并用力按摩颈部。如能加上油性酸痛药膏按摩，效果更好。

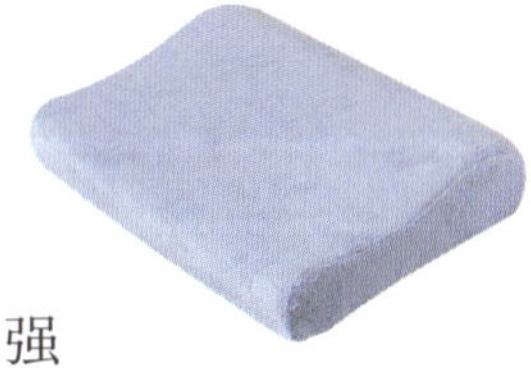

避免这么做：

✕ 长时间用力向上仰望。
✕ 常转头向后，特别是转向酸痛侧，例如倒车时。
✕ 以颈部向前弯曲的姿势，举或拉东西。
✕ 工作、念书时，长时间地颈部前弯。
✕ 太倚赖颈圈。
✕ 一次使用不止一个枕头睡觉。

颈椎退化性关节炎（骨刺）

■案例

退休的68岁男性，因为颈部酸痛不适，常觉得紧紧的，已经十几年了。除此之外，他还时常有手麻的现象。身为电信局外勤员工多年，经常需要到处巡视，仰颈上望电线情况，而且维修时，更是需要连续长时间仰头的动作。

他的颈痛通常一早便开始，仰头时会加重。轻缓活动或是冲热水澡后，会有改善。低着头看报纸杂志，也会加重酸痛。比较严重的时候有头晕现象。检查时，整个后颈部都有明显压痛现象。X光检查显示颈椎有退化性关节炎，尤其是第三、四颈椎椎间盘有严重退化现象。

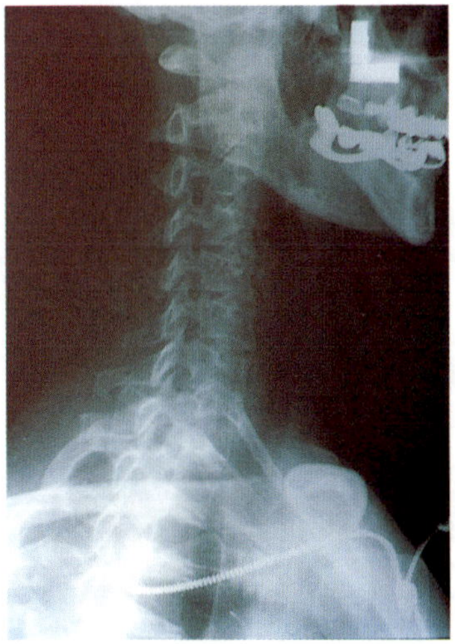

■处理方式

- 提供合适的资讯、支援与反复地说服患者，确认无严重疾病。
- 复健治疗，包括湿性热敷、牵引、电疗等。
- 定时服用轻型止痛药——乙酰氨酚（例如普拿疼，勿定时服用普拿疼的加强锭，因为含有咖啡因）。

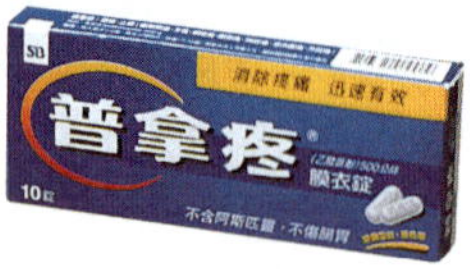

- 使用非类固醇消炎药（例如阿司匹林）3周后，再评估继续、减药或停用。
- 尽早开始轻缓颈部运动。
- 改善日常生活习惯。
- 小心地为患者施行颈部被动运动，例如助其前弯、后仰，帮助其恢复正常前弯、后仰可动角度。

挥鞭症候群(whiplash syndrome)

■案例

27岁女性，骑机车在等待红灯时，被一辆汽车由后面撞上而倒地。当时除了手脚擦伤以外，并未感到异样。

但是隔天颈部非常疼痛，颈部活动受到影响而且会觉得僵硬。疼痛还会沿着右肩膀，向下放射至右手臂。当她移动颈部时，右手臂会有麻痛感，像被电到一样。X光检查显示正常，经过使用几天颈圈固定、药物治疗与再三保证没有大碍，3周之后，已无多大不适。

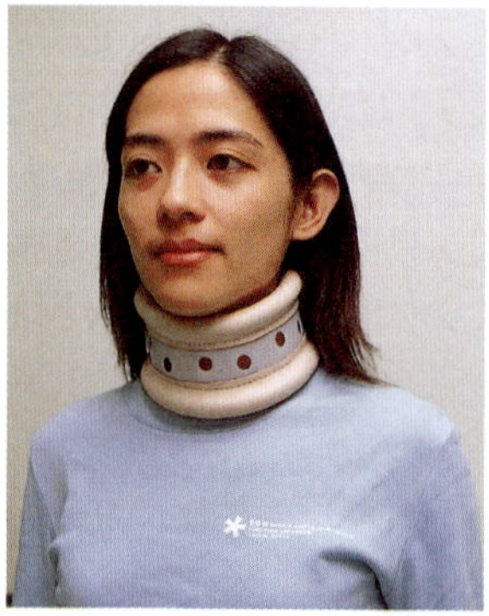

▲颈圈

疑惑与解答

Q：湿性和干性热敷，哪种比较有效？

A：干性热敷就是用电热毯或是热水袋热敷；湿性热敷就是把毛巾沾湿，再拿来热敷。湿性热敷的传热比较好，自然会比较有效，而且温度的分布也较平均。

医师的叮咛

当有脊髓病变出现，而且会影响到日常活动功能时，必须考虑开刀。开刀方式之一为克罗瓦得（Cloward）法：由颈部前方开刀进去，施行椎间盘摘除与椎骨融合术来减压。

■处理方式

目标

- 经由处理物理上与心理上的问题，达成无痛的完整颈部活动范围。
- 早日返回工作岗位。
- 鼓励减少不必要的颈圈使用与法律诉讼。

治疗

- 建立医病关系，看诊固定一位医师，不要到处就医。
- 充分解释病情，再三保证无碍，并做好患者卫教。
- 大约会有2周的情绪波动，应有心理准备。
- 休息。
- 颈圈使用以2天为原则，不要太久，以免产生依赖性。
- 定时服用轻型止痛药——乙酰氨酚（例如普拿疼，勿定时服用普拿疼的加强锭，因含有咖啡因）。

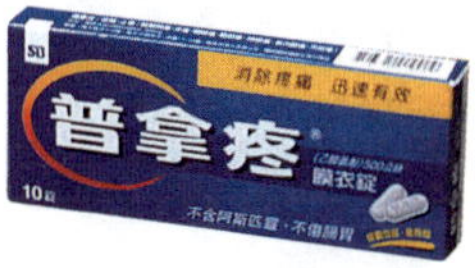

- 使用非类固醇消炎药（例如阿司匹林）2周。
- 尽早开始轻缓颈部运动。
- 小心地为患者施行颈部被动运动。

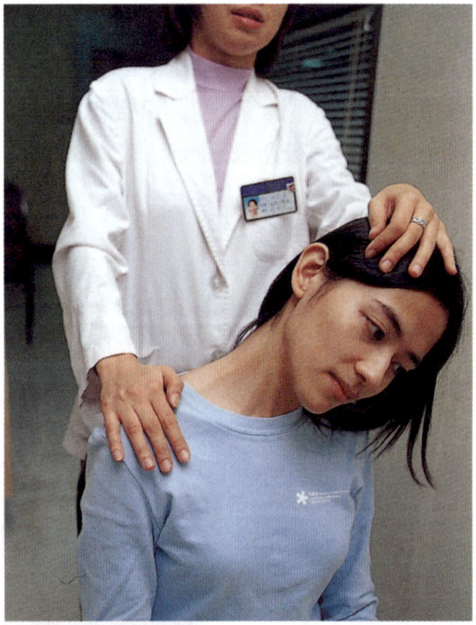

▲颈部被动运动

疑惑与解答

Q：复健可以在家里做吗？

A：若是确定病症后，也了解如何复健，在家做是比较方便的，像牵引器、电疗器在医疗器材行都有卖比较小型且便宜的机器，一些电器行也有卖低周波治疗器，功率虽然较低但较安全。

胸椎酸痛的原因及种类

胸椎有12节，比其他脊椎长，因此容易出现脊椎侧弯、脊椎后凸（驼背）。不过，胸椎部位因为活动范围相对少很多，比较不会长骨刺。

其他酸痛情形则类似颈椎及第44页“其他常见病症”出现的问题。

下面以常见的脊椎侧弯为例做说明。

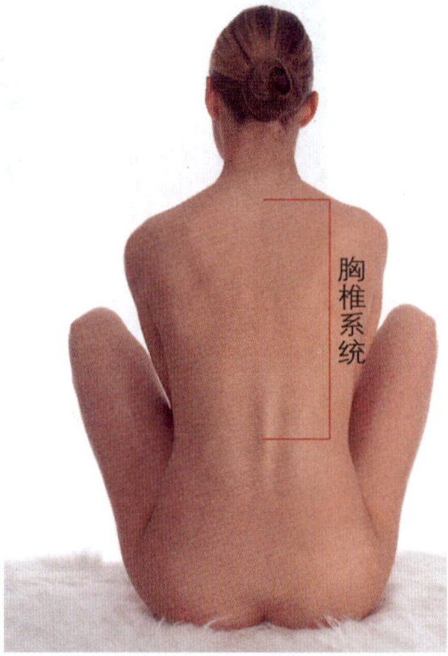

脊椎侧弯

- 通常指的是原发性青少年脊椎侧弯。
- 大约可见于5%的青少年身上。绝大多数为轻微程度，男女比率没有差别，并且没有后遗症。
- 不过有严重侧弯角度的青少年，85%为女生，通常在青春期开始发生。
- 筛选检查应在12~14岁时施行，观察前弯时上背的形状。
- 有问题时，可以照X光确定。一般使用寇博角度测量。

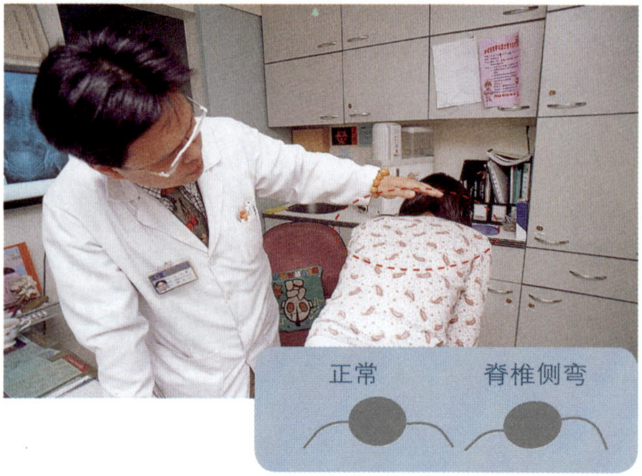

疑惑与解答

Q：整脊推拿可以矫正脊椎侧弯吗？

A：整脊可帮助因姿势不正确，造成的骨头排列不良回复正常位置，但对真正的脊椎侧弯并无法矫正。而推拿只对改善肌肉疲劳、酸痛、紧绷有效。

■处理方式

目标

- 保留良好外观：两肩膀均平于躯干，直而不弯。
- 预防弯曲角度到成人时超过45°。
- 并非到达X光下回复平直无弯曲角度。

方法

- **背架：** 每天穿戴20~22小时，直到骨骼发育成熟。
- **手术：** 取决于角度与骨骼发育成熟度。
- **治疗原则：**

仍在成长者

男性18岁左右、女性16岁左右青春期结束，就会停止成长。不再长高，即可视为停止成长。

<20°：观察；追踪检视与X光检查。

20°～30°：观察；若有恶化，使用背架。

30°～45°：使用背架。

45°～50°：手术矫正。

完全成长者

<45°：不用理会。

≥45°：手术矫正。

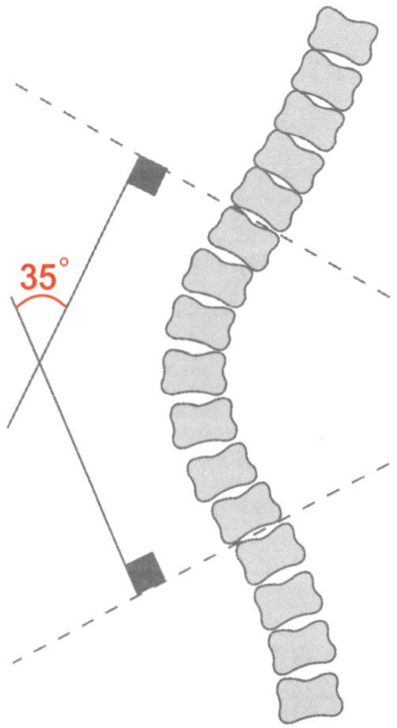

▲寇博角度测量图

疑惑与解答

Q1：背架要穿多久？

A：背架最好在每天还没下床前就穿好，并在晚上上床后再脱下，每天起码要穿20~22小时，直到骨骼发育完成后才能停止背架的使用。

Q2：脊椎侧弯会对成年人造成其他身体上的不良影响吗？

A：脊椎侧弯除非角度太大，并不会产生身体上的不良影响，但生活上容易有腰酸背痛与不美观的问题产生。已经完全成长的脊椎侧弯者脊椎侧弯角度已不太可能再改变，所以可以不用理会，也无需穿背架，因为背架的功能是防止脊椎侧弯继续恶化，并无矫正功能。

其他常见病症

颈背酸痛种类繁多，这里列举常见的几种，例如落枕、肌腱炎、肌筋膜症候群（慢性肌腱炎）、五十肩、肘关节问题、腕道症候群。

落枕的成因、症状与肌腱炎相同，都是过久保持异于寻常的姿势、转向或突然过度扭转，造成急性肌肉扭、拉伤，又统称为肌腱炎。肌腱炎分急性和慢性，急性的情形是严重疼痛，但是过几天疼痛就会消失，例如落枕、扭伤、拉伤引起；酸痛超过3天时，属亚急性期；若是持续2周以上，则此时病情就已转为慢性肌腱炎。

患有五十肩者一开始通常会出现严重肩痛，几周后甚至关节活动会受到限制，无法正常移动。肘关节最常出现的网球肘、棒球肘，通常是与职业上用力或玩网球、回力球这些运动有关。而腕道症候群是神经压迫病变，症状是手麻、无力或无法做精细动作，患有腕道症候群人数并不少，早期诊断及治疗很重要，延误的话可能会造成无法回复的伤害。

颈肩问题

■落枕（肌腱炎）

案例

19岁女学生，睡醒时发现左颈疼痛，僵硬不能转向左边。行动时不自然，因为她的头颈部会稍微倾斜，而且转动时得小心翼翼。她前一天并未特别劳累或有外伤等情形。到医院检查时，发现左颈部的肌肉僵硬且有压痛现象。按住该痛处，立刻便较能转动颈部。

这是俗称“落枕”的情况，也可说是肌腱炎。造成原因为睡觉时颈部姿势保持过久的前弯且异于寻常的转向扭转。

如果白天活动或工作、念书时，过久持续上述姿势，以及突然的过度扭动都会造成同样的问题，可以统称为肌腱炎，或是急性肌肉扭、拉伤。

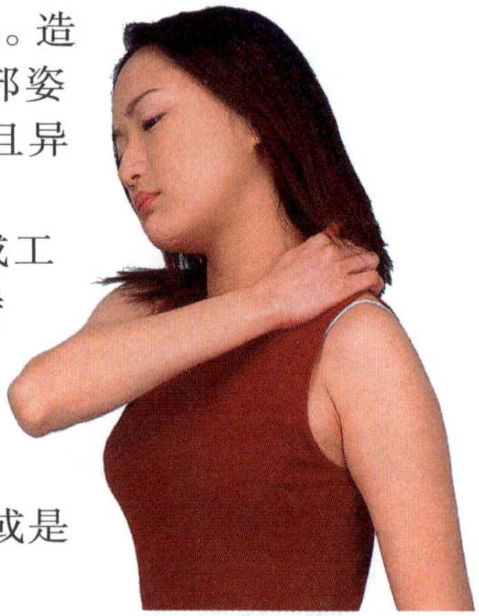

医师的叮咛

落枕应该归在颈椎系统里讨论，但是它与肩、背、手臂部位的肌腱炎成因、症状及处理方式都一样，因此在这里一并讨论。

治疗原则

- 确认无严重疾病。
- 休息、不要随便按摩，以防病情恶化。
- 服用轻型止痛药——乙酰氨酚（例如普拿疼，勿定时服用普拿疼加强锭类药物，因含咖啡因，会有成瘾的问题）。

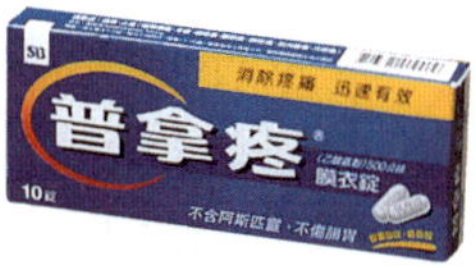

- 使用非类固醇消炎药口服（例如阿司匹林）或局部涂抹两三天。
- 改善日常生活习惯。要除去吸烟、喝酒等不良嗜好，改正日常站姿、坐姿等姿势，使用颈圈、护腕等辅具、运动等（详见第134页）。
- 如果症状持续超过3天，则需加以局部热敷、按摩及复健运动。
- 肌筋膜症候群亦属肌腱炎的一种，只不过是慢性的肌腱炎。通常会有疼痛放射至附近部位的现象。发炎部位的肌肉会挛缩，压时会有剧烈酸痛感，且会引发放射性疼痛。这条肌肉在指下的感觉，像一条橡皮筋硬硬的、有弹性、稍微会滚动的感觉。

■五十肩

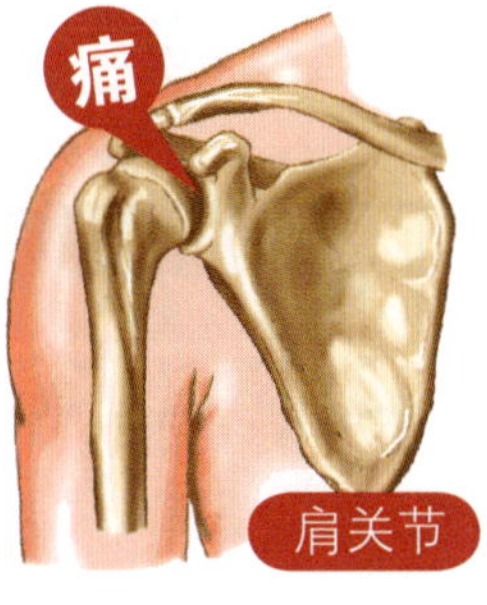

肩膀的活动范围，多样而复杂，是需要经常活动的关节，因此受伤机会也较高。

五十肩又名凝肩症，正式医学名称为粘连性肩关节滑囊炎，是造成肩部疼痛中比较为人熟知的问题。真正发生的原因仍不清楚，有些发生在一段时期身体的不动，像中风后，通常是没有特殊原因。糖尿病患者会有容易发生五十肩的倾向。同一患者一边得到五十肩后，另一边也常会得。

通常以严重肩痛开始。一开始还不会有关节活动受限情形，直到几周后，便会慢慢受到限制，无法正常移动关节。典型受到限制的活动至少包括外转和外展加内转。骨性关节炎（骨刺）和大的钙化性肌腱炎会与五十肩类似，可以用X光片检查排除或确认这些问题。

4个时期

一般会经过4个时期：

- **初期：** 肩膀痛，尤其是晚上，但活动不受影响。
- **渐凝期：** 疼痛持续，特别是躺着或休息时。活动范围渐渐受限。
- **凝结期：** 休息或晚上疼痛渐减，但是活动到范围极限时，或是突然的移动，会有剧烈肩痛。
- **解冻期：** 渐渐好转，恢复正常活动范围，不再疼痛。

治疗原则

治疗主要针对疼痛和活动受限者。如果不治疗，多数患者仍会在2~3年后自动缓解。约3成患者3年后仍留有轻度活动范围限制，但对日常生活影响不大。

初期与渐凝期的治疗

- 止痛药（非类固醇消炎药，早期剧烈疼痛可考虑麻醉性止痛药）。
- 类固醇局部注射。
- 口服类固醇（2~3周）。

凝结期的治疗

- 运动。
- 止痛药。
- 手术（关节囊打开术）。

解冻期的治疗

- 运动。

肘腕问题

肘关节问题分为两种：网球肘，又称外侧上髁炎；高尔夫球肘（棒球肘），又称内侧上髁炎，也叫反拍网球肘。以网球肘较常见，高尔夫球肘处理原则与网球肘类似。

■网球肘

年龄： 40~60岁。
病程： 半年到2年。
易患职业： 木匠、家庭主妇、园艺工、牙医、小提琴手。
易患运动： 网球、回力球。

症状与征候

- 手肘外侧疼痛，放射至手臂外侧（晒太阳侧）。
- 休息与睡觉时疼痛（较严重患者）。
- 动手做事时手肘会疼痛，如转门手把、抓并举起物品、提篮子、倒茶等。
- 外观没有肿胀。
- 局部压痛。
- 肘部活动范围正常。
- 被动拉张手腕时疼痛。
- 在有阻力下伸直手腕会疼痛。

处理原则

简易

- 休息，避开造成此问题的活动。
- 米的原则（RICE）：R–休息（rest）、I–冰敷（ice）、C–按压（compression）、E–抬高（elevation）。
- 运动：拉张与伸展。

一般急性肌腱炎（拉、扭伤）也适用以上方法。

医师的叮咛

各种手臂痛麻病症与睡眠的关系：

- **胸腔出口症候群：** 患者不易睡着。
- **腕道症候群：** 患者半夜痛麻到醒过来。
- **颈椎骨刺：** 患者早上醒来便觉得颈部痛和紧，并持续到白天。

进阶(严重病例)

- 类固醇、局部止痛药、局部注射:最多三选二。
- 推拿按摩。
- 手术(少数其他治疗无效者使用手术治疗,成功率约70%,通常施行除去肉芽增生组织及剥离伸直肌群起源处)。

■腕道症候群

腕道症候群是最常见、定义最清楚、研究最详细的神经压迫病变。早期治疗可以痊愈,腕道症候群的早期诊断和治疗很重要,因为延误会造成无法回复的神经伤害及持续的症状及功能残缺。但是不少腕道症候群患者理学发现为非典型,因此每位有手麻、无力或精细动作困难的患者,都要怀疑有腕道症候群。

腕道以骨头为背及侧界,上面覆以厚厚的横腕韧带(transverse carpal ligament),在这个狭窄的空间内有九条屈肌肌腱及正中神经(median nerve)。正因如此,任何肌腱滑囊破裂、腕关节异常、肿瘤或肌肉异常,皆能导致腕道症候群。

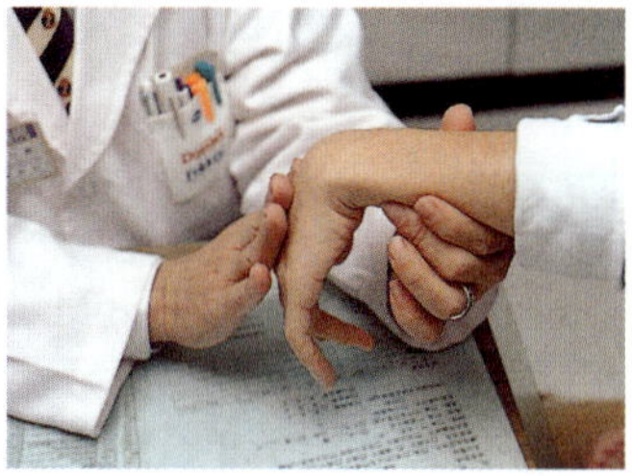

腕道症候群的患者可依轻重程度分为3种。

第一种只有轻微症状。间歇性正中神经分布范围麻及痛感。通常出现于半夜或白天工作、开车、骑摩托车时,此时检查常无特殊发现。患者常以甩手来去除麻麻的感觉。

第二种症状较持续,感觉迟钝,精细动作受损。患者反而较不会抱怨手麻,而常会抱怨手部肿胀感。此期患者需要常甩手来去除麻感,甚至要摩擦手或将手浸到水里才会舒服。

第三种为严重且持久的患者,已有肌肉萎缩,即使治疗,预后也很差。

临床症状

麻木

患者最常抱怨的是食指及中指部位。但有些人是整个手部,包括5个指头。

疼痛

出现部位可在手掌、前臂、手肘和肩膀。患者常会借甩手来缓解。

雷诺氏现象(Raynaud's phenomenon)

有些患者会有手部苍白发紫(因为局部循环不良情形)。对冷很敏感。

成因

腕道为封闭空间,因此任何新增会占体积的东西都会造成正中神经的压迫。主要原因为屈肌肌腱滑囊(flexor tendosynovium)病变,这些包括非特异的肌腱滑囊炎、类风湿性关节炎、感染性、痛风及其他沉积症。其他情形包括肿瘤、骨折、脱臼或关节变形。

鉴别诊断

需要考虑会造成相似症状，有颈神经根病变、中枢神经系统疾病、局部血管收缩疾病、多发性末梢神经病变。

通常颈椎骨刺造成颈神经根的压迫以第六对最多，而这对颈神经根与正中神经病变有着最多相似的症状。

不过，腕道症候群疼痛的部位在前臂或上臂，颈部与肩部则很少见。如果患者的痛放射到胸部或内肩胛部的话，就是神经根病变的特点。另外一种较少发生的神经根病变特点就是咳嗽时会引起肩臂痛。

腕道症候群的痛与麻常会发生在晚上睡眠过程中，而神经根病变的患者通常晚上没有症状。不过有时两种问题可能会同时存在，称为双重冲击症（double crash syndrome）。神经生理学的检查（神经传导及肌电图）对诊断上有很大的助益。

神经生理学检查

以特殊检查仪器，在固定几个部位施以轻微电击记录神经反应，可以对神经受损程度及部位有精确认知。一般只做神经传导，必要时还需使用针刺式电极记录肌电图。

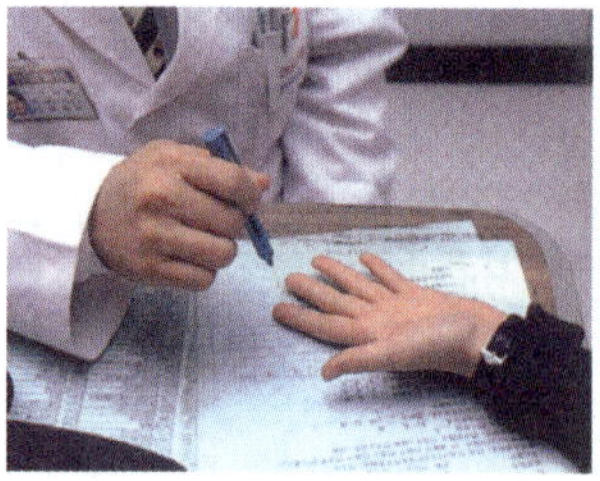
▲感觉方面的检查

理学发现

感觉方面的检查一般为1~3指及第4指的桡侧（大拇指侧）感觉灵敏度减少，严重时整个感觉消失。

另外有两种测试常为医师使用。替诺氏征候(Tinel's sign)为轻敲手腕弯曲处。异

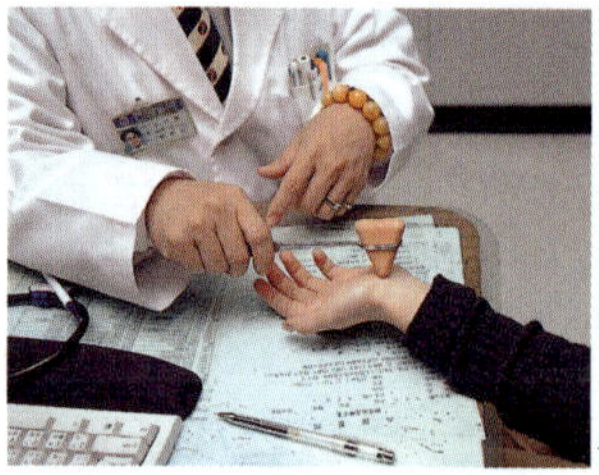
▲替诺氏征候

疑惑与解答

Q：什么情形需做神经生理学检查?

A：
- 临床诊断不能确定时。
- 追踪治疗中的患者。
- 手术前，确定诊断并建立基本资料以供术后参考。
- 确定严重程度，以决定治疗方针。
- 排除并存的多发性神经病变。

相关的数据

依据西园医院的统计，在半年内接受神经传导检查的患者中，确定诊断为腕道症候群患者占1/4，是发生率最高的。大部分患者的症状都很典型，因此只要具备有关该症的知识应该不难发现。

腕道症候群最常见于中年女性。在一个著名的研究中，此症女性与男性出现的比例为3∶1。出现症状少于半年的占1/3，半年至2年的1/5，2年以上的为一半。

常时会出现痛麻或电击般感觉流向手指。在腕道症候群患者出现率为45%~60%。法楞氏征候(Phalen's sign)则是将手腕弯曲30~60秒，如果患者的症状更明显或恶化，就代表有异常。约有80%的患者会出现此征候。

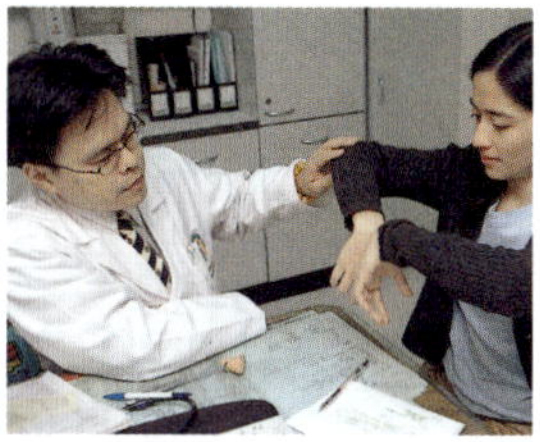

▲法楞氏征候

运动方面的检查主要看外展拇短肌，要拇指内收与手掌成直角，然后向自己鼻子方向出力。另外要注意有没有手掌的肌肉萎缩。

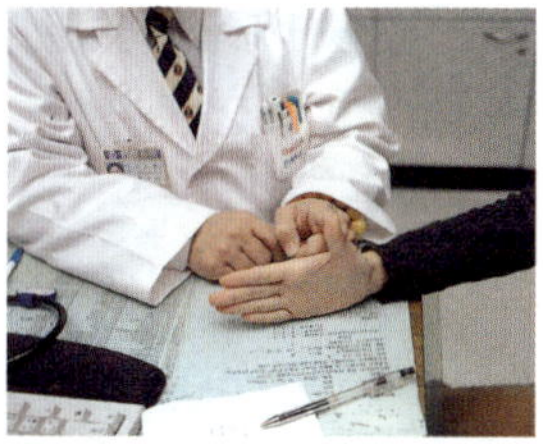

▲运动方面的检查

治疗

非外科治疗

对症状轻微、间歇性或急性特殊原因压迫者建议非外科治疗。这种治疗包括：

- 避免会加重症状的活动。
- 固定腕部，尤其是在工作及夜间睡觉时。

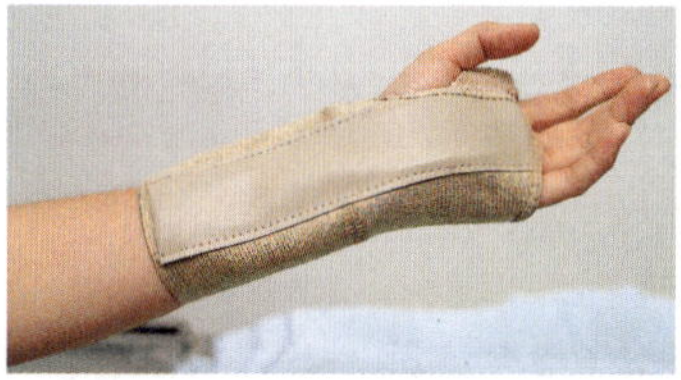

- 局部类固醇注射。
- 短期口服类固醇或非类固醇抗炎药。
- 试用利尿剂。尤其是月经前症状明显者。

症状轻微且只在晚上出现时，固定腕部即可解除症状。戴固定物的时间约需数周。如果数周后不再戴固定物时，症状又恢复或仍持续，则需局部注射或口服药物治疗。

外科治疗

腕道症候群手术属于手部手术中效果最好的。尽管它具简易性，但手术技巧还是很重要。适应症包括非外科治疗无效及手部肌肉萎缩。若有持续很久的感觉消失，可考虑手术治疗。手术未能完全消除症状或症状复发，可考虑再施行手术。

■反复创伤症候群

反复创伤症候群常为人体力学问题造成，包括腕道症候群、各种肌腱炎等。其他如肌筋膜症候群、肌纤维疼痛症等，被认为部分有关。

发生原因

反复创伤症候群发生原因可能为：

- **反复：**甚至可以发生在重复性很少的工作。
- **持续一个姿势：**长时间维持姿势的肌肉要比常动的肌肉容易疲劳。
- **非自然姿势：**不舒适且是有某部分需要用力维持的姿势。
- **局部压力：**长期压力直接施与肌腱或神经

上，可以造成它们的损伤。通常在手腕或肘部。

- **使力：**对很小的肌肉来说，即使一点点出力都会成为负担。
- **冷空气：**天冷时容易闪到或肌肉等软组织受伤。寒流来时，往往门诊疼痛患者大增。
- **震动：**手中握的工具震动或是全身性的震动。

预防原则

预防反复创伤症候群的原则：

- 让反复性工作间断，不持续。
- 放松，例如手臂不需悬空时，就放下靠着，避免不必要的出力。

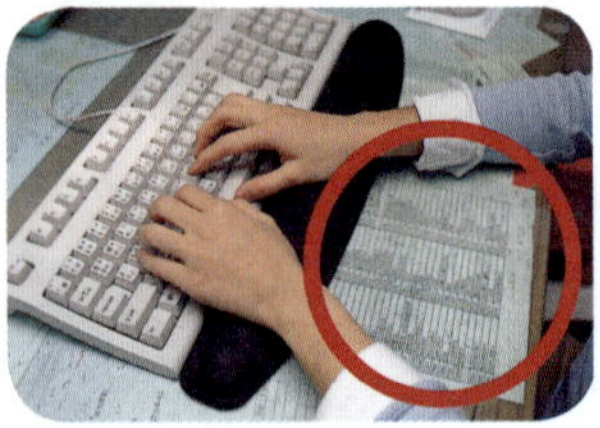

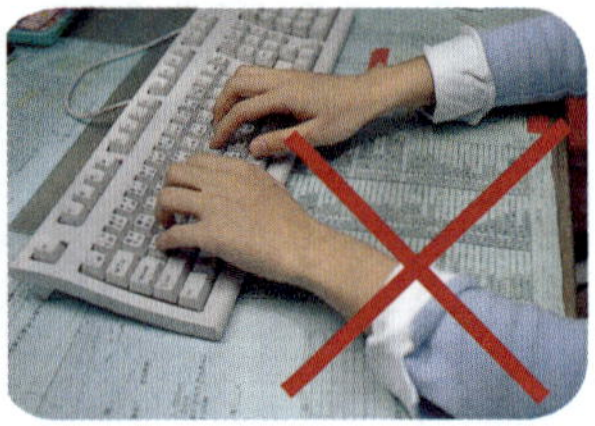

- 使力时，尽量以关节可动范围的中间位置出力，避免在关节可动范围的极端处用力。
- 工作的器具、桌椅要调整，以达最合适工作者的状况。例如椅子过高，应调低椅子，而不要脚悬空或身子往前倾。
- 有些人是反复创伤症候群的好发族群，例如有糖尿病、过重、甲状腺疾病、子宫或双卵巢切除、曾有过创伤、类风湿性关节炎、吸烟、三四十岁的女性等，要比常人更加注意。

医师的叮咛

反复创伤症候群也会发生于非工作时的活动：嗜好、运动、驾驶，甚至睡觉时。因此除工作情形外，也需考虑这些因素。

最重要的预防原则为“多变换”，即经常改变姿势和动作。最好能在疲倦发生之前休息。

反复创伤症候群的完整预防，包括人体力学（改变工作环境）、人体力学教育（改变工作方式与习惯）、医药治疗、职业病管理（统计并找出最危险的职业与工作性质）等。

【腰骨部分】

什么是腰骨酸痛？

腰骨是指第12胸椎旁肋骨下缘至臀部以上的部位，这个部位的酸痛就是一般所指的腰酸或腰痛，有人称下背痛，在这里统称为腰痛。

腰痛原因很多，主要有：腰椎系统（包括其上所附着的肌腱、韧带、软骨、肌肉、关节）问题、泌尿道问题、血管问题、其他内脏问题、女性生殖系统问题、全身性骨骼肌肉问题、心理问题等。本书所强调并针对的是以腰椎问题引起，即力学问题造成（姿势不良、用力不当等）的腰痛为主，这部分占腰痛患者九成以上。

神经系统里，脊髓经过椎管，所发出到脚或由脚回来的神经，以及控制大、小便的自主神经，与腰椎的种种结构非常邻近，甚至穿梭其内，因此也常会受到腰椎病变影响。

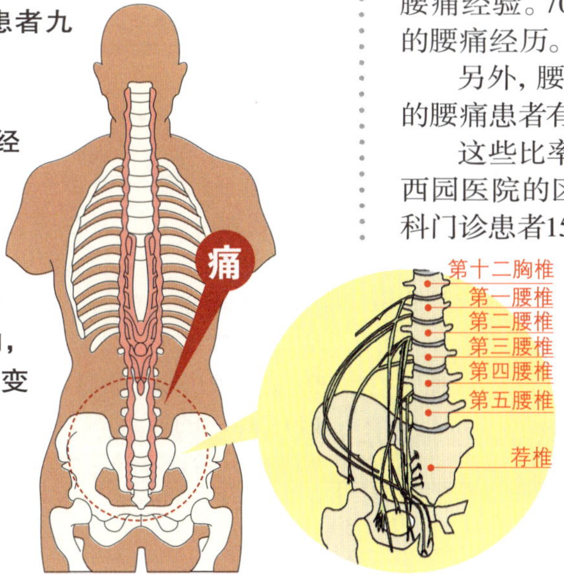

腰痛常见的原因

什么人易腰痛？

- 缺少运动
- 车祸或意外受伤后
- 运动伤害后
- 孕妇产后
- 常坐办公室不注重姿势
- 职业司机
- 常需搬运重物
- 工作上需要长时间站着
- 曾有腰痛、肥胖、吸烟者

因腰痛就医的患者约占整体就医患者的5%。而高达85%~90%的人，其一生中会有一段时期有腰痛经验。70%左右的人至少会有一次活动受限的腰痛经历。

另外，腰痛常会复发，根据报告，有四至七成的腰痛患者有复发情形。

这些比率在医院会依地区与科别而有不同。西园医院的区域劳动阶层比率较高，腰痛占神经科门诊患者15%~20%。

腰部的结构

要认识腰痛，必须先了解腰部的结构。除此之外，还要了解腰部的生理功能，也就是它的各部门如何配合运作，以及腰痛时生理功能是如何受到影响并产生病变的。

腰部主要分为3段：前、中、后段组成分别为椎体、椎弓、椎板及各种突起（如关节突），其功能各有不同。

以正常可动的角度来看，腰部功能包括前弯与后仰、压缩、旋转、侧弯。不过，一般在前弯并旋转身体时背部最容易受伤。

腰部的压缩功能是指脊椎中的软骨承受重量时，软骨会被压缩变成扁形，因具有弹性，所以它会吸收各个关节承受的力量，帮助承担压力。

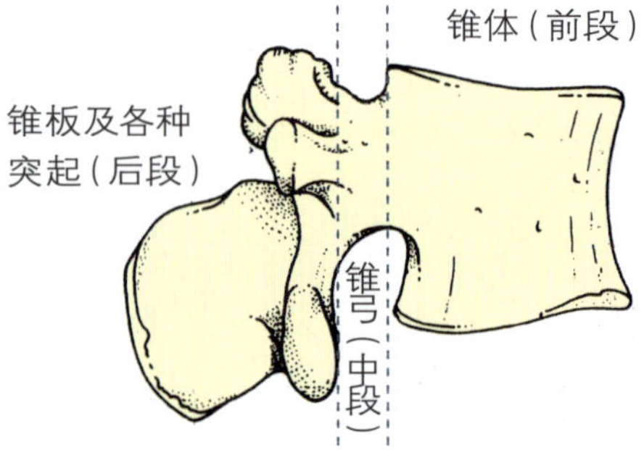

各组织的功能

■腰椎

每个腰椎可以分为前、中、后3段具有功能性的小组。

分段	组成	功能
前段	椎体	组成脊柱的主要成分；提供质块与高度；支撑来自身体与背肌收缩时的压缩力量
中段	椎弓	连接前后段，传达后段对前段的控制
后段	椎板及各种突起（如关节突、棘突、横突等）	调节作用到椎柱的主动与被动力量，以控制脊柱的动作

■关节

两个腰椎相连成关节时为复合体，包括3个关节，是为可动的部位。主要关节在两个椎体之间，即椎间盘。

椎间盘由中心的髓核、环绕于外的纤维环及成对的椎体末板，形成以髓核为夹心的三明治。髓核主含蛋白聚醣，可以结合许多水分。纤维环则含数层同心的胶原纤维，同一层纤维为平行且偏离椎柱65°角，另一层纤维则稍微改变角度。最外层的胶原纤维连接于椎体外缘，形成纤维环的韧带部位。

另两个成对关节是椎骨关节突，其关节属于面关节。在某些地方直接称它为面关节，本书中亦简称为面关节，事实上，面关节为一种关节类型，不只这里一种而已。面关节的形成是由上一腰椎的下关节突与下一腰椎的上关节突连接形成。所允许的动作为垂直滑动，是腰椎向前弯曲与后仰时活动的关节。

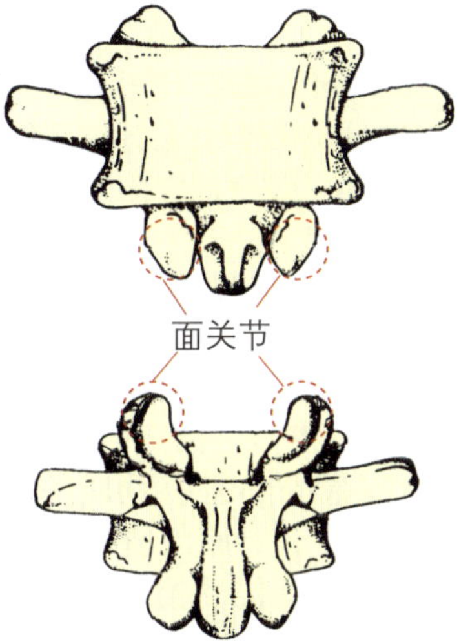

■韧带

韧带在维持腰椎稳定的角色上，一直被过度强调。事实上，韧带没有稳固腰椎的功用。腰椎结构组成上有许多韧带，比较有影响的是黄韧带，位于脊髓管的后壁，它的肥厚钙化，会造成对脊髓管的压迫，为产生腰椎狭窄症的原因之一。

■肌肉

脊椎旁肌肉群可分为3组：大小腰肌、腰方肌与腰横突间外侧肌、腰后肌群。肌肉依其走向与附着的骨头部位而有一定的动作。也因为肌肉的走向一定，不当的动作会令它们容易受伤。但依其收缩方向，协同肌肉力量可以达到数百千克。

大小腰肌功能是围住椎间盘，产生压力，并帮助固定。

腰方肌与腰横突间外侧肌功能是固定第十二肋骨，让脊椎轻微侧弯。

腰后肌群主要作用为控制前弯，亦即有向后仰腰的能力。

腰骨酸痛的原因及种类

腰痛原因很多，可以有任意不同组合，而在同一人身上发生。有了其中一个因素后，会使得腰部更易受伤，因此也更会受到其他因素影响，所以了解腰痛的原因，才能从根本上解决问题。

而就腰部疼痛的种类来看，可分为身体表浅部、身体深部、神经根、末梢神经、内脏反射、心因性6种，疼痛来源如皮肤、肌肉、关节还是大脑皮质，也都各有不同。

腰部疼痛的种类

种类	性质	疼痛来源
身体表浅部	刺痛、烧灼痛	皮肤、皮下组织（蜂窝性组织炎）
身体深部	刺痛、闷痛、酸痛、钻痛	肌肉、筋膜、骨膜、韧带、关节、血管、硬膜（关节炎）
神经根	放射状、麻痛、咻咻作痛	脊椎神经（椎间盘脱垂）、脊椎狭窄
末梢神经	烧灼痛	运动与感觉混合神经（股神经）
内脏反射	闷痛、绞痛、撕裂痛	腹腔、骨盆腔内脏、主动脉（自主神经：交感、副交感）
心因性	不定	大脑皮质（转化症、诈病）

腰部疼痛的病理机转分化学与物理变化

“机转”是指从原因到结果中间的变化。化学性变化包括有毒物质蓄积刺激神经末梢或感觉接受器，或与神经末梢、感觉接受器敏感度升高有关；物理性变化包括：外力牵扯拉伤或受到其余组织挤压、压迫。

其实物理性变化，最终仍然透过化学性变化造成疼痛，只不过最初疼痛反应为软组织的撕裂伤造成。另外，许多变化互为因果，而形成恶性循环。

■化学性变化

有毒物质蓄积刺激神经末梢或感觉接受器。有毒物质的蓄积通常来自炎性反应的物质，组织因缺氧，导致细胞废弃有害物质的累积。肌肉疲累、血液循环不良、各种原因造成的发炎均属之。

神经末梢或感觉接受器敏感度升高，造成这种现象可能的原因是维生素B群不足，此外，有毒物质的堆积也会使敏感度上升，而造成腰痛。

医师的叮咛

心因性引起的腰痛症状是各种疼痛都可能发生，并且不是固定部位、固定疼痛方式。腰痛情形多变化，同一个人可能每次痛的位置都不一样，或是全身疼痛的部位很多。

■物理性变化

外力牵扯拉伤

外力拉扯，造成肌肉、韧带撕裂伤，甚至骨折。但接着会依序造成发炎反应、肿胀、血行不良、缺氧、神经末梢本身或感觉接受器敏感度升高。

受到其余组织挤压、压迫

压迫造成血行不良、缺氧、发炎反应、肿胀，并会增加血行不良、缺氧、神经末梢本身或让感觉接受器敏感度升高。椎间盘突出、局部出血、骨刺压迫、肿瘤挤压等属之。

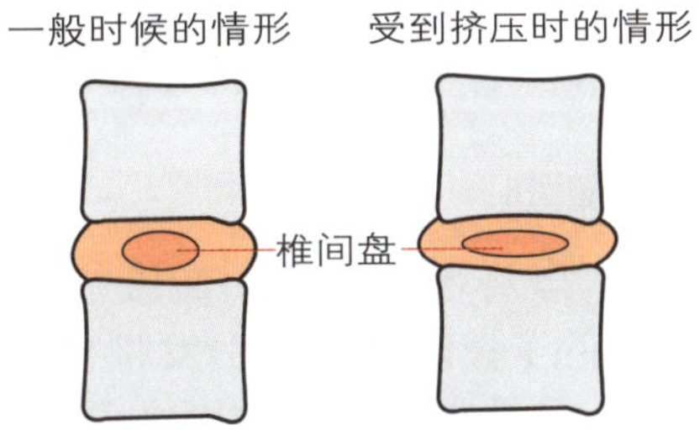

力学性问题引起的占多数

■直接原因

负担过度

长期坐姿、站姿、搬运重物，因而造成腰椎及其附近组织负担过度，又称反复性创伤，指长时间同一组织反复受到创伤，使得其正常修复机能受损，无法再回复原有功能。

外伤、运动伤害、用力不当

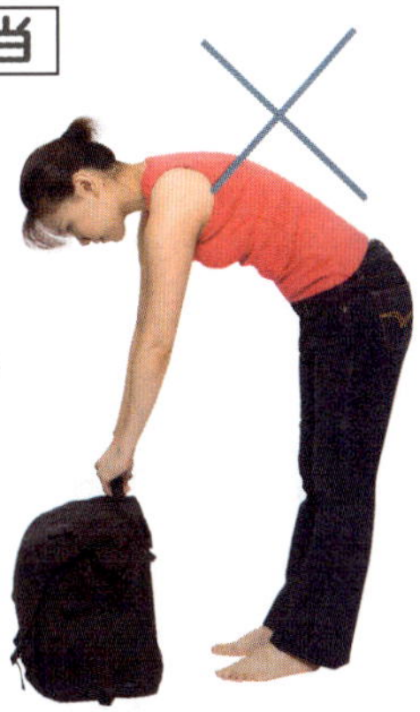

因为外力撞击、车祸、跌倒等外伤，各种运动伤害以及做事、举起重物、搬运东西等用力不当，所造成的腰部肌肉急性扭、拉伤，甚至引起腰椎骨折。

退化性关节病变

椎间盘及面关节变性退化，引起腰痛。

全身性关节病变

造成全身性关节病变的疾病，如类风湿关节炎、僵直性脊椎炎。

内脏问题

泌尿道、胰脏、骨盆腔内女性生殖器官等内脏器官，因靠近腹腔后面，它们的反应性疼痛或直接影响到后腹壁都会引起腰痛。

腰痛原因百分比（大型研究统计值）

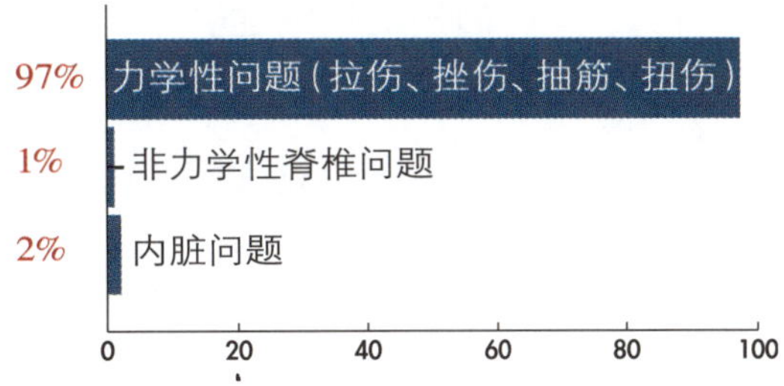

感染

感染性腰椎炎，例如结核菌或其他细菌感染等。

肿瘤

腰椎或其附近组织的肿瘤。

心因性（非器官性）

有些腰痛患者，完全查不到有器官实质性损伤，却患有慢性腰痛。这类患者可能会有明显的心理问题，如忧郁症、慢性疲劳症等。

■诱发、加重原因

有些因素本身并非引起腰痛的元凶，但研究显示它们与腰痛有关，可能是它们能诱发或加重腰痛。

职场心理社会因素

上班时，对工作的满意度及和同事、上司的相处情况等职场情形，据研究与慢性腰痛有关，但是哪个单独因素造成的，则还没办法分析出来。

食物

有些食物容易引起发炎，导致神经痛加剧，引发过敏造成腰痛。应视情况避免这些特殊食物。像巧克力、坚果类食物、咖啡、玉米、牛奶等。

吸烟

吸烟会影响微细血管循环，消耗维生素，因此会使腰痛加剧。

喝酒

有些人喝酒会加重腰痛，或是其他肌肉酸痛。

全身性震动

研究证实全身性震动会引起腰痛。职业司机整日在车上，除了长时间坐姿引发腰痛外，行车时车子造成的全身性震动也是原因之一。

相关的资讯

腰痛的程度有几种不同分法，可分为5级：无、轻微、中度、严重、无法忍受。要注意的是，这种分法并没有针对腰痛时间长短作分辨，因此最好另外描述疼痛的反复或持续情形。

- 无：没有腰痛。
- 轻微：轻微疼痛，不太会影响日常生活，外表看不出来。
- 中度：腰痛影响日常生活，尤其是剧烈运动或需要劳力的举动，但仍可小心从事日常活动。
- 严重：腰痛造成日常生活严重受限，行动上，甚至改变姿势都有明显困难。但是找对姿势，仍可有缓和的时候。
- 无法忍受：没有任何姿势可以稍微缓解腰痛，不知如何是好，只希望不管如何，能有方法缓解就好。

常见病症

腰骨酸痛种类繁多，常见的例如：急性腰扭、挫伤、椎间盘突出、伴有神经根痛的椎间盘突出、脊椎滑脱、退化性腰椎病变、腰椎狭窄关节功能障碍、肌筋膜症候群及肌纤维症候群等。肌筋膜症候群症状是慢性肌肉疼痛，肌肉会结成硬硬的球状，按压会有疼痛感，并且长期存在。而肌纤维症候群症状是许多部位肌肉会有压痛点，患者伴随着失眠、忧郁，这两种都是慢性肌腱炎的一种。

其实，各种病症的发生原因及治疗方式各有不同，该冷敷或热敷要弄清楚，以免让病情恶化。

这里列举常见的几种病例：急、慢性腰痛，脊椎狭窄，坐骨神经痛，如果你有类似症状，可能表示也有相同病症，可以参考其治疗方式，但若只以单一症状很难准确判定病情，诊查疾病需要客观、综合好几项检查，才能作判断，所以若想确定是何种疾病，最好还是接受检查。

病例一 急性腰扭伤

28岁男性办公室职员，因为急性腰痛来就医。平常工作以办公为主，这两天公司赶工，一着急，向右回头弯腰捡拾一份资料时，便产生右边腰痛。他移动时必须非常小心，才不会引起剧烈腰痛。

检查

疼痛没有放射到下肢，也没有敲痛现象，触诊结果显示有腰部肌肉群压痛现象，其他检查显示没有神经系统受影响。只有在身体移向某个姿势时，才会引发腰痛。

解说

这是平日较缺乏运动的上班族，腰部肌肉力量不足，肌肉自我保护能力减小，加上一时心急，突然牵动某部位肌肉，因而造成扭伤或拉伤。

这种时候以休息为主，如非常疼痛，可以使用止痛消炎药加上肌肉松弛剂减缓疼痛，促进恢复，减少疗程。千万不要找人推拿按摩，以免加重病情。如有需要迅速达成腰痛缓解，可以考虑施打止痛消炎针。不过最好是因非常疼痛，或有特别需求时，例如无法休息，必须立即回工作岗位的人。

有腰扭伤的人不要因为很快恢复而不重视，这是腰部肌肉缺乏力量与柔软度不足的现象，必须改善平日姿势与习惯。另外还要加强肌肉伸展与肌力训练，以提高柔软度和应付突来的肌肉负担，才能搞定腰痛。

治疗

以休息、药物（止痛消炎药加上肌肉松弛剂）为主。

结果

经过解说，并给予止痛消炎药加上肌肉松弛剂，服用两次药，并经过一夜休息后，隔天便不痛了。

病例二 慢性腰痛

32岁的家庭妇女，自生第二胎以后，反反复复腰酸背痛已经七八个月了，有时半夜会痛醒。她生怕自己得了什么病，或是生产时脊椎麻醉的后遗症。

检查

酸痛的部位广泛而无定点，腰部的活动范围并没有因疼痛而有所限制，也没有神经系统受损现象。按压或轻捶腰部时，反而感到比较舒服。建议她可以采取热敷时，她点头回答："对！每回洗热水澡后，都会觉得舒服多了。"

解说

忙于照顾子女的家庭妇女常常疏于自己的身体保养。尤其是家中有1岁以下幼儿，更会累得人仰马翻，多半缺乏运动。

常有人辩解，我每天从早忙到晚，怎会运动不足？要澄清的：一是运动与忙累不同，主要在心情。二是忙累常是反复同一动作，协调性不够，对单一部位来说是过劳。三是运动可以选择需要加强部位训练，可以计划，忙累却没有办法自主。

再者产后妇女因怀孕时体重增加及缺少运动，肌肉多半非常松垮，若未能加强训练，便会在下一胎的产后更易腰酸背痛。

治疗

这种属于慢性疲劳性腰痛，治疗上以热敷、复健运动、改善日常姿势为主。若不舒服程度严重，可给予短期止痛消炎药加肌肉松弛剂，或单纯使用外用止痛消炎药。

结果

经过解说，给予复健运动及日常姿势卫教，并开给外用止痛消炎药，每日热敷腰部后，使用在局部疼痛处，腰酸背痛情形便改善许多。

病例三 脊椎狭窄症

67岁的老者，因为腰痛无法走远，已有一两年，在其他地方看了几回，效果不佳，因此前来就医。他走一段路，便需要蹲下休息，才能再走。

检查

腰部有弥散性压痛部位，两侧下肢神经学临床及神经传导检查显示有多重神经根病变。X光片显示有严重退化性脊椎病变。

解说

好发于老年人，有明显严重的退化性脊椎病变，并有多重下肢神经根病变。患者常会走一段路，便需要蹲下休息，才能再走。

治疗

以复健运动为主，药物以肌肉松弛剂为主，佐以维生素B群制剂。某些病例对维生素B群制剂反应效果良好。严重者，尤其是伴有大、小便问题时，或是积极地保守性疗法，治疗四周无效时，需考虑开刀，做椎板切开手术，以疏解椎管狭窄情形。

结果

经过上述保守性疗法，2周后患者已大有进步，并持续长期治疗。

病例四 坐骨神经痛——急性椎间盘脱垂

30出头的男性，因工作时突然腰痛，活动有困难而被送来就医。他的工作经常需搬运粗重物品。发生疼痛时，他正弯腰搬起一份相当重的钢管，只听到自己背部一声响，好像什么东西裂开似的，腰部剧烈疼痛，直不起来。

而且疼痛不仅局限在腰，只要稍微用力或走动，腰痛便会沿着右边臀部、大腿后面放射到下面。躺着时稍微好转，但是移动时，仍然需要小心翼翼，否则便会引发上述症状加剧。过去只有偶尔腰部酸痛而已，并没有特别的毛病。

检查

经过临床检查证实有右侧坐骨神经痛，腰部X光片显示并无异常。因此诊断为急性腰椎椎间盘脱垂（疝脱）压迫神经根，导致右侧坐骨神经痛。

解说

此种病例为典型急性腰椎椎间盘脱垂导致的坐骨神经痛。用力超过负荷时，腰椎椎间盘的外围构造——环状纤维撕裂，内部构造——髓核受挤压又失去外围的保护，因此而向外脱垂逸出，并因此而挤压到邻近的神经根，造成急性坐骨神经痛。

治疗

治疗以休息、药物和复健（牵引与电疗）为主。

结果

经过住院药物治疗加上复健，到第五天时已有显著改善。第七天出院后继续在门诊治疗，并且经建议开始进行伸展和加强肌力运动。完全没有症状则是发病约3周以后。

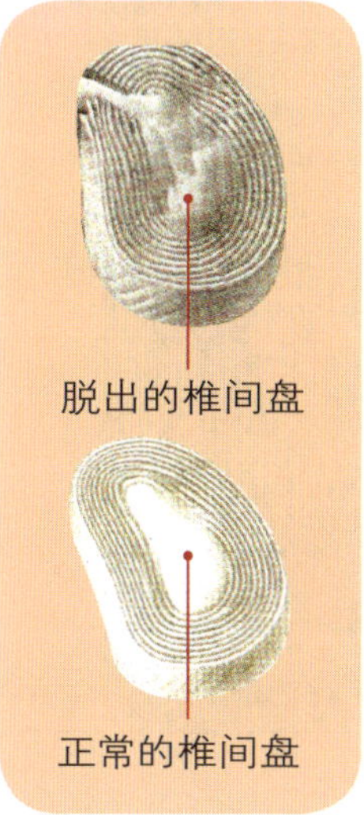

预后

嘱咐3个月内仍然不宜剧烈运动或搬运重物。并应注意平日姿势与用力情形，以及持续施行伸展和加强肌肉力量运动，日后才可免于经常发生腰痛，甚至坐骨神经痛。尤其是年老时，严重的退化性脊椎病变或脊椎狭窄症的发生机会亦可大为减少。

常见腰痛原因与治疗

状　况			可能原因	治　疗
急性腰痛	无神经症状		急性腰扭伤（包括肌腱炎）	休息、冰敷、止痛消炎药、肌肉松弛剂、背痛卫教
			椎间盘突出	休息、热敷、止痛消炎药、肌肉松弛剂、背痛卫教、运动
			内脏问题（如泌尿道结石）	确定诊断，依各脏器问题治疗（如泌尿道结石：服药、观察、超音波碎石或开刀）
	有神经症状		椎间盘突出（包括脱垂）	休息、热敷、复健（牵引、电疗）、止痛消炎药、肌肉松弛剂、背痛卫教、运动、开刀治疗（少数）
慢性腰痛（有时伴有急性症状加重）	无神经症状		退化性腰椎病变（椎间盘、面关节等的退化，即俗称的骨刺）	• 热敷、背痛卫教、运动、其他替代疗法为主 • 止痛消炎药、肌肉松弛剂等药物为辅
			腰椎滑脱	• 热敷、背痛卫教、运动、其他替代疗法为主 • 止痛消炎药、肌肉松弛剂等药物为辅
			僵直性脊椎炎	• 热敷、背痛卫教、运动、其他替代疗法为主 • 止痛消炎药、肌肉松弛剂等药物为辅
			肌筋膜症候群或肌纤维症候群	• 热敷、背痛卫教、运动、其他替代疗法为主 • 轻剂量抗忧郁剂、止痛消炎药、肌肉松弛剂等药物为辅
	有神经症状	急性	腰椎压迫性骨折	休息、复健（牵引、电疗）、止痛消炎药、肌肉松弛剂、神经痛治疗剂、骨质疏松治疗、背痛卫教、运动、开刀治疗（少数）
		非进行性	腰椎狭窄	复健（电疗）、止痛消炎药、肌肉松弛剂、神经痛治疗剂、背痛卫教、运动、开刀治疗（少数）
			退化性腰椎病变	复健（电疗）、止痛消炎药、肌肉松弛剂、神经痛治疗剂、背痛卫教、运动、开刀治疗（少数）
			感染	抗生素
		进行性（持续恶化）	肿瘤	开刀治疗

Part 3 检查与诊治

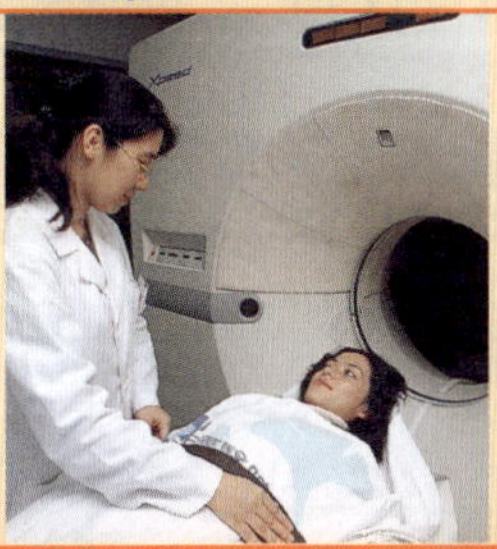

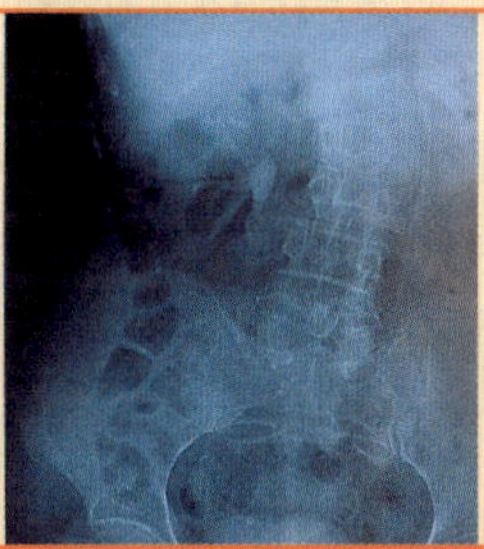

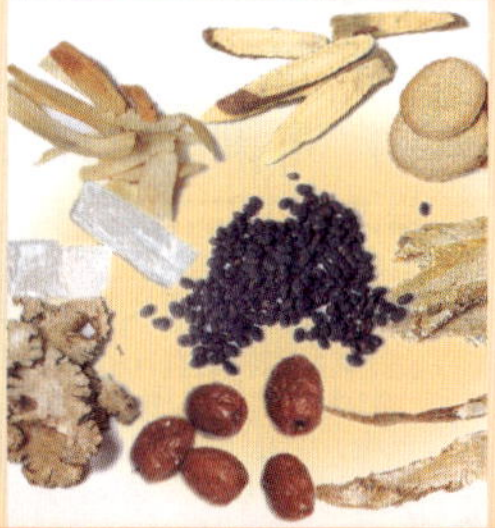

颈背酸痛自我检测

颈背酸痛时，若想判断情况是否严重到需紧急就医，或只需在家做好平时的护理工作即可，可以参照本检测图的测验，step-by-step找出自己可能的病因。每项问题都有针对该症状做说明，例如“Q1”后面会有“Q1说明”，针对“Q1”做解说。

请由“start”开始，根据一项一项的问题来回答，“Y”代表是或有这种症状，“N”代表不是或没有这种症状，测验最后会有初步的诊断及建议。

本测验可作为就医前的心理准备或身体护理的参考，但不能取代医师的功能。若症状严重或有任何问题时，建议要赶紧就医以免延误病情。

自我检测DIY

START

Q 1 颈部痛或僵硬？

Y

N

接66页Q9

Q2说明

以症状发生时间长短来判断是急性或慢性的。尤其是接着Q4有无外伤，更需注意发生症状与外伤的前后关键。

Q3说明

颈痛伴有上肢疼痛及刺麻感，通常意味着神经根疼痛。如果是渐进性、慢慢的发生，尤其是50岁以上的年龄，通常为颈椎骨刺，其次才为椎间盘突出压迫颈部神经根。处理上比较麻烦，也比一般肌腱炎或扭拉伤症状严重且持续更久。因此需要尽快找医师处理。其他需要考虑，但比较少发生的，是带状疹神经痛、肿瘤压迫到颈椎神经，等等。

Q 2 症状持续72小时以上?

N → Q 4 发生在外伤、冲撞之后?

Y → 接65页Q8

N → 接64页Q5

Y ↓

Q 3 疼痛或僵硬已有几个月且渐渐恶化；或是颈痛并有手臂或手掌的麻或刺痛?

N ↓

诊断：
可能是亚急性或慢性颈部肌腱炎。
建议：
1周内门诊就医。

Y →

诊断：
可能是颈椎骨刺(特别是超过50岁的人)，伴有或无颈椎神经根病变。
建议：
1周内门诊就医。

一般来说，40岁以后各种骨、关节、脊椎退化增生（即骨刺）的情形可能开始变得明显。不过并非绝对，有些人因为体质关系，有些则因工作关系，反复地承受重力负担或重复动作，造成35岁左右，甚至30出头即出现骨、关节、脊椎退化增生的情况。容易产生骨刺的地方，为活动范围大且较常活动的关节，因此脊椎之中，颈、腰椎较容易发生。颈椎骨刺引起的神经痛，有部分亦会以急性发作为表征。

Q4说明

外伤、冲撞指的是外力撞击，例如车祸、运动伤害、跌倒等。除了有擦伤、淤伤、挫伤外，通常还会伴随有因为紧急时，姿势突然改变造成的拉伤或扭伤。严重时甚至可能有脊柱骨折或椎间盘软骨突出。
这些情况属于较严重而很有可能伤及神经系统。

接63页Q4

N

Q5 有下列任一症状：

- 体温38℃以上
- 严重头痛
- 异常嗜睡或意识不清
- 畏光，希望待在暗处
- 恶心呕吐

N →

Q6 疼痛严重到无法移动颈部，或是疼痛放射至手臂？

N →

Y（Q5）

诊断：
可能是脑膜炎或蛛脑膜下腔出血。
建议：
急诊，立刻就医勿延迟。

Y（Q6）

诊断：
可能是颈椎神经根病变。
建议：
24小时内门诊或急诊就医。

Q5说明

这些情形是脑膜受到刺激显现的症状，通常会一起出现，不过若少了其中一两项，并不能排除其可能性。只有其中一项加上颈痛或僵硬的话，虽然不一定是脑膜受刺激，但是万一是脑膜炎或蛛脑膜下腔出血的情况，最好不要耽误。因此一定要立即前往急诊就医，不要延误。

Q6说明

这种情形，通常是急性神经根压迫症。常见原因为颈椎骨刺压迫所致。患者通常会有移动颈部向患侧时，造成放射性疼痛至同侧手臂。骨刺为慢慢增生的，为何会有这种急性发作的情形？有些骨刺患者的确会有这种情况，可能是因为原先骨刺增生时，仍有空间存在，并未能压迫到神经根。但可能因某种原因，造成神经根卡住或有组织肿胀而产生此种症状。

Q 7

发生疼痛之前72小时内，曾经有过下列任一情况：

- 不寻常的用力
- 不舒适、不自然的坐姿或睡姿

Y

诊断：

可能是急性颈部扭伤或落枕。

建议：

Step1.让颈部尽量休息。

Step2.使用非类固醇止痛消炎药（例如阿司匹林），口服、喷剂、或外用擦剂。

Step3.如疼痛持续，3天内门诊就医。

N

诊断：

找不到明确原因。

建议：

若情况持续且原因不明，1周内门诊就医。

Y 接63页Q4

Q 8

一上肢或下肢举起困难、一上肢疼痛伴随刺麻感、小便控制困难？

N 接66页

Y

诊断：

可能是脊髓损伤。

建议：

急诊，立刻就医勿延迟。

Q7说明

突然的扭转之后发生颈部痛或僵硬，也常使肌肉、肌腱、韧带、滑囊、软骨受伤发炎或破裂。另外，也可能是白天工作时，姿势不良或用力方式不恰当，造成的肌肉、肌腱、韧带发炎，以及晚上睡觉的枕头支撑不良，或姿势不当坐着睡觉所造成的落枕，这些常统称为肌腱炎。

Q8说明

周边神经系统主要分为运动、感觉与自主神经3种。上述3种症状分别表示运动、感觉与自主神经的症状。颈痛患者伴有上述任一症状时，便需考虑有脊髓损伤，直到专科医师能够排除此可能性。任何延迟都可能造成不可回复的神经系统损伤，疏忽不得。

接65页Q8

N

诊断：
颈部扭、挫伤。
建议：
急诊，立刻就医勿延迟。
Step1. 躺下，让颈部尽量休息。
Step2. 热敷。
Step3.使用非类固醇止痛消炎药，口服、喷剂或外用擦剂。
Step4.如疼痛持续，24小时未改善，则门诊就医。

接62页Q1

N

Q9 手臂或手掌痛？

N 接69页Q16

Y

Q10 曾有外伤或跌倒过？

N

Y

诊断：
可能是严重创伤引起。
建议：
24小时内门诊或急诊就医。

Q9说明

虽然没有明显其他症状，但持续的颈痛或僵硬，表示有可能存在特殊问题，宜就医详查治疗。

Q10说明

外伤指的是外力撞击，例如车祸、运动伤害、跌倒等。除了有擦伤、淤伤、挫伤外，通常还会伴随有因为紧急时姿势突然改变造成的拉伤或扭伤。严重时甚至可能有局部骨折。

Q11 经常反复使用疼痛的手臂或手掌?

Y →

诊断:
可能是反复性肌肉扭拉伤、肌腱炎。
建议:
1周内门诊就医。

N → Q12 伴有下列任一症状:
- 胸闷、紧缩感
- 呼吸急促
- 恶心、流汗或要昏倒的感觉

Y →

诊断:
可能是心肌梗塞。
建议:
急诊,立刻就医勿延迟。

N →

接下页Q13

Q11说明

因职业需要,经常反复同一动作,久了之后,便会造成此类疼痛,称为反复性创伤症候群。

Q12说明

上面这些情况是心肌梗塞可能出现症状,或是将要休克的征兆,千万不可以等闲视之。

接67页Q12

Q13 疼痛的范围局限在肩膀或手臂上端？

N → Q14

Y ↓

诊断：

可能是肩关节周围软组织发炎。

建议：

1周内门诊就医。

Q14 疼痛是由颈部向下放射至手臂或手掌？

N →

Y ↓

诊断：

可能是颈椎神经根病变。

建议：

24小时内门诊或急诊就医。

Q13说明

这种情形是局部软组织发炎的症状，包括肌肉、肌腱、韧带等。因此疼痛位置固定，而且只有在某些特定影响到此发炎构造的姿势或动作时，才会造成疼痛。肩关节周围组织发炎，可能病症包括多重肌肉疼痛风湿症、肌腱炎。

Q14说明

这种情形通常是急性神经根压迫症，常见原因为颈椎骨刺压迫。患者通常会有移动颈部向患侧时，造成放射性疼痛至同侧手臂。也可能是用力不当或外伤造成椎间盘软骨突出压迫到神经根所造成，少见的是肿瘤压迫形成。

接66页Q9

Q15 疼痛由手腕向手掌及下手臂扩展？

Y

诊断：

可能是腕道症候群。

建议：

1周内门诊就医。

N

诊断：

虽然没有明显其他症状，但持续的手臂或手掌痛，表示有可能存在特殊问题，宜就医详查及治疗。

建议：

1周内门诊就医。

N

Q16 肩膀或肘关节痛？

Y

接70页Q17

N

找不到明确原因但若症状持续，建议还是就医。

Q15说明

腕道症候群是最常见的末梢神经压迫症。这是正中神经在经过手腕的狭窄通道时被嵌住所造成的。

接69页Q16

Y

Q17 肩膀或肘关节痛?

Y

Q18 有下列情况之一:

- 无法移动关节
- 关节肿胀或变形

Y

诊断:
严重关节受伤，可能是骨折、脱臼或严重肌肉、韧带的扭拉伤。

建议:
急诊或立即至骨科门诊就医。

N

接Q19

Q18说明

这种情形表示关节包括其组成的骨头、软骨、韧带、滑囊等有严重损伤。关节肿胀或变形更是关节受伤严重的状况，因为有渗出液或有骨折、脱臼而造成肿胀、变形。

N

诊断：
可能是关节周围韧带扭拉伤。
建议：
Step1. 减少移动。
Step2. 冰敷、使用非类固醇止痛消炎药（例如阿司匹林），口服、喷剂或外用擦剂。
Step3. 如疼痛持续24小时未改善，则门诊就医。

Q19说明

上面这些情况系关节组织有急性发炎的现象。要配合发炎关节单一或多数来判断。

Q20说明

单一关节受影响时，常为痛风或是局部感染性关节炎造成。

N 接Q17

Q19 伴有关节发热或红肿？

Y → Q20

N 接72页Q22

Q20 超过一个关节出现此情形？

Y 接72页Q21

N

诊断：
可能是痛风或局部性关节炎。
建议：
24小时内门诊或急诊就医。

Y 接71页Q20

N 接71页Q19

Q21 有下列症状：
最近曾有起疹子的感染，选A
最近曾有无疹子的感染，选B
最近不曾有感染，选C

A
诊断：
可能是病毒感染引起的关节炎。
建议：
3天内门诊就医。

B
诊断：
可能是细菌感染引起的关节炎。
建议：
3天内门诊就医。

C
诊断：
可能是类风湿性关节炎。
建议：
1周内门诊就医。

Q22 移动关节造成剧烈疼痛？

N　Y　N

Q21说明

会起疹子的感染常为病毒性感染，如德国麻疹。也可能是其他感染，如莱姆病。这种情况常会伴有多个关节发炎。
不会起疹子的感染常为细菌性感染。某些细菌性感染，例如淋病，会伴有多个关节发炎。
多个关节发炎且近期没有感染，常为类风湿性关节炎所造成的。
虽然没有代表急性发炎的关节红肿发热，但是移动时会剧痛，这种情形，通常是慢性关节周围组织发炎造成的。

Q23 移动肩关节时造成剧烈疼痛，选A
若疼痛发生在肘关节，选B

A
诊断：
可能是凝肩症(五十肩)。
建议：
1周内门诊就医。

B
诊断：
可能是网球肘或棒球肘。
建议：
1周内门诊就医。

Q24 疼痛是经数月或经年慢慢加重的？

N
诊断：
虽然没有明显其他症状，但持续的肩或肘关节痛，表示有可能存在特殊问题。
建议：宜就医详查及治疗。

Y
诊断：
可能是骨性关节炎(骨刺)。
建议：
1周内门诊就医。

Q23说明

发生在肩关节时，称为凝肩症，或俗称五十肩。
发生在肘关节时，如在内侧称为网球肘，在外侧称为棒球肘，以各类运动选手容易发生的运动伤害命名，只要是有常常重复类似的动作即是，并非一定得从事同样运动才会得这类病症。

Q24说明

这种特点是骨性关节炎所特有，又称退化性关节炎，俗称骨刺。要强调的是，长骨刺并不一定会有症状，有时候还得经过某些负荷过度或外伤引发。

腰骨酸痛自我检测

腰骨酸痛时，若不知情况是否严重，需紧急就医，或只需做好平时的护理工作时，可以参照本检测图的测验，step by step找出自己可能的病因。每项问题后面都针对该症状做说明，并告知可能疾病及医师的建议。

请由“start”开始，根据一项一项问题来做回答，最后即可得知引起症状的可能原因及医师的建议。

本测验可作为就医前的心理准备或身体护理的参考，不能取代医师的功能。若是症状严重时，建议仍要赶紧就医，以免延误病情。

检测腰痛原因DIY

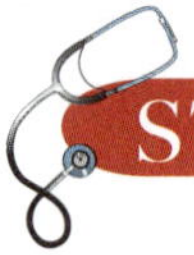

START

Q 1　腰痛发生在外伤、冲撞或用力举物、不寻常的用力或活动之后？

Y

N

接76页Q4

Q1说明

外伤、冲撞指的是外力撞击，例如车祸、运动伤害、跌倒等。除了有擦伤、淤伤、挫伤外，通常还伴随有因为紧急时，姿势突然改变造成的拉伤或扭伤（即是一般所谓的闪到腰）。严重时甚至可能有脊柱骨折或软骨突出。

用力举物及不寻常的用力时或之后产生腰痛也常使肌肉、肌腱、滑囊、软骨外囊受伤发炎或破裂。通常为了方便沟通及让患者易于了解，医师会统称这些为肌腱炎。不过临床要分辨这些组织中是哪个部分发炎很困难。

不寻常的活动如搬家、需要搬运的业务特别繁重时、长时间开车、坐车或打麻将等，这些也容易造成上述情形。

总之，上面这些情况属于较严重，很有可能伤及神经系统，因此需要分立出来。接下来Q2及Q3的状况即是在确定有没有神经系统的损伤。

Q2 控制脚或大小便有困难?

Y →

可能原因：
脊髓受损。
建议：
立刻急诊就医，或可挂神经内外科 。

N ↓

Q3 下肢疼痛伴随刺麻感?

Y →

可能原因：
椎间盘突出，坐骨神经痛。
建议：
24小时内门诊或急诊就医，可挂神经内外科或骨科。

N →

可能原因：
急性扭伤腰痛，可能造成急性肌腱炎。
建议：
服用止痛药，冷敷。如疼痛持续超过24小时，1天内就医。可挂神经内外科或骨科。

Q2说明

周边神经系统主要分为运动、感觉与自主神经3种。腰部以下的运动神经与控制脚的活动有关，脚不能活动自如时，表示运动神经系统受损。
运动神经系统，又分为上、下运动神经元。上运动神经元所属的纤维由上而下，形成上运动神经纤维束，直到要离开脊髓之前，将信号传给下运动神经元，再传给下运动神经纤维。上运动神经纤维束和腰部以下的自主神经系统主管大小便控制与性功能。脊髓的最末端称为脊髓圆椎(conus medullaris)，大部分为主管控制大小便与性功能的自主神经系统。
简言之，腰痛患者伴有控制脚或大小便困难时，便需考虑有脊髓损伤，直到医师排除此可能性。任何延迟都可能造成不可回复的神经系统损伤，轻忽不得。

Q3说明

腰痛伴有下肢疼痛及刺麻感，通常意味着坐骨神经痛。常见的原因为腰椎间盘突出，其次为骨刺压迫腰部神经根。处理上比较麻烦，也比一般闪到腰症状严重且持续更久。因此需要尽快找医师诊治。

接75页Q1

N

Q 4 脊柱变形或弯曲?
（欲知脊柱有无弯曲变形请见Q4说明）

N

Y

可能原因：
骨质疏松症或脊柱侧弯。

建议：
于2周内就医，可挂家医科、骨科，女性骨质疏松患者还可挂妇产科。

Q4说明

当然脊柱变形或弯曲都可由X射线照片看得出来，不过你可以试着在家自己测试。

测试脊柱侧弯的简易办法：

1.受测者背向观测者，然后放轻松向前弯腰，脚伸直两手尽量下探。正常时应为背部两侧一般高，若有脊椎侧弯，则会有脊椎凸向边较为隆起的现象。

2.将每一节脊椎最隆起处标示出来，连成一线，观察是否成直线。

至于脊椎由侧面看为轻微的颈部前曲，腰部后曲，如果太直反而不好。可以让身体紧靠墙壁自然站立，再伸手到背后看腰部与墙壁间有无距离，以确定这自然的弯曲是否消失，如果消失表示较容易腰痛。

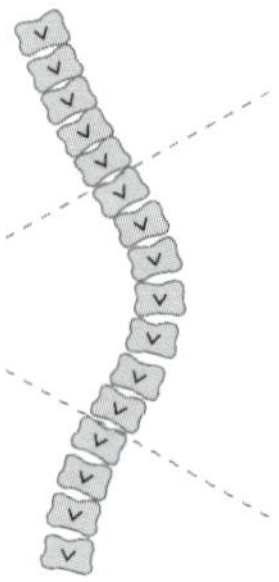

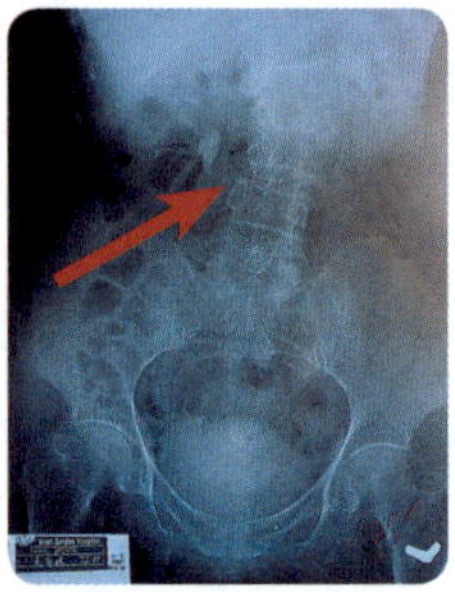

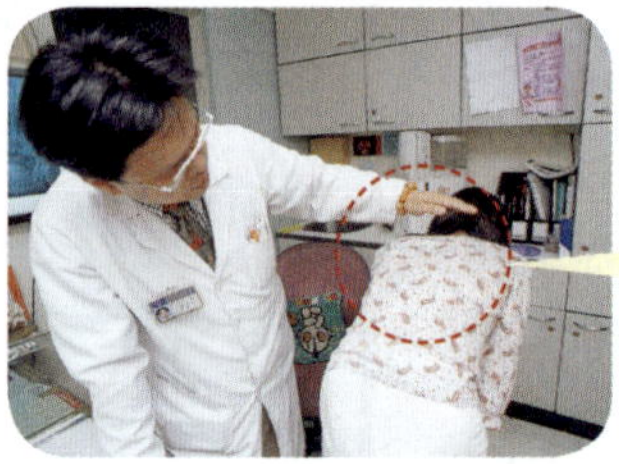

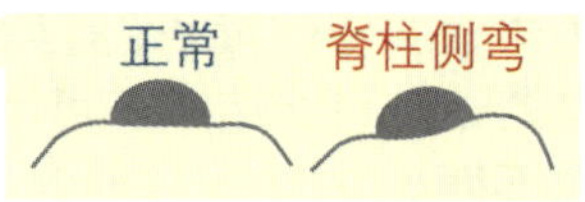

Q 6 你是否体重过重？
（欲知是否体重过重请见Q6说明）

N 接78页Q7

Y

可能原因：
体重过重，背部负荷太大。

建议：
从运动、减重、饮食习惯着手，可找减肥门诊。

Q 5 早上醒来或一天结束时背痛或僵直？

N → Q 6

Y

可能原因：
姿势不良，用力不当引起，长期会引起慢性肌腱发炎。

建议：
平时可热敷、按摩，并做好预防工作、改善生活习惯可找复健科治疗。

Q5说明

这类情形表示是白天工作时姿势不良或用力方式不恰当，以及晚上睡觉的床铺支撑不良，或姿势不当所造成的。请参考后面运动与预防等章节。

Q6说明

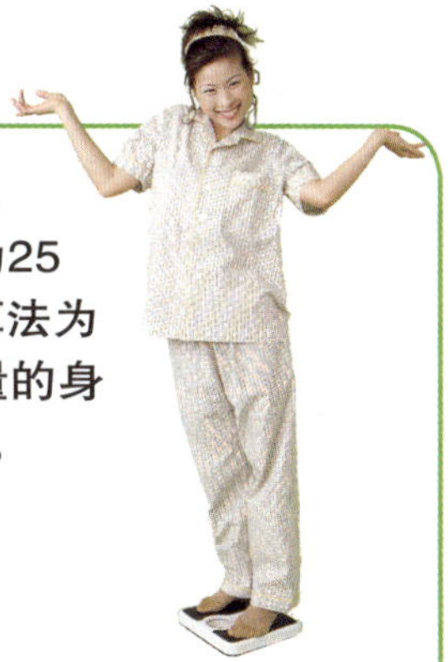

以身体质量比(body mass index，BMI)为参考值，国际标准的参考值为25以上算过重，28以上则是过胖。其算法为以千克计量的体重值，除以厘米计量的身高值，再除一次以厘米计量的身高值。

例如体重60千克，身高170厘米者其BMI=20.8

60÷1.7÷1.7=20.8=BMI值

体重过重或已达肥胖程度的人，腰椎及背部负担加重，容易有腰酸背痛或各种腰痛症候群加剧的情形。

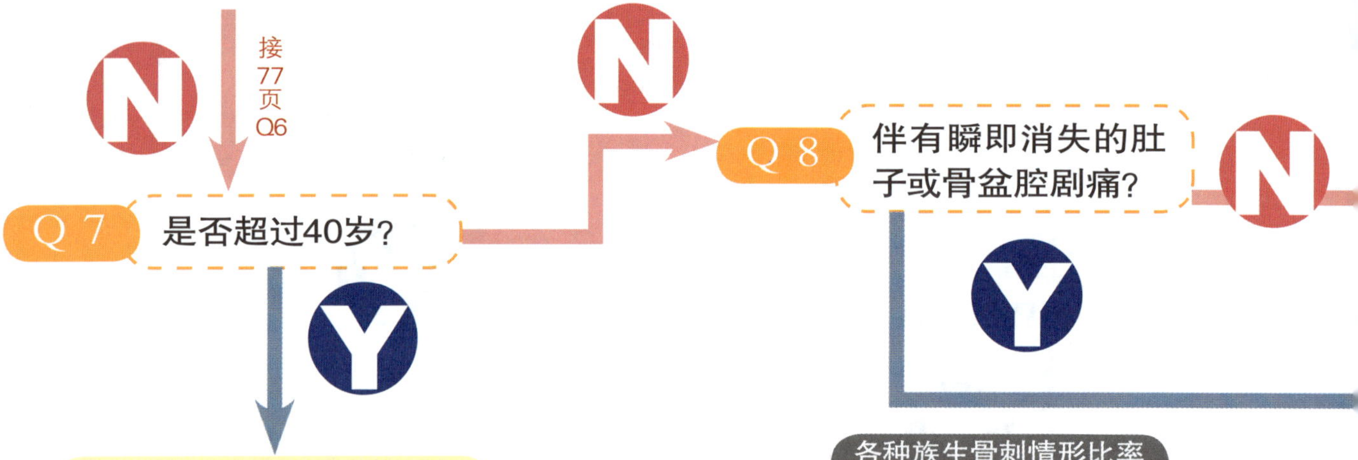

可能原因：
骨关节疾病、骨关节炎或骨质疏松。
建议：
两周内门诊就医，可挂骨科。

Q7说明

一般说来，40岁以后各种骨、关节、脊椎退化增生的情形，比较可能开始变得明显。不过并非绝对，有些人因为体质关系，有些人则因工作关系，反复地承受重力负担或重复动作，造成35岁左右，甚至30出头即出现骨、关节、脊椎退化增生的情况。
骨、关节、脊椎退化增生就是所谓的骨刺，又称骨赘，正式医学名称为骨性关节炎。
形成原因为软骨损伤，随年纪增长而渐渐加剧。疼痛性质为关节闷而酸胀的痛，常见部位为脊椎中的颈与腰椎、膝关节、手掌、手指、脚掌等常活动的关节。比例占关节疾病最大宗，与种族体质也有关系。

各种族生骨刺情形比率

人种	百分比
爱斯基摩	24%
美国白人	44%
南非黑人	53%
牙买加乡村人	62%
英国人	70%
美国原住民	74%

正常的关节对骨关节炎的关节

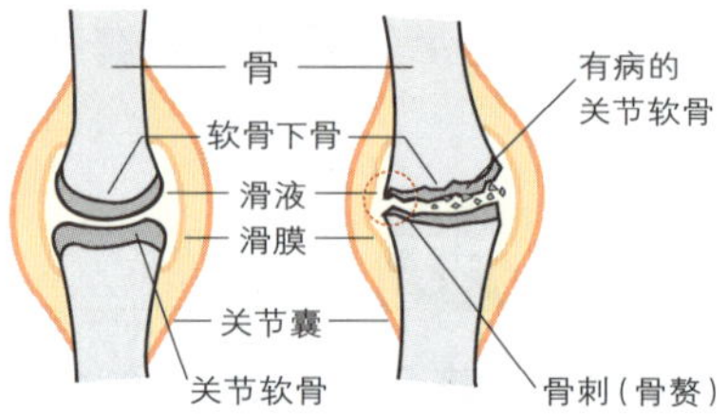

Q8说明

腰痛伴有瞬间消失的肚子或骨盆腔剧痛，应该要考虑是腹腔内器官问题引起。

Q12 伴有发烧现象?

N 接80页Q14

Y

Q13 有咳嗽、喉咙痛、流鼻涕、全身酸痛等感冒症状?

N 接81页Q15

Y

可能原因:
感冒。
建议:
如果症状持续,可找一般内科就诊。

Q9 有尿频或小便灼热感、血尿、发烧的任一项症状?

N 接80页Q10

Y

可能原因:
泌尿道感染或泌尿道问题。
建议:
24小时内找泌尿科或家庭医学科医师看诊。如疼痛剧烈,立即急诊就医。

Q12说明

腋温37.5℃以上,或口温为38℃以上,肛温为38.5℃以上就算有发烧现象。

Q13说明

感冒时可能会引起腰痛,但是也有可能感冒会让原有的腰痛加剧。如果感冒好转,而腰痛并未好转,或是发烧持续3天以上仍需小心,必须就医检查治疗。

Q9说明

伴有瞬间消失的肚子或骨盆腔剧痛,且有尿频或小便灼热感、血尿、发烧等任一项情形,表示不是由泌尿道感染引起的,便是有其他泌尿道的问题。

接79页Q9

N

Q10 接近月经周期？

Y

可能原因：
经痛或经期不顺等问题。
建议：
持续3天以上找妇产科医师就诊。

N

Q11 疼痛来得突然，且常在饭后？

Y

可能原因：
腹部问题如主动脉瘤、胆囊疾病、胰脏炎、消化性疾病等。
建议：
立刻找肠胃肝胆科就医勿延迟。

N

可能原因：
原因不明。
建议：
3天内就医查明原因。

Q10说明

伴有瞬间消失的肚子或骨盆腔剧痛，且有接近月经周期的情形，表示为经痛或其他妇产科问题。

接79页Q12

N

Q14 休息或久坐后，腰部、髋部疼痛僵硬，或是晨起僵硬超过1小时？

N

Y

可能原因：
关节发炎，僵直性脊椎炎。
建议：
2周内至骨科就诊。

Q11说明

伴有瞬间消失的肚子或骨盆腔剧痛，且疼痛来得突然，并常在饭后，即表示有可能是肠胃道或动脉瘤等腹部问题。

Q14说明

如有关节发炎尤其是僵直性脊椎炎，休息时候会造成炎性渗出液的累积，使得关节肿胀而让症状更严重，特别是整夜睡眠时，关节甚少活动，代谢率又降低，因此会有上述现象产生。

接79页Q13

Q16 臀部或下肢疼痛？

Y 接82页Q17

N 接82页Q18

Q15 有下列问题之一：

- 移动身体时会背痛
- 持续闷痛
- 糖尿病或最近有静脉注射病史

Y

可能原因：

感染、骨髓炎、肾盂肾炎。

建议：

2周内门诊就医，感染者可挂内科、骨科，骨髓炎挂骨科，肾盂肾炎挂内科或泌尿科。

N

可能原因：

原因不明。

建议：

3天内就医查明原因。

Q15说明

发烧又有上述其中一项时，极可能有感染性发炎，必须就医。延误时，可能会有败血症，严重者形成败血性休克，甚至死亡。

细菌感染通常只有短暂时间会存在血液中，称为菌血症。但如果持续存在并导致身体明显的危急症状时，如烦躁、颤抖、高烧不退等，称为败血症。这是细菌感染猖獗或是患者本身抵抗力很差的现象，两者都代表着情况不妙。

败血性休克则是指败血症患者出现血压降低，意识不清的休克症状，此种情况更为危急。

Q16说明

腰痛伴有臀部或下肢疼痛时，极可能是坐骨神经痛的现象，不管是不是呈现坐骨神经痛的特质——放射状疼痛至下肢，都应该就医查明及治疗。

接81页Q16 Y

Q17 疼痛放射至单或双下肢?

N

可能原因:
原因不明。
建议:
3天内就医查明原因。

Y

可能原因:
坐骨神经痛。
建议:
24小时内就诊或急诊,可挂神经内外科或骨科。

接81页Q16 N

Q18 伴有身体其他部位的疼痛、僵硬或按压疼痛,且有全身无力倦怠感?

N

Y

Q19 有下列症状:
- 消化不良
- 恶心或呕吐
- 没有食欲

N

Y

可能原因:
甲状腺机能亢进。
建议:
2周内至内分泌(新陈代谢)科或内科就诊。

Q17说明

腰痛伴有臀部或下肢疼痛,且疼痛放射至单或双下肢,几乎可以肯定70%以上是坐骨神经痛。如再配合其他症状及医师检查,可达95%的确定率。

Q18说明

表示为涉及全身性的疾病问题。需参考其他现象或检查来确定病因。

Q19说明

腰痛在这里仅仅是一小部分症状而已,整体考量,可能是甲状腺机能亢进。

Q20说明

带状疱疹为一种病毒感染,常潜伏在人体身上的神经结节(ganglion),在宿主疲惫、身体虚弱、免疫力减弱时发作。常常出水疱前几天至一两周会先有沿着某条神经根走向的神经痛出现,疼痛性质为灼热疼痛、放电式的咻咻作痛。

Q20 身体一侧有小水泡，灼热疼痛？

Y →

可能原因：
带状疱疹。
建议：
24小时内门诊或急诊就医，可至神经内外科、皮肤科、一般内科、家医科。

N ↓

Q22 腰部以下及下肢麻刺感或肌肉无力？

Y →

可能原因：
脊椎狭窄或肿瘤。
建议：
2周内至骨科、神经内外科就医。

N →

可能原因：
原因不明。
建议：
2周内门诊就医。

Q21 没有明显原因的严重疼痛、疲倦或体重减轻？

Y →

可能原因：
多发性骨髓瘤、脊髓瘤。
建议：
2周内门诊就医可挂一般内科、家医科，确认后会由医师转诊至癌症科或其他专科。

N ↓

可能原因：
肌纤维疼痛症候群。
建议：
2周内至骨科、神经内外科就医。

Q21说明

常为长肿瘤(尤其是恶性)的危险信号。加上有腰痛，则可能为各种脊索瘤(原发或转移性癌)或多发性骨髓瘤。

Q22说明

腰椎狭窄常会有走没多久就走不动，必须蹲下休息才行的现象。不过这种状况，也有可能发生在下肢血管循环障碍，血流不顺畅的时候，不能一概而论。

PART 3

什么情况的酸痛应该就医？

如果酸痛是因平常劳累、用力不当、姿势不良、不小心闪到，只要休息一下，大部分都会复原，无须看医师。但如果休息之后仍然未好转，就应该找医师看诊。

此外，任何酸痛持续3天，或一开始严重度达中重度以上，或反复超过2个月，也需要就诊。

慢性反复性酸痛必须至少经过医师诊察一次，排除严重问题，此后如能学会如何自行处理，就不需经常看医师。不过病情若有变化，仍应以就医为宜。

你是哪种情形呢？

假如你是	处理方法
平常劳累、用力不当、姿势不良、不小心闪到	只要休息一下，大部分都会复原，不需要看医师。但如果休息之后仍然未好转，就应该找医师看诊
任何疼痛持续3天，或一开始严重度达中重度以上，或反复超过2个月	就医检查治疗
有下列情形： • 局部脊椎压痛点 • 发烧 • 体重减轻 • 渐进性的神经症状，如麻、刺或肌肉无力 • 中重度以上影响行动的疼痛	安排2天内就医
慢性反复性疼痛	必须至少经过医师诊察一次，排除严重问题。此后如能学会如何自行处理，就不需经常看医师。但如有病情变化，仍应就医为宜
有下列情形： • 发高烧，并有剧烈疼痛 • 大、小便或两者皆控制失灵 • 单或双侧上、下肢控制不良 • 急性神经症状，如麻、刺或肌肉无力 • 尤其是有外伤造成的时候	立即挂急诊就医，不要延误

就医前的准备事项

看病前除了要携带健保卡、钱、挂号证等，如果能事先挂号也可省去不少等待的时间，身体不适者还可以请亲友陪同前往，以代办医院繁杂的手续。

在诊断时医师常需视诊、触诊这些步骤，所以患者本身除了穿着宽松运动裤方便诊察外，鞋子也以容易穿脱为宜。在前往看诊的途中不妨先回想、整理病症情形，以帮助医师诊断（因为可能会脱鞋子，所以袜子不要臭气熏天，保有基本礼仪，避免成为不受欢迎人物）。

看病前的准备

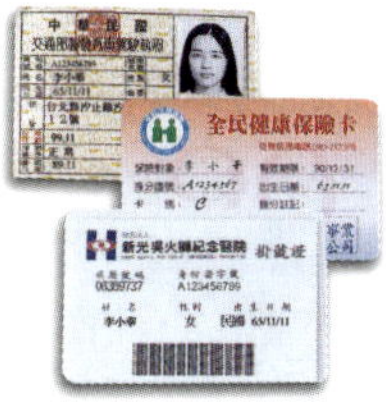

■准备好要携带的东西

有效的健保卡、准备充裕的钱、本身药物过敏名单、挂号证、手中有的最近半年检查资料、目前正服用的药物、服用的原因及曾经手术开刀的情形。

这些东西最好放在同一个袋中，免得情急时东翻西找。同一问题曾经就诊医师的诊断、药物名称和用法也可一并带去。

■整理病发情形

往医疗院所路上及等待的时间可先回想、整理症状和经过的详细情形。稍做重点记录，可免一时忘记。而医师常会问的问题，可以参见第88页。

疑惑与解答

Q：市面上林林总总的医疗院所，该如何选择？

A：目前医疗院所由大而小有医学中心、区域医院、地区医院、联合诊所、诊所之分。决定就医的原则如下：

- 一般看病时应该由小而大，先去附近诊所或联合诊所就医。诊所常是一家老小的医疗顾问，有亲切、熟悉、迅速的好处（几乎随时去医师都在）。联合诊所则是多科合并，通常也有一些检查项目，如需初步检查或会诊也比较方便。
- 如有平常习惯找的医院医师，可以先找这位医师诊治，需转诊检查或进一步治疗时，他会提供建议。只不过医院医师通常有其特定诊疗时间，每周一次至七八次，不一定在需要时都找得到。
- 医院的好处在科别完整，区域、地区医院的检查项目常已初具规模，虽没有医学中心完备，但已足敷大部分患者需要。不过分科精细的结果，可能也会导致医师只对自己专门科别拿手，对别的问题只能麻烦另外再会诊了。而各项等候的时间也随着医院越大就越久。
- 如果没有能力判断该去哪里，还是就近请教诊所或熟悉的医师处理。

最好由亲友陪同前往

医疗院所通常分科精细，大型医院甚至就像迷宫，看病时常需来回办手续，患者本就不舒服，哪堪得如此奔波？尤其是极度疼痛的人，常常连站直都有困难，甚至难以移动，多个人可以帮忙排队办手续，减少劳顿之苦。

不过，陪同的人员建议两位就好，如多人陪同前往，也不宜全部挤到小小的诊疗室或是急诊室。陪同人员最好是青壮年，一来可以帮忙，且毕竟医院仍是病菌较易聚集之地，不宜老人和小孩前往，因此除非必要，不适合抵抗力弱的人逗留。

预约挂号

先确定好欲前往之医疗院所，与希望看诊医师。有的医疗院所已经可以通过网络或电话预约挂号。

其次，能事先拿张欲前往医院的门诊表及各科别医师简介，也可先做浏览准备。

预约挂号的好处，在于能节省等待时间，减少痛苦的煎熬。看病若没预约挂号，等上两三个小时才见到医师是不稀奇的。

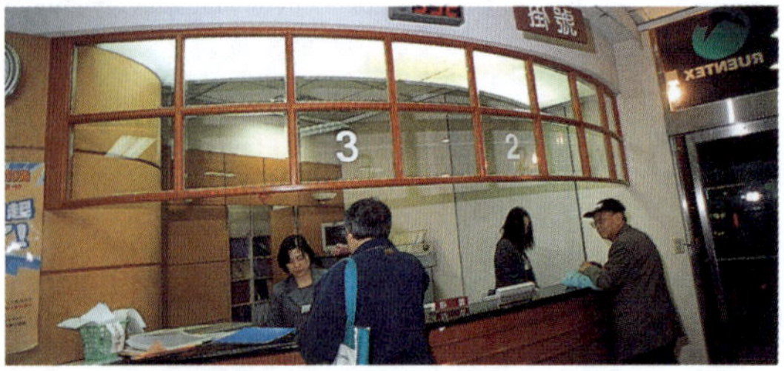

有些医师会限制挂号数量，如未预约可能会白跑一趟，无法如愿看诊，尤其是区域医院以上开始有合理门诊量的限制。如果是初诊虽不能预约挂号，至少确定医师看诊、挂号时间与是否请假而找别的医师代诊，才不会扑个空。现在网络发达，事先上网查询好相关的资讯是一个很好的方法。

要注意的情况

颈椎系统、胸椎系统、腰椎系统、肌腱炎与肌筋膜症候群、五十肩、肘关节问题、腕道症候群等疼痛的问题都一样，医师会需要看疼痛部位，甚至需要照射X光检查，因此要注意以下情况：

- 最好穿容易露出患部的衣物，以便利医师检查。
- 如贴有药膏，尤其是黑黑的中药，最好先擦干净，一来方便医师看诊、检查，二来方便X光照射。
- 医师常需要压患处，或引导身体产生疼痛症状，来观察病情。因此最好有心理准备，在诊断过程中如有任何不适或疑惑可提出，以免造成不必要的误会。
- 腰痛患者鞋子以容易穿脱为佳，如此才方便上下诊疗台。
- 腰痛女性患者以宽松运动裤为宜，以免检查时需要抬高脚部，和弯曲分开大腿，穿裙装会有所不便。

要看哪一科？

一般酸痛可找的科别，有一般外科、骨科、神经内外科等。腰痛还可找一般内科、儿科（15岁以下）、泌尿科或是就近到诊所看诊。专门处理力学性腰痛问题的包括骨科、神经内科、神经外科、复健科。另外，还可以请患过类似症状的亲朋好友介绍医师。

如果实在无法确定，各医院服务台都有医护人员可以请教他们（柜台挂号人员大都不是医疗人员，所以比较不合适咨询）。经过初诊后若有必要，医师也会建议转诊至其他专门科目，如神经内科、神经外科、肠胃肝胆科、精神科、骨科、复健科、妇科等，做进一步诊疗。（若想整脊，可挂中医的伤科。）

你是哪种情形呢？

假如你是	就诊科别
一般颈背腰骨酸痛	一般内科，骨科，神经内、外科
力学性问题的颈背腰骨酸痛（用力过度、姿势不当等）	骨科、神经科、复健科
不限年龄，颈背腰骨酸痛初步筛检	家庭医学科
急性、慢性反复性颈背腰骨酸痛、特别是伴随神经症状（麻木感、肌肉萎缩无力等）的疼痛	神经内科
需要开刀处理时，例如神经根压迫或肿瘤问题、腕道症候群、坐骨神经痛等，主要由医师转介	神经外科
各种肌肉骨骼问题，骨折或需开刀治疗的颈背腰骨酸痛问题	骨科
经复健科医师评估后，以物理或职能治疗方式来帮助回复正常功能	复健科
心因性疼痛、忧郁症	精神科
15岁以上，腰痛初步筛检，或有内脏引起的腰痛	一般内科
15岁以下，腰痛初步筛检	小儿科
女性生殖系统问题引起的腰痛	妇科
泌尿道结石、肾脏问题引起的腰痛	泌尿科

医师会问哪些问题?

医师会问的问题包括过去病史、职业、运动、生活状况及疾病的症状。对病史的询问包括:以前有无就医经验、看的是什么问题,尤其是因而住院过的问题。药物过敏情形医师通常会在初次就诊时询问,如果医师未加询问,要主动详加说明。

在职业及运动方面的问题则是病患经常所处的姿势、相关桌椅与用力情况、经常做的运动是哪一种等。此外,除了职业与运动,平日用力、看电视、经常所处姿势以及睡觉的枕头等也是询问的重点。

在问及症状时,患者最好在就医前先整理清楚自己的疼痛情形,才不会在问诊时对医师的询问仍不甚明了,并可帮助医师更准确地判断。现在数码相机很普遍,照几张日常生活中工作、休息时的照片给医师参考会更好。

颈背酸痛患者初诊时的问答情形(以右颈痛患者为例)

Q1:请指出哪里疼痛!

A:右颈痛(并用手比)。

Q2:疼痛会伴着你早上醒来吗?

A:会,直到起床活动过后才比较好一些。

Q3:需要仰颈看高处时,颈部会痛吗?

A:看上面3~5分钟后便会痛得受不了。

Q4:倒车时,转头会有困难吗?

A:倒车时,脖子要向后转就会不舒服。

Q5:曾有头颈部外伤吗?

A:有。3周前,弯腰拿东西,抬头时撞到上面的柜子。

Q6:颈部会僵硬吗?

A:会。常常觉得紧紧的。

Q7:会不会头痛或头晕?

A:会。常常头部后面疼痛,且常常晕晕的。

Q8:疼痛会早晚都有吗?

A:不会,是间歇性的。

Q9:疼痛会伴有手臂麻刺痛吗?

A:会,左手麻麻的。

Q10：活动时或是不动时疼痛更厉害？

A：活动时更痛。

Q11：疼痛是在两侧颈部，包括肩膀吗？

A：是的。

Q12：手掌或手臂感到无力或迟钝吗？

A：会的，右手臂上部酸软没力。

腰痛患者可以这样回答医师

Q1：痛多久了？

A：“很久了”是很不明确的答案，最好避免这种方式回答。一般要说明两样事情：一是此次痛多久？二是断断续续总共多久？最好说明是几日、几周、几月、几年、几十年。

Q2：曾经有类似情况吗？后来情形如何？

A：有，3个月前，休息几天就好了，这次休息过却仍然很痛。

Q3：痛的部位？

A：左侧、右侧、双侧等。还有腰部仍可分为上、中、下，最好确实指出部位。

Q4：痛的频率？

A：每天几次、每周几次、每月几次等。

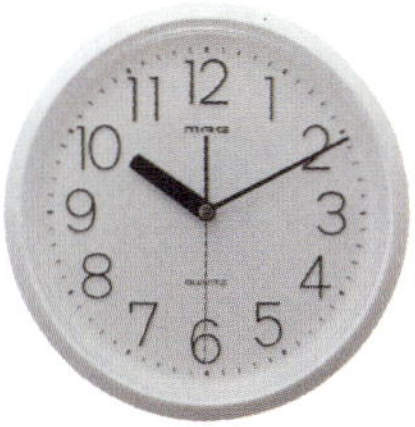

Q5：痛的时段？

A：不定时、早上、下午、晚上、半夜痛醒等。

Q6：痛持续时间？

A：几秒、几分钟、几小时、几乎没停过等。

Q7：痛的性质？

A：闷痛、钝痛、胀痛、烧痛、刺痛、一跳一跳似脉搏跳动的痛、混合多种形式等。

Q8：痛的程度？

A：“很痛”也是非常不明确的答案，腰痛程度可分无、轻微、中度、严重、无法忍受5级。其分法详见第56页。

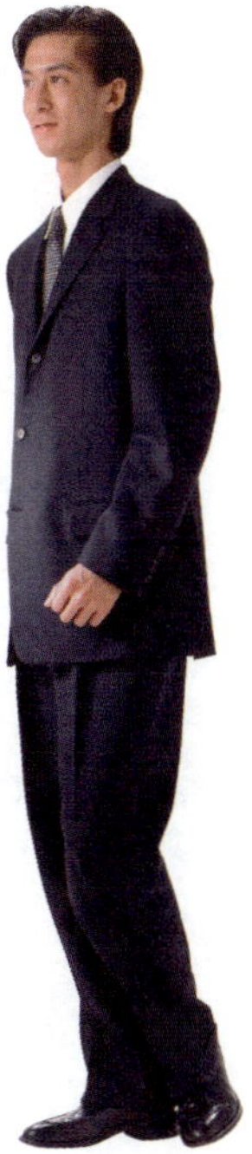

Q9：诱发因素？

A：有无引起腰痛的诱因，如工作劳累、走路、喝酒、打喷嚏、咳嗽、睡眠等。

Q10：伴随的症状？

A：放射状疼痛至下肢、大小便问题等。

Q11：发生时，有没有特殊情况？

A：如搬重的东西后、打喷嚏后、一个姿势不对后。

Q12：目前有没有服用什么药物？

A：有，是……或无。最好带着药物名称及用法，因为同样药物有许多不同的厂牌，样子颜色都不相同。而且药物可能会互相作用或冲突，甚至是一样成分而导致过量。

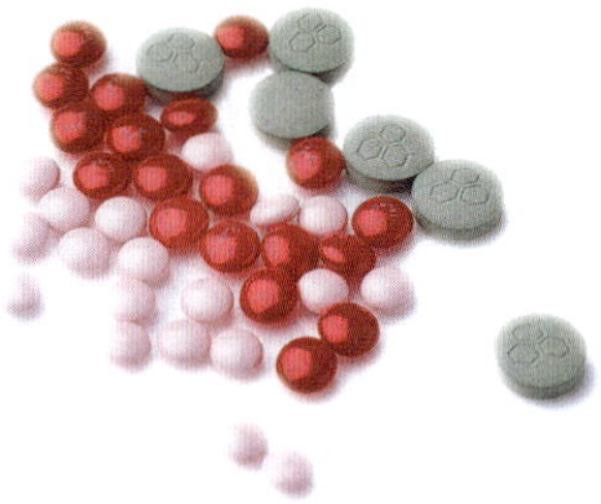

Q13：家中有无其他成员有类似腰痛、泌尿道结石、肿瘤或其他特殊疾病？

A：有，是…… 或无。

Q14：过去有无其他疾病、过去腰痛性质与现在有无差别、有没有受到撞击、有没有其他重大疾病，是否住过院？

A：有，是…… 或无。

疑惑与解答

Q：就医时，应注意主动说明什么？

A：通常医师会让患者先诉说病状，再针对不清楚的地方询问清楚。但是有些时候，医师觉得没必要或一时太忙忘了问，患者应主动说明，最好能够有系统又扼要地叙说，以免遗漏或说不清楚。

- **描述症状及其相关情况：**对这次看病原因，简单说明来意。例如背部酸痛几天了、痛在哪里、什么时候痛、痛的时候会有哪些状况一起出现等。
- **本身过去病史及家族病史：**不管医师有没有问，如果有特殊过去病史及家族病史都要说明。
- **日常生活习惯：**吸烟，喝酒、咖啡、茶的习惯。上班是正常作息或是值夜班等与平常不同的状况也须说明。
- 不管觉得与酸痛有关或无关，最近发生与平时不同的事件、身体状况等，不妨都向医师说明，让医师来决定有无相关。

医师的叮咛

这里介绍的是医师大概会问的问题，内容繁多，如果患者未事先处理，回答问题吞吞吐吐或词不达意，会让医师难以诊断，甚至导向错误方向而延误病情。

如果有慢性反复性酸痛时，最好养成记录酸痛日记的习惯，内容应包括发生日期、持续时间、酸痛前的症状、疼痛程度、发作时使用什么药物处理、有无任何不寻常的酸痛后感觉等，并详加记录，以利于自己和医护人员追踪及分析酸痛原因，从根本改善。

医师的初步检验

当患者去医疗院所就医时，医师所做的检查，除了病史的询问以外，从患者进入诊疗室时，医师就会观察患者的情形，然后才开始做初步检查。

初步检查包括检视疼痛部位、对疼痛的反应及让患者做一些测试的动作。

在初步检查中如有任何异常或疑问，医师便会为患者安排进一步检查，直到证实不是严重问题，或有明确诊断为止。经过病史询问、观察进而检查患者之后，医师即可有九成以上的几率可判断出患者酸痛的原因。

【颈背部分】

一般检查

1.观察颈部外表。
2.指压颈椎突起处与两旁2~3厘米处，找出压痛点。

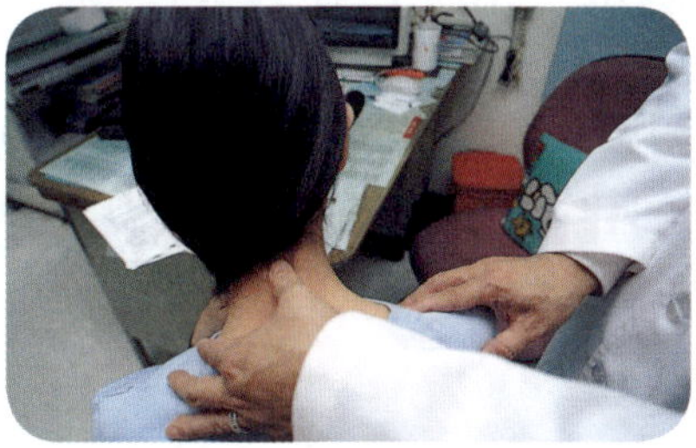

3.记录主动与被动运动范围，有无受到限制。

- 颈椎正常活动角度：前弯45°、后仰50°、旋转75°、侧弯45°角。
- 胸椎正常活动角度：后仰30°、侧弯30°、前弯90°、旋转60°角。
- 肩膀正常活动角度：前举180°、后伸45°、外展180°、内收80°、内旋90°、外旋90°角。

主动是指医师会请患者自己做一些上述的动作；被动则是由医师帮忙做这些动作，若不能做到这些正常可动的角度，表示可能有些问题隐藏着。

4.神经学检查：

- 肌腱反射。
- 检测肌肉力量。
- 感觉灵敏度。
- Spurling's sign史博灵氏征候：用力在头顶由上往下压，同时往斜后方施力。有引起同侧麻痛到手臂下者为阳性反应。通常表示为颈椎长骨刺，压到神经根所致。

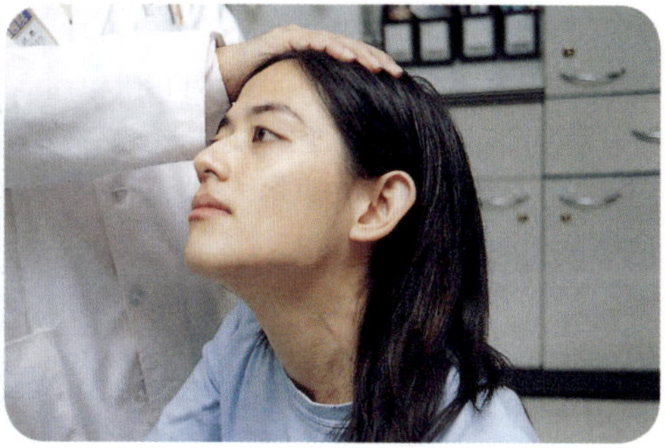

针对脊柱侧弯的特殊检查

1.鞠躬姿势，检测者由后观察。上背鼓起的一侧，为脊柱侧弯突出侧。

2.由X光片测量脊柱侧弯角度。

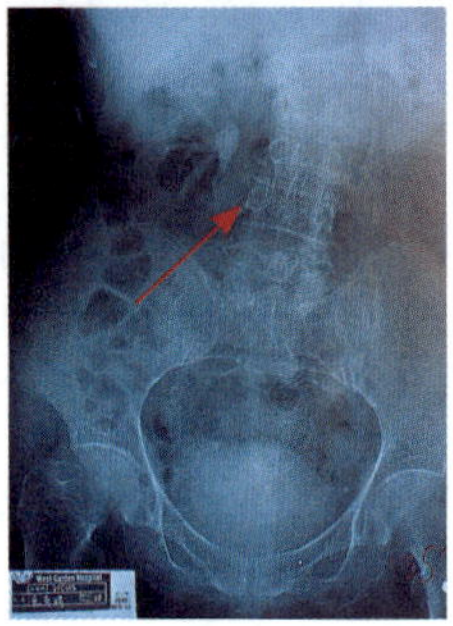

▶箭头指的是脊椎侧弯处

针对肩膀疼痛的检查

医师会尝试几个引发疼痛的姿势，以找出可能受影响的部位。例如将患者的手臂往前拉直并向内转，或上拉至头部。

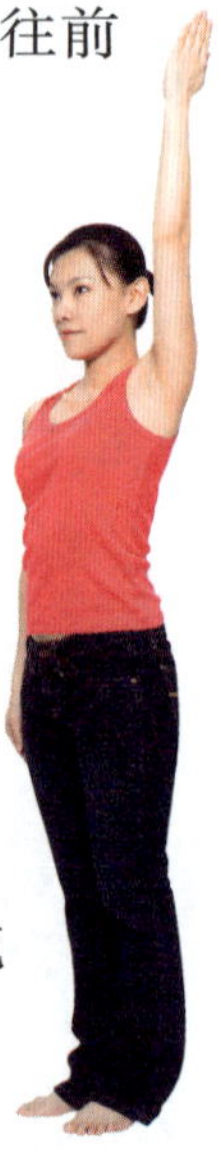

针对肘关节的检查

网球肘疼痛诱发的测试：

- **局部压痛点：**外侧肘髁。
- **被动伸张腕部：**一手握住伸直的肘部，手掌向下。施测者施力使手腕弯曲，造成手肘外侧疼痛即是。
- **对抗手腕伸张运动：**一手握住伸直的肘部，手掌向下，请受测者尽量将手腕伸张，施测者则用力压制对抗。会造成手肘外侧疼痛即是。

腕道症候群检查

通常医师会问的问题	例举答案
手掌会不会麻？	会
什么时候比较麻？	半夜时，且会麻到醒来
哪个部位会麻？	右手第一到三指
什么情况下比较会麻？	骑摩托车时、休息时、握筷子时
碰到冷水且天气冷时会如何？	更严重
手麻时都如何处理？	甩一甩会比较不麻
平常做什么工作？	电子业工厂组装或是常打电脑（反复使用手部的动作较容易有腕道症候群）

医生通常还会做的检查

- **替诺氏征候**(Tinel's sign)：为轻敲手腕弯曲处。异常时会出现痛麻或电击般感觉流向手指。在腕道症候群患者出现率为45%~60%。
- **法楞氏征候**(Phalen's sign)：将手腕弯曲30~60秒，如果患者的症状更明显或恶化就代表有异常。约有80%的患者会出现此征候。
- **感觉测试：**用尖锐物轻触手指，测试异常区域。
- **肌力测试：**有些患者会有外展拇短肌无力，甚至萎缩。该肌肉位于大拇指下肥厚肌肉处，俗称鱼际。测试方法为竖起大拇指称好的动作。

初步诊断

■观察患者进诊疗室的情形

有没有行动不便或困难？身体倾向一方吗？脸上表情感到很痛苦吗？困难坐下或站起来？需要推轮椅进来？

■检视患者疼痛区域

外观如何？有没有外伤？皮肤病变？异常变形？

■触摸疼痛部位

对疼痛部位施加压力，看有没有疼痛反应，或是变得舒服。

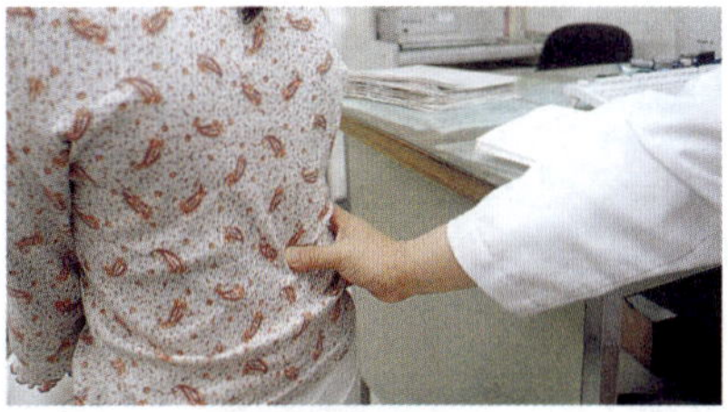

■扣敲患者腰部两旁

如有明显疼痛反应，可能是泌尿道结石，或是内脏疾病如胰脏、肾脏问题。

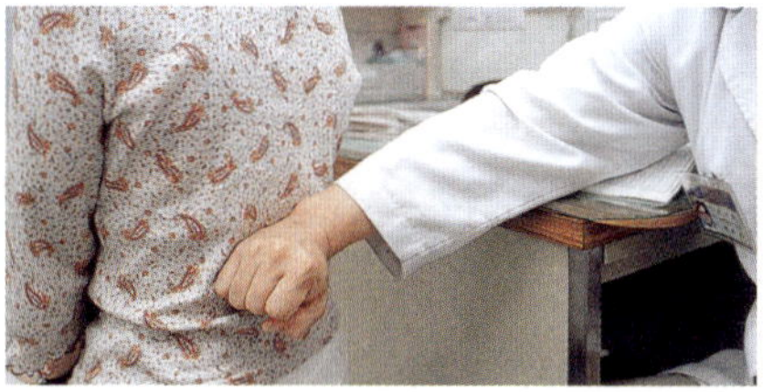

■扣敲患者腰椎各节

有明显敲痛反应，可能是该节骨头有问题。

■了解造成疼痛的姿势

医生会请患者前弯、后仰、侧弯及旋转，并观察患者腰部可达各个方向的极限角度，有没有受到限制。

■测试有无坐骨神经痛？

这些方法会牵扯坐骨神经，如已有坐骨神经痛，会因为这些测试，而引发疼痛。

垂直抬脚测试
（straight leg raising test, SLRT）

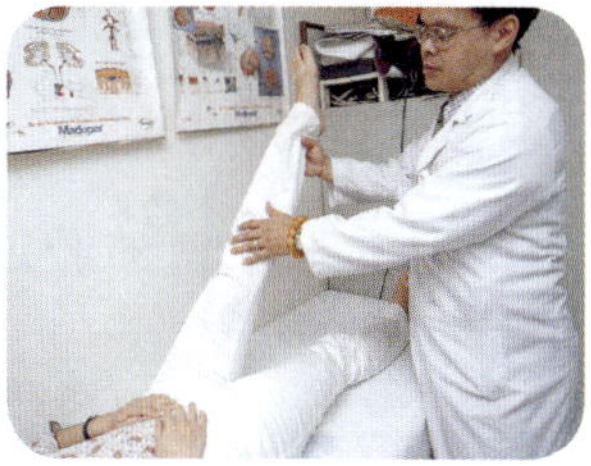

平躺，一次抬高一只伸直的脚，直到患者因为疼痛而弯曲另一脚的膝盖，或身体姿势为之改变，以避免疼痛。记录出现此种疼痛时的

角度。一般正常时抬高至65°~90°也没有什么不舒服的感觉。

消沉测试（slump test）

患者在椅子上坐正，医师抬起其中一脚至与膝盖平，同时请患者用力，低头让下巴抵住胸部。

异常时，会造成腰部不舒服，甚至有坐骨神经痛现象产生。此方法为简便法，患者不用躺上床，可减少腰痛厉害患者的痛苦。

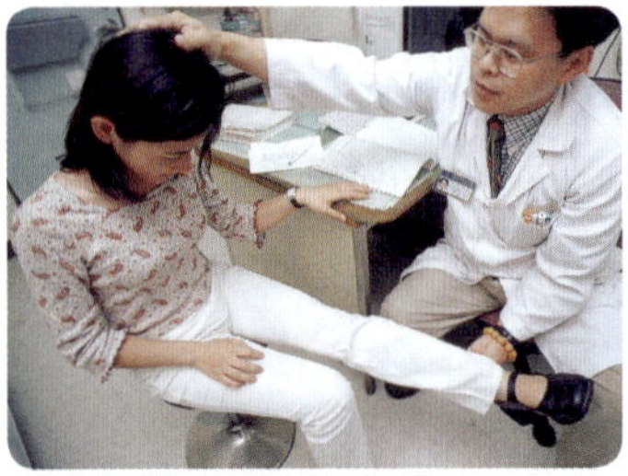

■关节及关节周围软组织发炎的测试法

派崔克氏测试（Patrick's test）

平躺，一次抬高一侧膝盖弯曲的脚，接着外展大腿，如为髋或膝关节的问题，可引发该处疼痛。如此可以用来和垂直抬脚测试比较，以厘清是否是坐骨神经痛。

■沿坐骨神经走向，测试有无压痛现象？

用手压患者神经走向，测试有无按压疼痛的情形。

■与腰痛有关的神经学检查

可以临床初步确定有没有神经系统受影响，并且了解影响的是哪一部分神经。

反射槌

敲膝盖下及跟腱部分，观察有没有神经反射异常现象。

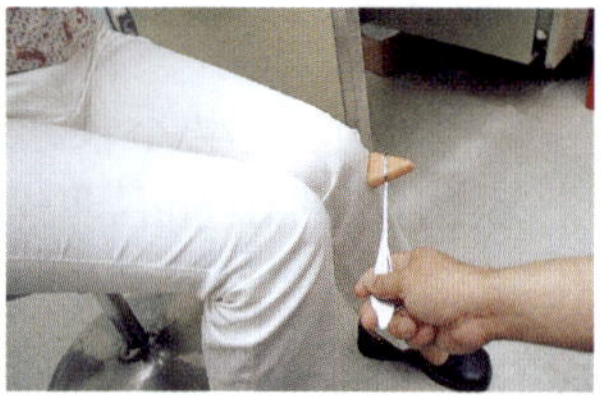

感觉神经异常区域

测试感觉异常范围与神经根或是周边神经的分布相同。

肌肉力量

肌肉力量的减弱为神经根或是周边神经的影响。一般测试坐骨神经引起的肌肉无力，可让患者坐着抬起小腿，因为此动作为第四腰椎神经根所掌管，所以若无法抬起则表示有问题；又或者将大脚趾上翘，若无法做到则是第五腰椎神经根出问题。

- **有没有肌肉萎缩：** 医师会先目测，再来用手指围住大、小腿测量。如果怀疑有萎缩时，会用卷尺测量两边腿围相差几厘米。
- **病理反射：** 用钝的物品划过脚底，观察大脚趾的反应。

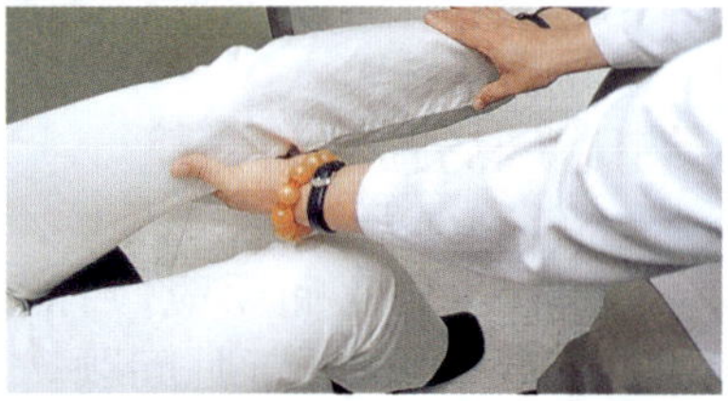

仪器检验

医院的仪器检验可分三大部分：初步筛选过滤测试、特殊疾病详查、外科手术或手术前诊断性测试。

初步筛选过滤测试是慢性颈痛伴有症状或疾病征兆，显示可能有严重疾病如恶性肿瘤（癌症）、骨质疏松、微生物感染，或有脊椎骨关节病变必须排除或确定时所做的检查。特殊疾病检查用以确知有无僵直性脊椎炎、来特氏病、类风湿性关节炎、多发性骨髓瘤及细菌性感染等。而外科手术或手术前诊断性测试，适合诊断未明，病情未见改善，而且考虑外科手术治疗时的酸痛患者。

三类仪器检验项目

■初步筛选过滤测试

慢性疼痛伴有症状或疾病征象显示可能有严重疾病如恶性肿瘤（癌症）、骨质疏松、微生物感染，或有脊椎骨关节病变必须排除或确定时所做的检查。包括：

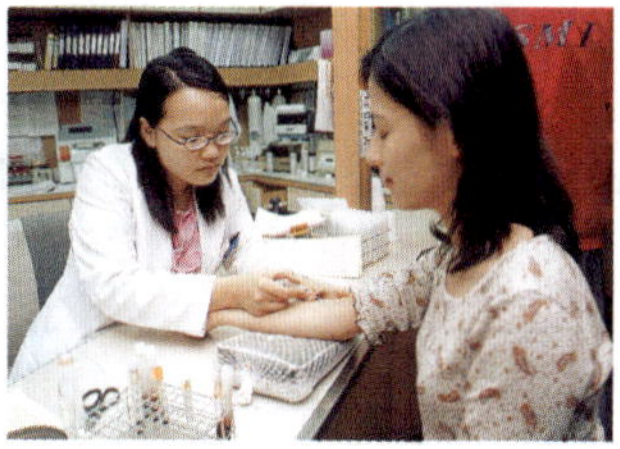

- **脊椎X光射线：**脊椎骨头问题、退化情形，脊柱侧弯。
- **红细胞沉降速率：**发炎、感染或有肿瘤。
- **血清碱性磷脂：**骨头或肝胆疾病。
- **前列腺特异抗原（大于50岁的男性）：**前列腺癌。
- **尿液检查(腰痛患者)：**泌尿道系统问题。

■特殊疾病详查

- **HLA-B27抗原：**僵直性脊椎炎及来特氏（Reiter）病。
- **类风湿性关节炎因子：**类风湿性关节炎。
- **血清电泳分析：**多发性骨髓瘤。
- **血液细菌培养：**细菌性感染和细菌性心内膜炎。
- **放射性同位素骨头扫描：**骨头或骨髓的发炎、感染、肿瘤。
- **结核菌测试：**结核菌脊椎感染。
- **肩、髋关节X光射线：**全身性骨关节病变。
- **神经传导、肌电图：**筛选过滤伴有上、下肢疼痛的颈背腰骨酸痛，侦测神经系统有没有被侵犯、范围及程度如何。

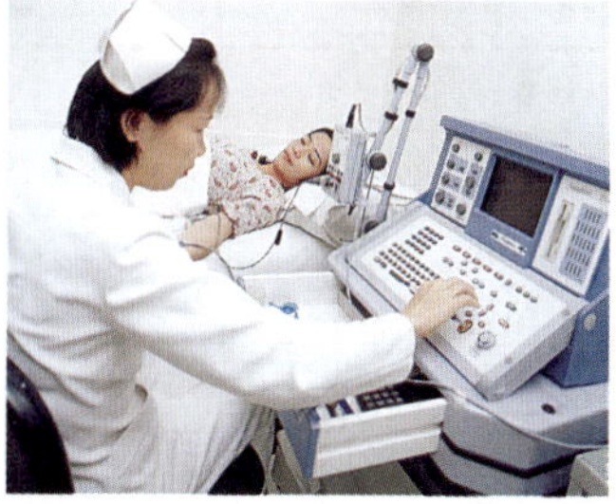

■外科手术或手术前诊断性测试

应保留给诊断未明、肿瘤、感染、病情未见改善，而且考虑外科手术治疗时的疼痛患者。包括：

- 脊椎电脑断层。
- 核磁共振扫描。
- 脊髓显影剂加脊椎电脑断层（现已多为核磁共振扫描所取代）。

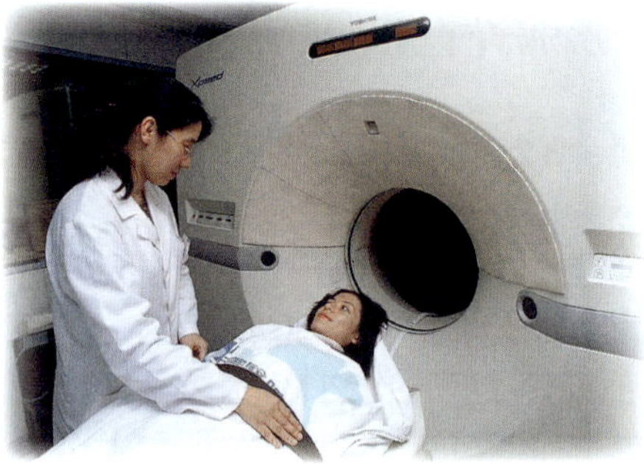

血液一般检验报告单

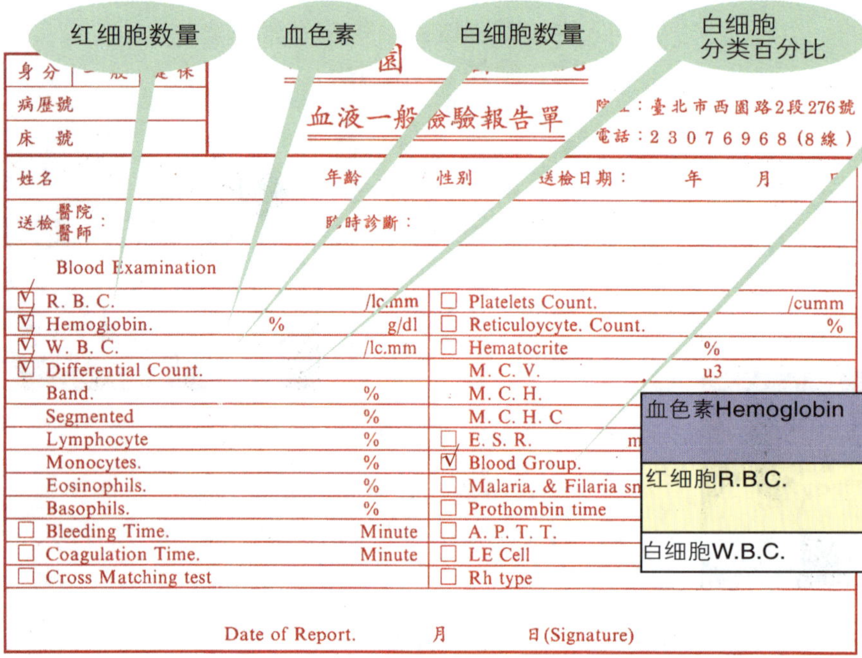

身分 一般 ...
病歷號
床號
血液一般檢驗報告單
院址：臺北市西園路2段276號
電話：2307696８(8線)
姓名 年齡 性別 送檢日期： 年 月 日
送檢醫院/醫師： 臨時診斷：

Blood Examination

☑ R. B. C. /lc.mm		☐ Platelets Count.	/cumm
☑ Hemoglobin. %	g/dl	☐ Reticuloycyte. Count.	%
☑ W. B. C.	/lc.mm	☐ Hematocrite	%
☑ Differential Count.		M. C. V.	u3
Band.	%	M. C. H.	
Segmented	%	M. C. H. C	
Lymphocyte	%	☐ E. S. R.	m
Monocytes.	%	☑ Blood Group.	
Eosinophils.	%	☐ Malaria. & Filaria sm	
Basophils.	%	☐ Prothombin time	
☐ Bleeding Time.	Minute	☐ A. P. T. T.	
☐ Coagulation Time.	Minute	☐ LE Cell	
☐ Cross Matching test		☐ Rh type	

Date of Report. 月 日(Signature)

基本检验项目说明

■抽血检验

全细胞计数及红细胞沉降速率

有发烧情况或慢性酸痛怀疑有肿瘤时，可能会施行此项检查。

各种细胞计数可帮助判别细菌或是病毒感染以及贫血或血色素过高（血液太浓）。

红细胞沉降速率增加时表示体内有发炎现象，为发炎指标，可能是感染、组织发炎，或是有肿瘤。

抽血施行此类检查，通常不用空腹，所以大部分是随到随抽。其结果视情况而定，紧急时可以立即看报告，一般是两天后。

血液检查正常值：

血色素Hemoglobin	●女：12.5~16gm/dL ●男：13~18gm/dL
红细胞R.B.C.	●女（400~550）×10 000cu.mm ●男（450~650）×10 000cu.mm
白细胞W.B.C.	4 500~10 500cu.mm

生化血清检验报告单

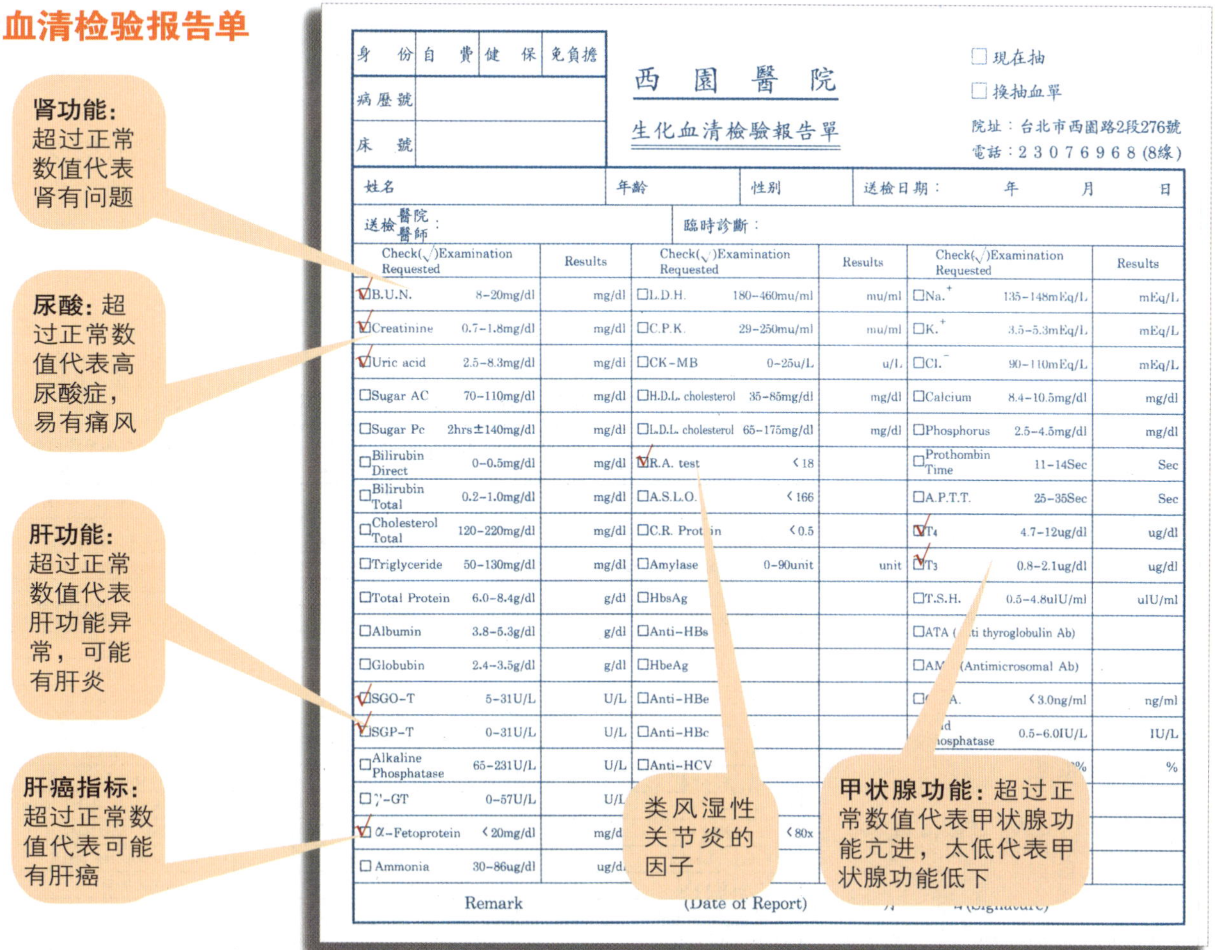

身 份	自 費	健 保	免負擔
病歷號			
床 號			

西 園 醫 院

生化血清檢驗報告單

☐現在抽
☐換抽血單

院址：台北市西園路2段276號
電話：2 3 0 7 6 9 6 8（8線）

姓名	年齡	性別	送檢日期： 年 月 日
送檢醫院醫師：		臨時診斷：	

Check(√)Examination Requested	Results	Check(√)Examination Requested	Results	Check(√)Examination Requested	Results
☑B.U.N. 8–20mg/dl	mg/dl	☐L.D.H. 180–460mu/ml	mu/ml	☐Na.$^{+}$ 135–148mEq/L	mEq/L
☑Creatinine 0.7–1.8mg/dl	mg/dl	☐C.P.K. 29–250mu/ml	mu/ml	☐K.$^{+}$ 3.5–5.3mEq/L	mEq/L
☑Uric acid 2.5–8.3mg/dl	mg/dl	☐CK–MB 0–25u/L	u/L	☐Cl.$^{-}$ 90–110mEq/L	mEq/L
☐Sugar AC 70–110mg/dl	mg/dl	☐H.D.L. cholesterol 35–85mg/dl	mg/dl	☐Calcium 8.4–10.5mg/dl	mg/dl
☐Sugar Pc 2hrs±140mg/dl	mg/dl	☐L.D.L. cholesterol 65–175mg/dl	mg/dl	☐Phosphorus 2.5–4.5mg/dl	mg/dl
☐Bilirubin Direct 0–0.5mg/dl	mg/dl	☑R.A. test ‹18		☐Prothombin Time 11–14Sec	Sec
☐Bilirubin Total 0.2–1.0mg/dl	mg/dl	☐A.S.L.O. ‹166		☐A.P.T.T. 25–35Sec	Sec
☐Cholesterol Total 120–220mg/dl	mg/dl	☐C.R. Prot in ‹0.5		☑T4 4.7–12ug/dl	ug/dl
☐Triglyceride 50–130mg/dl	mg/dl	☐Amylase 0–90unit	unit	☑T3 0.8–2.1ug/dl	ug/dl
☐Total Protein 6.0–8.4g/dl	g/dl	☐HbsAg		☐T.S.H. 0.5–4.8uIU/ml	uIU/ml
☐Albumin 3.8–5.3g/dl	g/dl	☐Anti–HBs		☐ATA (…ti thyroglobulin Ab)	
☐Globubin 2.4–3.5g/dl	g/dl	☐HbeAg		☐AM… (Antimicrosomal Ab)	
☑SGO–T 5–31U/L	U/L	☐Anti–HBe		☐… A. ‹3.0ng/ml	ng/ml
☑SGP–T 0–31U/L	U/L	☐Anti–HBc		…id …osphatase 0.5–6.0IU/L	IU/L
☐Alkaline Phosphatase 65–231U/L	U/L	☐Anti–HCV		…%	%
☐γ–GT 0–57U/L	U/L				
☑α–Fetoprotein ‹20mg/dl	mg/dl	… ‹80x			
☐Ammonia 30–86ug/dl	ug/dl				

Remark (Date of Report) (Signature)

生化检验

生化一般又分肝功能、肾功能、血糖、血脂肪（胆固醇和三酸甘油酯）、尿酸、电解质、特殊生化检查（如类风湿性关节炎因子、甲状腺功能）、癌症指标（考虑有转移性癌症时，如前列腺特异抗原–前列腺癌、CA125 – 卵巢癌、CA153 – 乳癌、CA199 – 胰脏癌、癌胚胎抗原–大肠癌等）。

疼痛患者可能有长期疲劳感、食欲不佳等症状，需测肝、肾功能，或是amylase（胰脏发炎指标），以排除内脏功能问题。

全身骨关节疾病造成的疼痛可能需要测类风湿性关节炎因子，或是僵直性脊椎炎时测特殊基因HLA-B27，以帮忙鉴别引起脊椎问题的原因。

因生化本身包含多项分类，各个不同，抽血施行此类检查，空腹与否不定。如果是多项筛检，通常必须空腹8小时以上。所以大部分是另外再安排时间。

生化检验其结果视情况而定，一般是两天后，有些特殊检查可能不是每天上机检验，或是需要集中送到别处化验，因此可能需要1周以上，抽血时可以请教检验室人员，何时可回来就诊看报告。当然紧急时亦可以随到随抽，立即看报告。

生化检验送检单

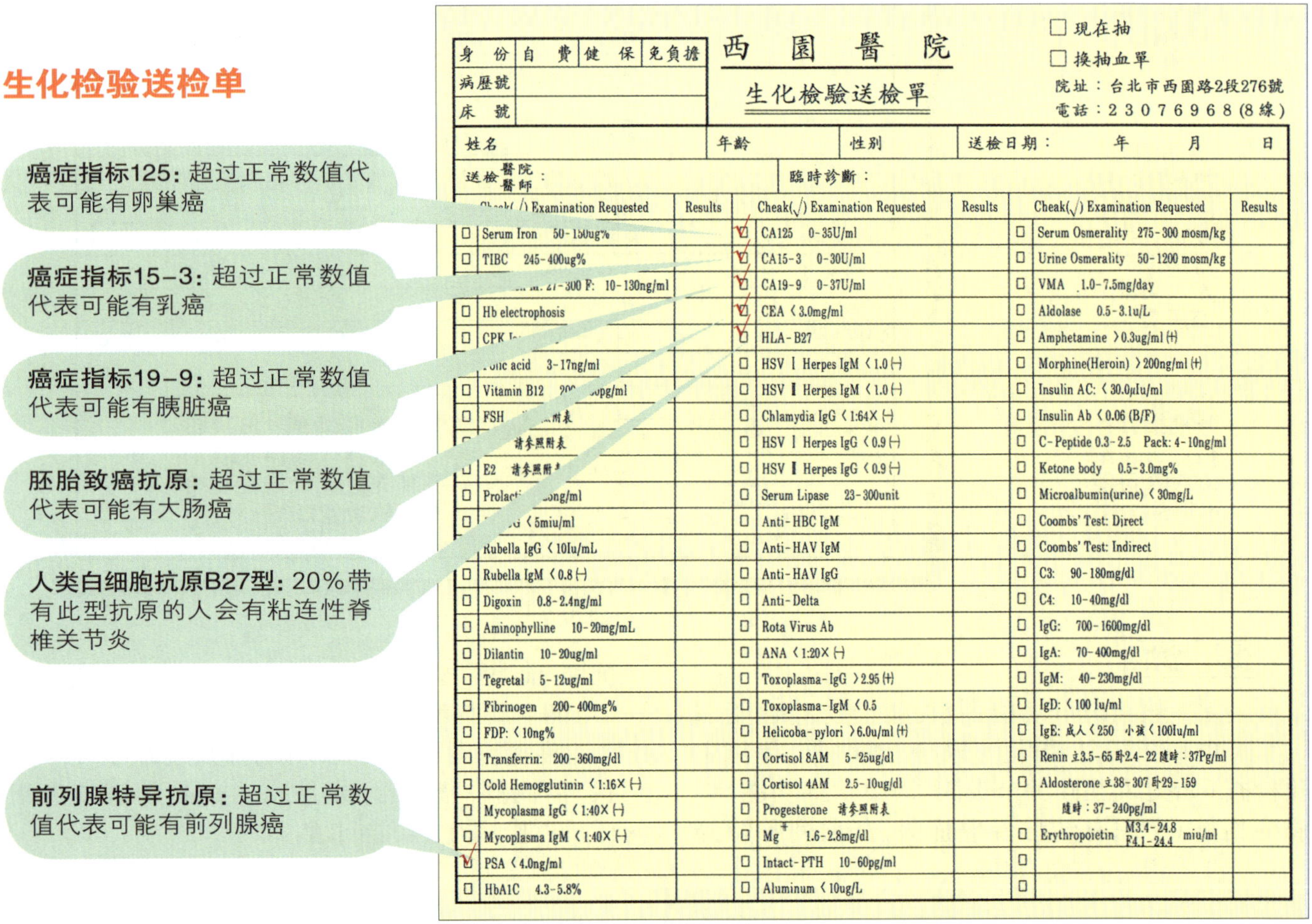

西 園 醫 院

生化檢驗送檢單

☐ 現在抽
☐ 換抽血單

院址：台北市西園路2段276號
電話：2 3 0 7 6 9 6 8 (8線)

身 份	自 費	健 保	免負擔
病歷號			
床 號			

姓名	年齡	性別	送檢日期： 年 月 日
送檢醫院醫師：	臨時診斷：		

Check(√)	Examination Requested	Results	Cheak(√)	Examination Requested	Results	Cheak(√)	Examination Requested	Results
☐	Serum Iron 50-150ug%		☑	CA125 0-35U/ml		☐	Serum Osmerality 275-300 mosm/kg	
☐	TIBC 245-400ug%		☑	CA15-3 0-30U/ml		☐	Urine Osmerality 50-1200 mosm/kg	
☐	[illegible] 27-300 F: 10-130ng/ml		☑	CA19-9 0-37U/ml		☐	VMA 1.0-7.5mg/day	
☐	Hb electrophosis		☑	CEA < 3.0mg/ml		☐	Aldolase 0.5-3.1u/L	
☐	CPK [illegible]		☑	HLA-B27		☐	Amphetamine > 0.3ug/ml (+)	
☐	[illegible]ic acid 3-17ng/ml		☐	HSV Ⅰ Herpes IgM < 1.0 (-)		☐	Morphine(Heroin) > 200ng/ml (+)	
☐	Vitamin B12 [illegible]pg/ml		☐	HSV Ⅱ Herpes IgM < 1.0 (-)		☐	Insulin AC: < 30.0μIu/ml	
☐	FSH [illegible]附表		☐	Chlamydia IgG < 1:64X (-)		☐	Insulin Ab < 0.06 (B/F)	
☐	[illegible] 請參照附表		☐	HSV Ⅰ Herpes IgG < 0.9 (-)		☐	C-Peptide 0.3-2.5 Pack: 4-10ng/ml	
☐	E2 請參照附[illegible]		☐	HSV Ⅱ Herpes IgG < 0.9 (-)		☐	Ketone body 0.5-3.0mg%	
☐	Prolact[illegible]ng/ml		☐	Serum Lipase 23-300unit		☐	Microalbumin(urine) < 30mg/L	
☐	[illegible]G < 5miu/ml		☐	Anti-HBC IgM		☐	Coombs' Test: Direct	
☐	Rubella IgG < 10Iu/mL		☐	Anti-HAV IgM		☐	Coombs' Test: Indirect	
☐	Rubella IgM < 0.8 (-)		☐	Anti-HAV IgG		☐	C3: 90-180mg/dl	
☐	Digoxin 0.8-2.4ng/ml		☐	Anti-Delta		☐	C4: 10-40mg/dl	
☐	Aminophylline 10-20mg/mL		☐	Rota Virus Ab		☐	IgG: 700-1600mg/dl	
☐	Dilantin 10-20ug/ml		☐	ANA < 1:20X (-)		☐	IgA: 70-400mg/dl	
☐	Tegretal 5-12ug/ml		☐	Toxoplasma-IgG > 2.95 (+)		☐	IgM: 40-230mg/dl	
☐	Fibrinogen 200-400mg%		☐	Toxoplasma-IgM < 0.5		☐	IgD: < 100 Iu/ml	
☐	FDP: < 10ng%		☐	Helicoba-pylori > 6.0u/ml (+)		☐	IgE: 成人 < 250 小孩 < 100Iu/ml	
☐	Transferrin: 200-360mg/dl		☐	Cortisol 8AM 5-25ug/dl		☐	Renin 立3.5-65 卧2.4-22 隨時：37Pg/ml	
☐	Cold Hemogglutinin < 1:16X (-)		☐	Cortisol 4AM 2.5-10ug/dl		☐	Aldosterone 立38-307 卧29-159	
☐	Mycoplasma IgG < 1:40X (-)		☐	Progesterone 請參照附表			隨時：37-240pg/ml	
☐	Mycoplasma IgM < 1:40X (-)		☐	Mg^{++} 1.6-2.8mg/dl		☐	Erythropoietin M3.4-24.8 F4.1-24.4 miu/ml	
☑	PSA < 4.0ng/ml		☐	Intact-PTH 10-60pg/ml		☐		
☐	HbA1C 4.3-5.8%		☐	Aluminum < 10ug/L		☐		

■放射线检查

X光射线

何时该安排X光射线检查：

- 医师怀疑有骨折、脊椎滑脱、肿瘤可能性时。
- 慢性疼痛，原因不明或治疗无效时。
- 有明显神经症状。
- 伴随发烧。
- 上、下肢行动不便。
- 反复发作，治疗后仍然持续不断。
- 颈痛伴有疼痛放射至一侧上臂。
- 脊柱侧弯。
- 腰痛伴随敲痛，怀疑有结石时。

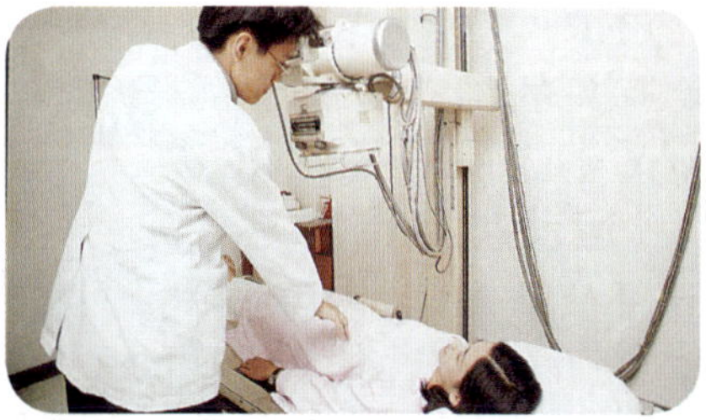

优点	可检查有无骨折、异常钙化点、骨头被侵蚀、骨刺、脊椎滑脱、脊椎粘连、骨质疏松、脊椎侧弯等
缺点	有辐射线，孕妇不宜
综合	属第一线检查，患者疑有前述问题时所做的检查。因有辐射线，虽属轻微剂量，仍不宜轻率检查

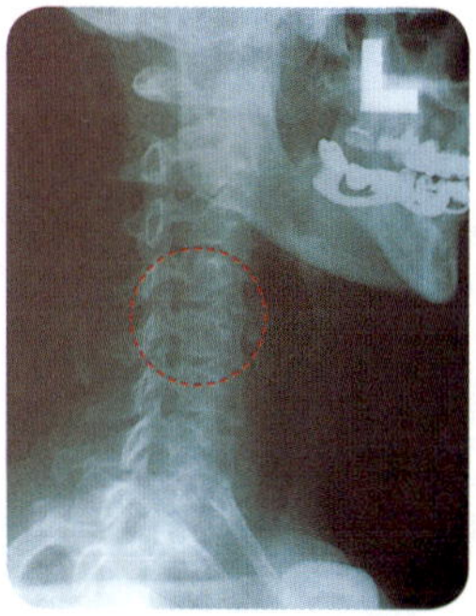

▲骨刺

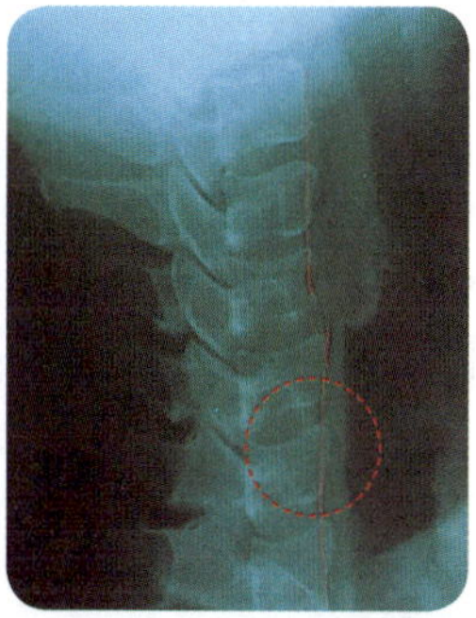

▲压迫性骨折及骨质疏松症

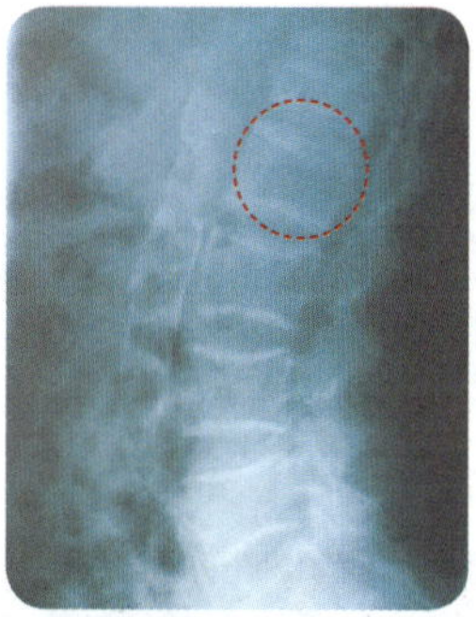

▲脊椎滑脱

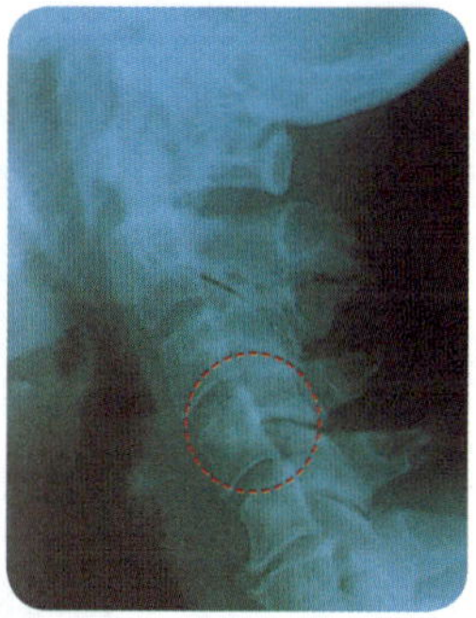

▲骨刺、椎间盘退化并有反向脊椎角度

脊髓照摄显影

脊椎穿刺打入显影剂后，利用电动检查台倾斜，让显影剂来回于脊椎管内，可以清楚看到显影剂动态的流动情形，了解脊椎有没有狭窄或压迫的情形。

属于侵入性检查，相对危险性较高一些，一般保留在考虑开刀时，才会安排此项检查。可配合电脑断层检查。近来有被核磁共振扫描取代的趋势。

核磁共振扫描

核磁共振扫描(MRI)，是更先进的检查仪器，作用原理是利用磁场将细胞内分子核磁化而重新同向排列，再让它释放磁力来显像。有时需打放射线同位素显影剂，加强显影。

优点	没有辐射线，不怕骨头多的地方。为连续性显像，尤其是对脊椎病变的侦测，较不会漏掉病灶
缺点	对需要检视含钙量多的病灶处，无法给予有效影像。非常昂贵
综合	显像能力更强，但也相对地更贵，尚未大量普及，只有大、中型医院拥有此种仪器。当在没有此设备的医疗院所看病时，如医师觉得必须施行此项检验，会开立转诊单，转介患者至有此设备的院所检验

脊椎电脑断层

脊椎电脑断层是利用多重方向的X射线照射后，再以电脑重新组像。对脊椎的各种结构可清楚地显示出来，脊髓部分的显像功能因易受骨头干扰，这一方面有时尚需靠核磁共振扫描来弥补它的不足。

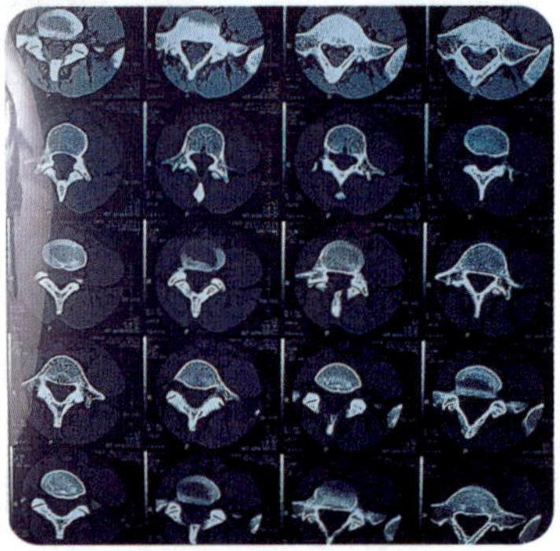

▲脊椎电脑断层

优点	脊椎的结构可清楚地显示出来，对病灶部位的定位能力佳
缺点	对脊髓部分的显像功能易受骨头干扰，尤其是颈椎部位。亦有辐射线
综合	属第二线检查，不宜草率排检

■神经生理学特别检查

神经电气生理学是指以各种刺激来激发神经的反应，并加以记录。这是现代神经医学的检查利器，可以帮助我们了解各项神经系统受损的情形及部位所在。此项检查项目可分3类：神经传导（NCV）、肌电图（EMG）以及诱发电位（EP）。与颈背臂痛麻比较有关的检查是神经传导（NCV）及肌电图（EMG）。

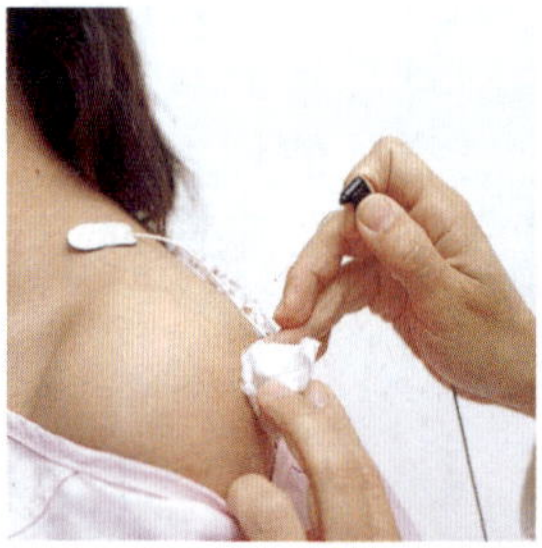

▲肌电图

运动神经传导是在末梢神经的不同部位施以轻微电刺激，然后在其支配的肌肉上记录电位，两处的距离除以其潜伏时间（latency）可得神经传导速度（nerve conduction velocity，NCV）。

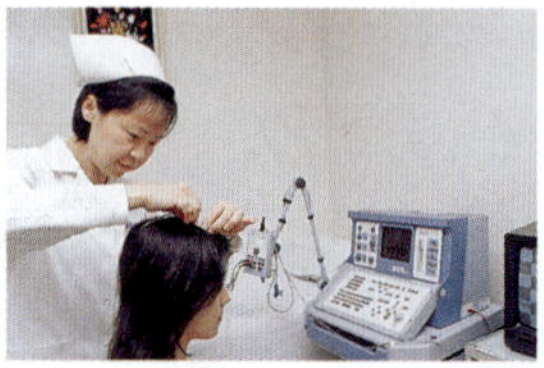

▲诱发电位——视觉刺激

感觉神经传导则是在固定地方刺激神经，直接在皮肤表面记录电位，距离除以潜伏时间可得感觉神经

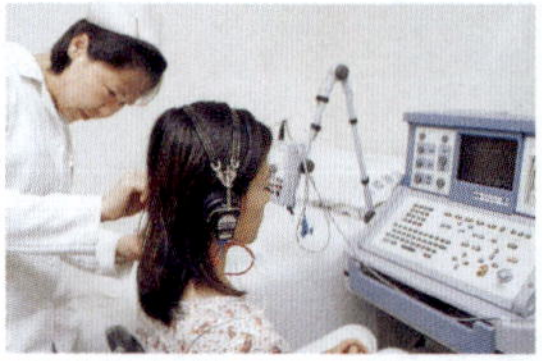

▲诱发电位——听觉刺激

的传导速度。以神经传导速度、潜伏时间及电位振幅，可让我们判断神经受损程度、部位及形态。

肌电图是插一根记录针在欲测肌肉中，看患者肌肉静止状态、轻微用力及最大用力时肌肉电位的变化。一般需做2~5条肌肉。可用来分别神经或肌肉的病变以及病变部位，并能帮助判断受损神经恢复的程度及预后的预测。

诱发电位依刺激方式的不同分为视觉（VEP）、听觉（BAEP）及体感觉（SSEP）3种。**视觉**刺激是让患者看西洋棋式荧幕，画面黑白间隔会持续互换；**听觉**刺激则是让患者戴着耳机，轮流在一边耳机上发出喀喀声；**体感觉**的刺激与运动神经传导刺激方法相同。其记录部位分别在脑皮质各种中枢的头皮对应处，用来判别各种中枢神经系统的病变。

各种检查的适应症及所需时间

项目		适应症	患者症状	检查时间
神经传导(NCV)		末梢神经病变： 糖尿病或其他代谢异常	手麻、脚麻、无力	10~30分钟
		腕正中神经病变	手麻，特别是半夜或骑摩托车时	
		尺神经病变	小指麻	
		桡神经病变	周六夜症候群：喝酒睡觉醒来后手腕不能抬起	
		神经根病变	坐骨神经痛、颈椎骨刺及神经根痛	
		颜面神经麻痹或抽搐		
		其他神经病变		
肌电图(EMG)		辅助NCV，作定位、病程、恢复程度判断，区别肌肉及神经疾病		10~30分钟
诱发电位(EP)	脑干听觉诱发电位(BAEP)	小脑及脑干病变中风、肿瘤等	眩晕、平衡障碍	约20分钟
	体感觉诱发电位(SSEP)	脊椎疾病、脑中风、肿瘤	手脚麻、无力	
	视觉诱发电位(VEP)	视神经炎、脑中风、多发性硬化症	视力障碍、偏盲	

■尿液检验

腰痛的检验项目中会做尿液检验。主要是检验酸碱值、尿中蛋白质、糖分、白细胞、红细胞、细菌等。

与腰痛比较有关的是，尿液检查可以判断是否为泌尿道感染，尿液中出现异常多数目的白细胞或细菌可以证实；若是有血尿，则可能有泌尿道结石；肾脏有问题时，会出现蛋白尿，或特殊的柱状红、白细胞。

尿液检验是取中段的尿液，也就是患者先排出一些尿后，再接尿液来做检验。这是因为先排出一些尿液，可冲洗尿道残存的白细胞与细菌，如此才能真实反映出膀胱中尿液的情况。

尿液检查正常值

R.B.C.红细胞	女：0~2个/HPF 男：0~1个/HPF
W.B.C.白细胞	0~5个/HPF

尿液检验报告单

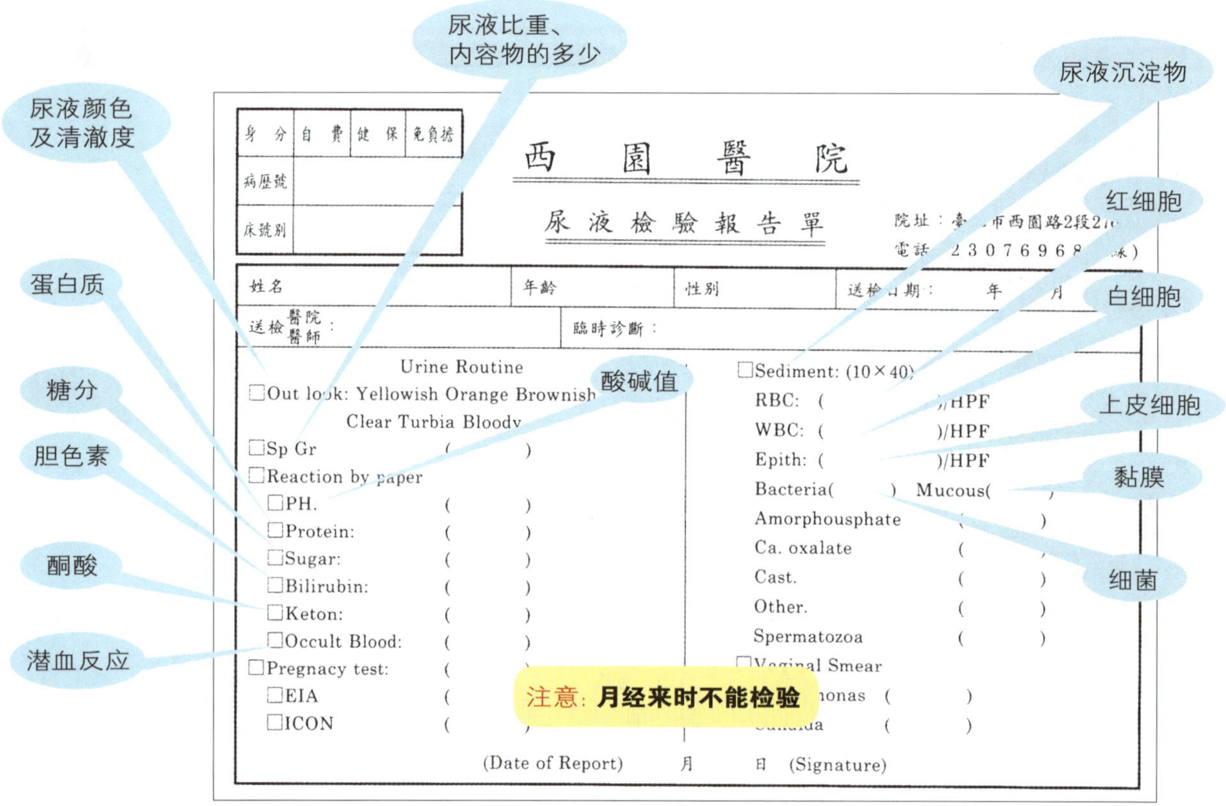

常见治疗方式

常见治疗方式包括药物治疗、开刀、卫生教育、复健治疗、中医疗法、另类疗法等。各种疗法之间，并非互相排斥，常是互相配合以提高疗效。这里介绍的顺序，并非依它们的重要性排列。

临床上需要使用哪些方法治疗是见仁见智，而且个人情况、背景、居住地医疗资源都不相同，适合的治疗也不同，不可一概而论。依个人情形，与可信任、有经验的医师详细讨论出可行的个人化治疗办法，才是最佳决策。

各症状与其治疗方式

症状		治疗方式
关节发炎疾病	退化性	复健、卫教、运动、热敷、止痛消炎药、肌肉松弛剂
	感染性	抗生素
	全身性：类风湿性关节炎、僵直性关节炎、红斑性狼疮等	• 症状治疗：止痛消炎、复健运动、热敷 • 少数严重患者需开刀治疗 • 免疫抑制治疗：如类固醇等免疫抑制剂
肌肉肌腱等结缔组织病变（通常为慢性但偶尔会急性发作）	肌腱炎（急、慢性）、肌筋膜症候群、五十肩、网球肘、多重肌纤维疼痛症	• 休息（尤其是急性期） • 酸痛药膏（此项不适用于多重肌纤维疼痛症） • 急性期：冰敷 • 慢性期：热敷、运动、局部按摩 • 止痛消炎药 • 肌肉松弛剂 • 卫教
神经系统受影响病变	• 颈椎骨刺并神经根受压迫 • 椎间盘退化或突出	复健（牵引）、卫教、症状治疗，少数严重者须开刀治疗
	• 腕道症候群	休息、工作时使用护腕、卫教、症状治疗，必要时使用类固醇（少数情形需开刀治疗，不过开刀治疗效果不错）
骨质流失	骨质疏松症	• 预防骨质流失：运动、摄取足够钙质 • 严重者须补充荷尔蒙、活性维生素D_3 • 停经妇女则补充女性荷尔蒙、症状治疗
外伤	挥鞭症候群	颈圈使用、休息、渐进性加强运动、症状治疗、心理支持

药物治疗

■给予途径

依给与途径可分为口服、注射（肌肉、静脉血管、局部注射）、外用3种。

途径	口服	注射	外用（不含长效贴片）
开始出现效果时间	大约半小时以后	肌肉：5~15分钟 静脉：立即	局部：即刻到几分钟
优 点	• 正统给药途径 • 最常见	• 药效迅速 • 确保药物完全进入体内	• 避免肠胃刺激等全身性副作用 • 减少用药剂量
缺 点	• 刺激肠胃道 • 吸收后，先经肝脏代谢掉八九成，个人吸收力差异大	• 疼痛 • 若有不良反应，特别快速而严重	• 药效较不持续 • 刺激皮肤

■药物作用

依药物类别可分为非类固醇消炎药、类固醇、麻醉性止痛药、肌肉松弛剂、抗焦虑药、抗忧郁剂、抗神经痛制剂（详见第112页）。其作用简述如下：

- **非类固醇消炎药：** 消炎及止痛作用。
- **类固醇：** 强力抗发炎药，免疫抑制剂。
- **麻醉性止痛药：** 为管制药品，强力止痛药。
- **肌肉松弛剂：** 令肌肉松弛，改善肌肉挛缩引起的疼痛。
- **抗焦虑药：** 疼痛与焦虑有时会互相加乘，形成恶性循环。减缓焦虑，可遏止这种恶性循环。
- **抗忧郁剂：** 有些慢性疼痛本身即是忧郁症引起的，抗忧郁剂直接作用改善。
- **抗神经痛制剂：** 神经痛时，有时使用抗癫痫剂、抗忧郁剂或维生素制剂来治疗。

疑惑与解答

Q：什么时候绝对要使用注射给药？

A：
- 当要让患者能得到所有的药物剂量时。例如酒精中毒者有维生素B_1造成神经系统受损时。
- 当患者呕吐或无法吞咽时。
- 当药物经由口服时会被活化而变得无效时，例如胰岛素。

医师的叮咛

局部注射通常使用类固醇加局部麻醉剂。使用在肌筋膜症候群、腕道症候群、网球肘及其他顽固性软组织发炎。要注意注射前必须谨慎消毒，保留至第二线（即不要一开始就用此法治疗），尽量避免重复施打同一位置。

开刀

主要为椎间盘切除、减压术、脊椎融合术及脊椎侧弯矫正术四大类。

外科手术治疗选择表

● 需要　●● 必要　●●● 非常必要　●●●● 绝对必要

病症		非手术治疗		手术治疗				
		保守治疗（复健、吃药）	木瓜素注射	经皮椎间盘切除	显微椎间盘切除	椎板切开术	面关节切开术	脊椎骨融合术
功能障碍	环状纤维撕裂	●●●						
	面关节滑囊发炎	●●●						
不稳固症	环状纤维撕裂							●● ~ ●●●●
	慢性椎间盘退化							●● ~ ●●●●
	椎间盘核髓脱垂		●	●●	●●●			
活动度过大	椎骨脱离							●●●
	脊椎滑脱							●● ~ ●●●
	假性关节							●●
	外伤							●●
狭窄	中央性					●●●●		
	侧边性					●●●	●●●	
	椎间孔						●●●●	
	混合型					●●●●	●●●●	

医师的叮咛

抗焦虑药与止痛药有加乘作用，可增加止痛效果。而且抗焦虑药或多或少有肌肉松弛作用。

慢性疼痛其他方法无效时，轻剂量的抗忧郁剂有时会有不错的效果。原因可能在于抗忧郁剂本身对中枢神经痛觉系统有止痛作用。

外科手术并发症

方法	病症	短期成功治愈率	并发症
木瓜酵素（化学椎间盘核溶解素）	单纯椎间盘脱垂	50%~70%	横状脊髓炎、感染、过敏性休克（几率皆<1%）
经皮椎间盘切除	单纯椎间盘脱垂	50%~70%	感染、神经受伤（几率皆 <1%）
显微椎间盘切除	单纯椎间盘脱垂	50%~70%	感染、椎间盘脱垂复发、术后脊椎狭窄(几率皆20%)
椎板切开术	单纯椎间盘脱垂	70%~90%	感染、椎间盘脱垂复发、术后脊椎狭窄(几率皆15%)
广泛减压，加上外融合术	严重狭窄、脊椎手术失败症、多椎间盘病变	70%~80%	感染(2%)、狭窄(2%)、神经受伤(1%)、邻近端折断(1%~5%)
广泛减压，加上内融合术	脊椎手术失败症、不稳固、多节狭窄或椎间盘病变	50%~70%	感染(5%~8%)、神经受伤(1%)、邻近端折断(3%~8%) 植入器具问题(5%~10%)
积极的保守性疗法	单纯椎间盘脱垂	70%~90%	无

卫生教育

卫生教育简称卫教，是指医师对患者做罹患疾病的说明、生活上需要注意的事项以及如何避免再发、或告诫如何注意严重的后遗症与副作用产生。

复健

复健包括物理治疗、姿势矫正、疼痛卫生教育、肌力训练、运动。治疗目标应该不只是放在症状缓解上。

医师的叮咛

有些人可能会觉得药物治疗才实际，卫生教育太费时、费力，没什么用处。其实许多时候治疗目标的成功与否，卫生教育是关键。

因此，当医师给予这方面的信息时要注意听，并保存医师所给的卫生教育单张，仔细研读，如有疑问，更要请教医护人员。

■急性期

保护受伤组织与卫教平日活动，坐、站、卧、睡、卫浴、开车、工作等应注意事项，及避免受伤原因。

物理治疗

如果单独使用，不配合其他治疗或卫教时，效果很小。

- **表浅冷敷：**急性疼痛期，冷敷比热敷好处多，它们同样可以减少肌肉挛缩、疼痛，但冷敷更可以减少急性发炎反应。
- **表浅热敷：**减少肌肉挛缩、疼痛，增加微细血管循环。

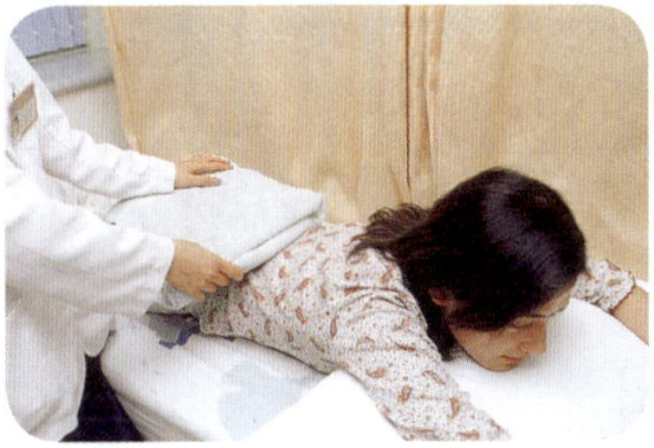

- **电疗：**较为著名的是经皮电极神经刺激。通常用在慢性疼痛，但也可缓解急性疼痛。

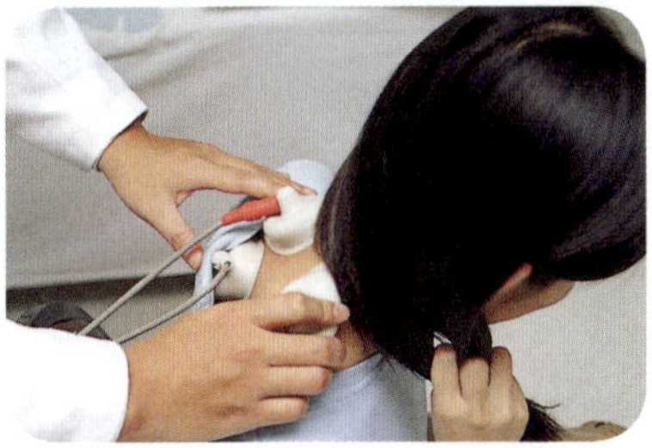

减少肌肉挛缩、肿胀、疼痛、发炎、肌肉萎缩，增加微细循环以帮助移除发炎的副产品。单独使用较无效果。

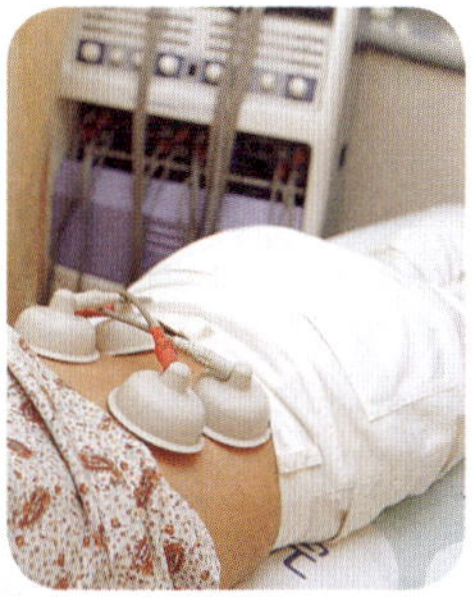

- **低能量雷射：**帮助受伤组织痊愈，仍有待进一步证实。

颈部牵引

借由分散椎间力量，伸张肌肉及其他软组织结构。牵引力量需视个别情形而定。

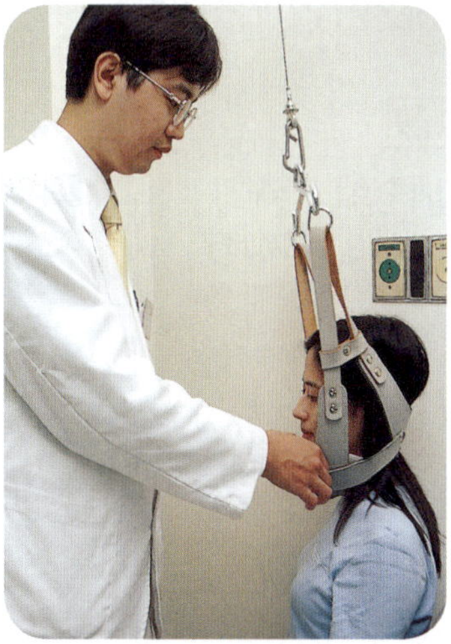

腰部牵引

借由分散椎间力量、伸张肌肉及其他软组织结构，提供短期暂时休息。种类分病床边牵引及机械式牵引两种，牵引力至少需体重的1/4。

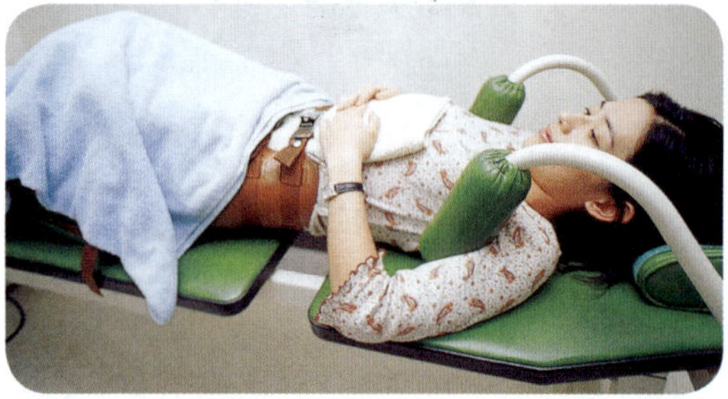

■亚急性期与慢性期

保护受伤组织与卫教平日活动——坐、站、卧、睡、卫浴、开车等注意事项及受伤原因。目标是达到完全恢复原有活动功能。

深部热敷

减少肌肉挛缩、疼痛，增加胶质膨胀性（增加弯曲能力），通常使用在亚急性或慢性疼痛。

- **形式：**以超音波为主，短波与微波较贵，危险性又高，而且机器无法移动。

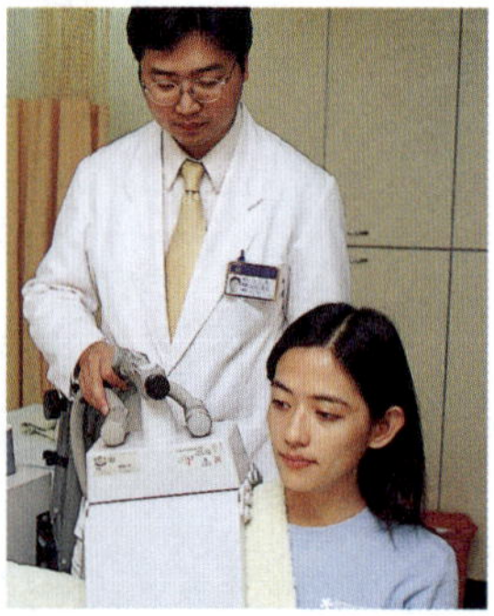

- **禁忌症：**急性受伤、内含腔洞器官（眼睛、子宫、睾丸）、仍在生长的骨板、未痊愈的骨折、急性椎间盘突出并伴有神经根病变之局部。

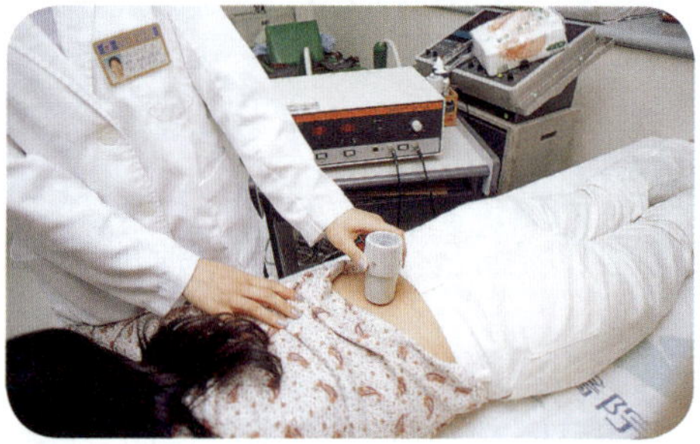

按摩推拿（被动运动）

包括按摩、顺筋、牵引、活动关节，不应单独使用，要配合其他复健方法，以达最佳效果。

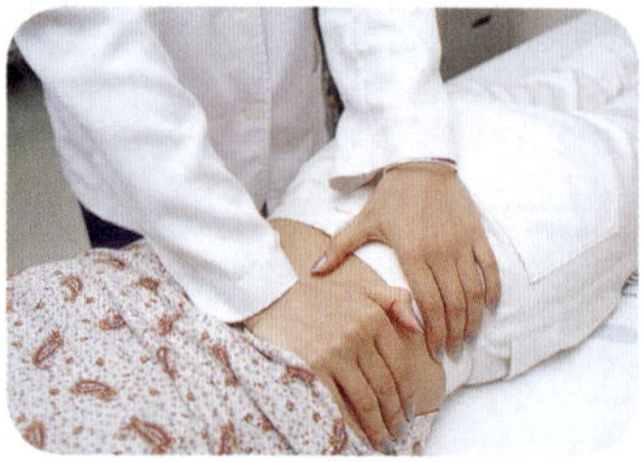

运动

目标为减少疼痛、控制各关节的动态力量（尤其是扭力）、帮助软组织修复再生、去除反复伤害的可能性。

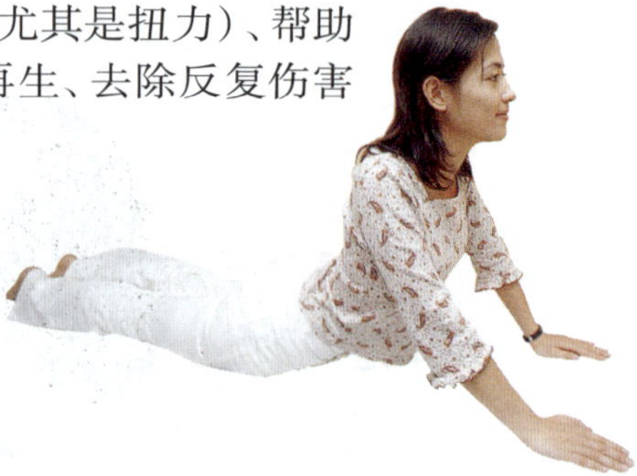

回复脊椎原位

回复脊椎原位的好处包括:

- 最不会疼痛、省力、适当的生物力学姿势。
- 韧带关节的张力可减少。
- 椎间盘与面关节的力量分布均匀。
- 处于中立位置，易于弯曲亦可伸张。
- 在承担垂直重力时，有最大的稳固性。

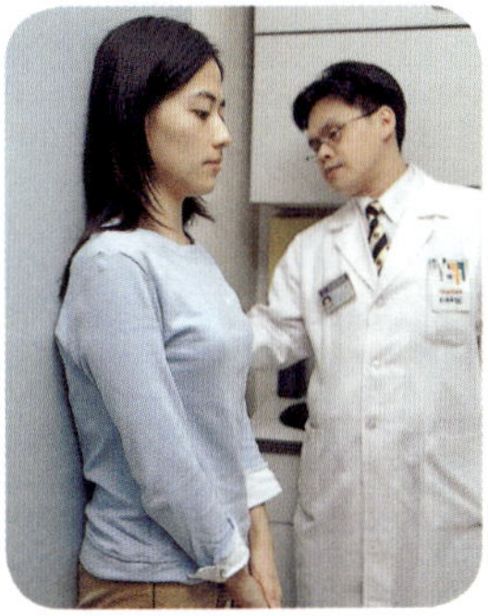

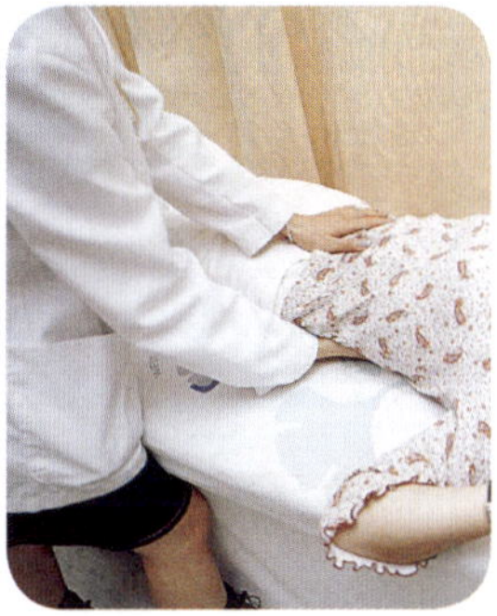

■水疗复健

主流医学（西医）中的复健水疗与时下流行水疗概念稍有不同。时下流行水疗指的是SPA的水池中有各式水流、涡流水泡、高处水柱下冲等达成按摩效果，背痛患者除了一些特殊原因，例如急性疼痛不适合外，一般只要注意水柱下冲按摩的时间不要过久即可。

复健水疗除了没有高处水柱下冲以外，主要是在水中环境实行各种被动以及主动运动，不过可以请教复健师教导适宜自己的复健运动，然后到一般的水疗馆做，也可以达到一定效果。

复健水疗温和的水和涡流泡浴有放松肌肉的作用，但是单独使用并不足以治疗腰痛。

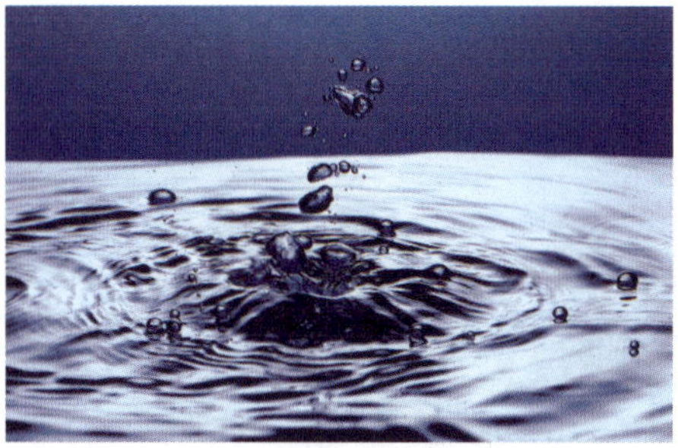

优点（与普通复健相比）

- 减少重力负担。
- 减少骨质流失。
- 力量与躯干感觉的增进。
- 更能加速达成复健目标。

禁忌症

- 发烧。
- 心脏衰竭。
- 泌尿道感染。
- 大、小便失禁。
- 有未愈合的伤口。
- 有感染性疾病与皮肤病。
- 极度怕水。
- 未控制的癫痫。
- 有导尿管或瘘管。
- 身体太过虚弱。
- 想要复健部位的可动范围太小。

矫正学

腰部矫正学，使用支架或束腰。目标在矫正脊椎。应经过小心评估，以短期使用为原则。

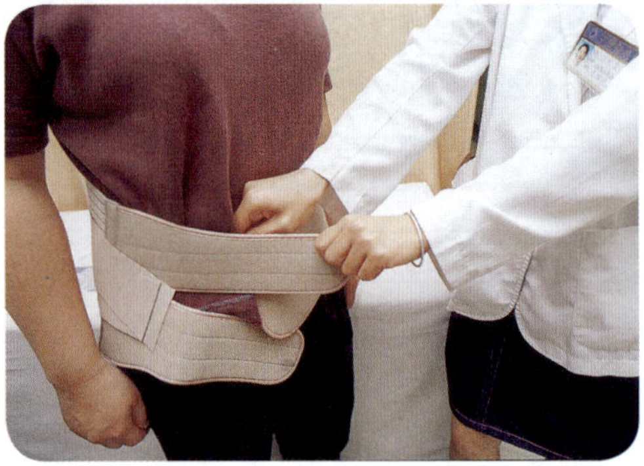

作用

- 身体躯干支撑。
- 限制局部动作。
- 移除局部脊椎负担（移除前面或后面负担，依不同设计而定）。
- 固定骨折。
- 身体躯干感觉回馈和控制姿势。
- 加强合宜的人体力学。
- 软组织（肌肉、肌腱、韧带、软骨等）的保暖。
- 依设计不同，而压挤脊椎旁软组织，或当其靠垫。

适应症

- 脊椎滑脱症。
- 退化性椎间盘症，包括椎间盘脱垂。
- 类风湿性关节炎。
- 严重骨质疏松症。
- 脊椎压迫性骨折。
- 慢性肌肉无力状况。
- 对治疗性运动无效的疼痛。

形式

分软式、硬式两大类，又依不同需要而分许多种。

中医疗法

■中药

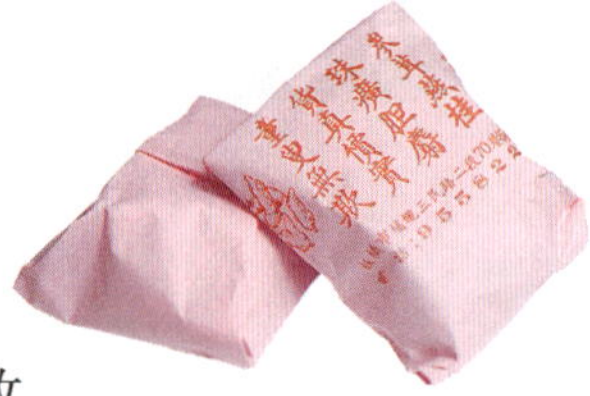

有些药或配方可解热镇痛，有的起肌肉放松、镇静安神或去淤行血作用等。不过仍应辨证论治，依阴阳、虚实、表里、寒热及五行、脏腑用药。

■针灸

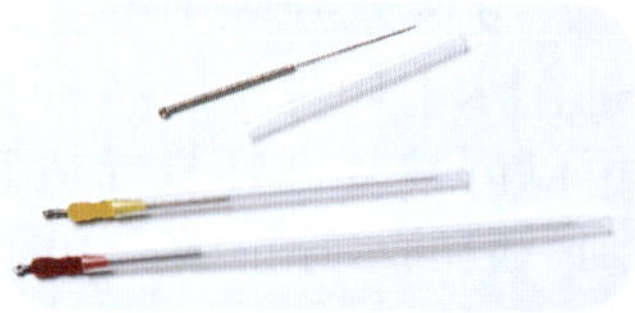

美国国家卫生研究院（NIH）针对针灸的效果成立专门研究委员

会，并达成一个结论 —— 针灸对两种情况有效：

- 手术后及化疗引起的恶心、呕吐。
- 对下列情形可能有效：头痛、下背痛、腰痛、酒精成瘾、脑中风半身麻痹、月经腹痛、网球肘、肌纤维痛、肌筋膜症候群、骨关节炎、手腕道症候群、气喘。

其他的则有待进一步大规模的实验来证实效果。

■伤科

推拿、按摩、拔火罐等属于中医伤科范围，对某些颈背肩臂腰痛或有帮助，这一方面与西医的复健有雷同之处。

另类疗法

■整脊

以手法瞬间调整不正的脊椎，达成治疗目的。在美国设有专门学校，并有执照考核制度，需要考取执照才能执业。不过整脊师要注意患者的选择，否则会有令人遗憾的后果。

■芳香治疗

使用少量香精油按摩、油压、热敷或泡澡来治疗。利用不同精油可达成止痛与松弛肌肉、放松精神的作用。

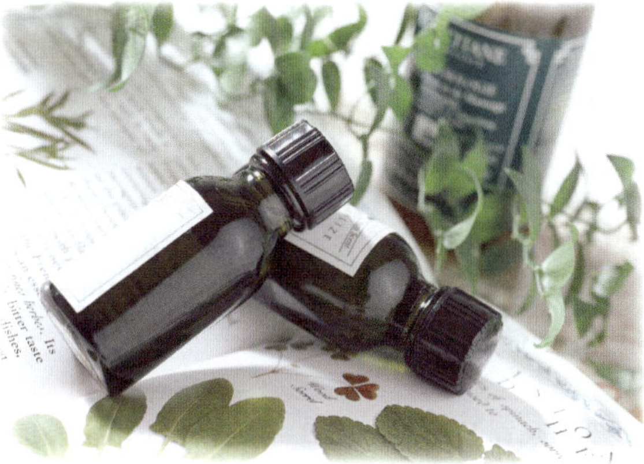

■穴道按摩

穴道按摩包括一般穴道按摩与依反射区原理的脚底按摩。

医师的叮咛

一般原则为疼痛超过3周者才考虑复健、整脊或推拿。因为多数疼痛是会自然消失的，且这些治疗就单独使用来说，效果仍显不足。

医师常开的药物

依药物作用类别可分为止痛药（非类固醇消炎药、类固醇、非麻醉性止痛药、麻醉性止痛药）、代谢抑制剂、肌肉松弛剂、抗焦虑药、抗忧郁剂、抗神经痛制剂。这些药物有些可以在药房买到，但是有关药物的禁忌症、副作用仍请参考药典，或请教医师、药师，以免产生不良影响。

止痛消炎药的副作用有肠胃不适、心灼感、恶心、浮肿等，有严重的肠胃疾病如肠胃炎、溃疡、肠胃道出血等，并且肝、肾功能不全者，对该药过敏者，酒精成瘾者不能服用。

另外，阿司匹林禁用在G-6-PD症（即蚕豆症）患者，又阿司匹林使用在小孩发烧时，可能会引发致死率高达两三成的雷氏症候群。

因使用止痛消炎药而造成的情况		相对一般人危险倍数
胃溃疡		5
十二指肠溃疡		1.1
溃疡并发症	胃溃疡出血	2.8
	十二指肠溃疡出血	2.7
	胃溃疡穿孔	7.3
	十二指肠溃疡穿孔	1.6
因胃溃疡死亡		4.2
因十二指肠溃疡死亡		7.9

*使用上尽量不要达到最大剂量，除非确定必要。

处方药种类

■止痛药

非麻醉性止痛药

纯粹非麻醉性止痛药很少，广泛使用的乙酰氨酚（普拿疼）就是这个类型的药物，它的消炎作用非常少。

非类固醇止痛消炎药

同时具有消炎及止痛作用。代表性药物为乙酰水杨酸（阿司匹林）。

类固醇

强力抗发炎药。去氢化肾上腺皮质素（prednisolone）。经由抑制发炎反应，达成止痛及治病机转的抑制。长期使用副作用为：月亮脸、全身浮肿、肠胃溃疡、骨质疏松、股骨头坏死等。长期使用突然停药时会产生肾上腺衰竭现象，无力倦怠，甚至休克昏迷。

麻醉性止痛药

为管制药品、强力止痛药。有成瘾的缺点，不适合长期使用。一般用于开刀前、后的两三天，或是癌症末期的安宁照护。在剧烈疼痛时，医师或可考虑短期使用。

止痛消炎药常见种类及用量

学　名	商品名	常见剂型剂量	平常治疗剂量(成人)	最大剂量(成人)
乙酰水杨酸 (acetyl salicylic acid)	阿司匹林(aspirin)等	325毫克	每日1 300~2 600毫克 分4次	每日7 800毫克
乙酰氨酚 (acetaminophen)	普拿疼(panadol)、 百宁痛等	500毫克	每日1 500~2 000毫克 分3~4次	每日4 000毫克 (等于8颗普通剂量)
Ibuprofen	普洛痛(ibuprofen)	400毫克	每日1 200~1 600毫克 分3~4次	每日2 400毫克
待克菲那 (diclofenac sodium)	弗痛(futon) 非炎(voren-SR) 可化痛(flogfenac-SR)	25毫克 50毫克 100毫克	每日75~100毫克	每日150毫克
Mefenamic acid	博疏痛(ponstan)	250毫克	每日1 000~1 500毫克 分4次	每日4 000毫克 (等于16颗普通剂量)
亚瑟美达欣 (acemetacin)	艾斯美特(acemet)	60毫克	每日60~360毫克 分3次	每日600毫克

新一代选择性药物(较不伤肠胃)

学　名	商品名	常见剂型剂量	平常治疗剂量(成人)	最大剂量(成人)
Celecoxib	Celebrex	100毫克 200毫克	每日200~400毫克	400毫克
Meloxicam	Mobic	7.5毫克 15毫克	每日7.5~15毫克	15毫克

★使用上尽量不要达到最大剂量，除非确定必要。

相关的数据

使用止痛消炎药造成消化道溃疡、出血、穿孔及因而死亡的危险几率都大为提高。

疑惑与解答

Q：月亮脸的症状是什么?

A：脸部会变得圆、肿、胖胖的，就像满月。

■肌肉松弛剂

可以让肌肉松弛，改善肌肉挛缩所引起的疼痛。

常见肌肉松弛剂

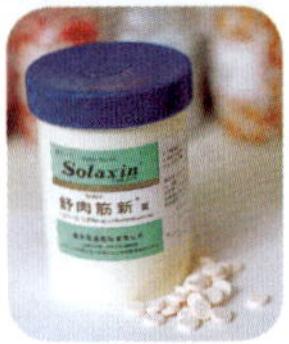

Chlorzoxazone
舒肉筋新(solaxin)

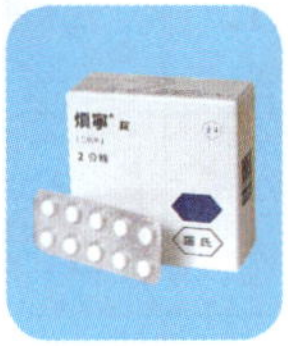
Diazepam
烦宁(valium)

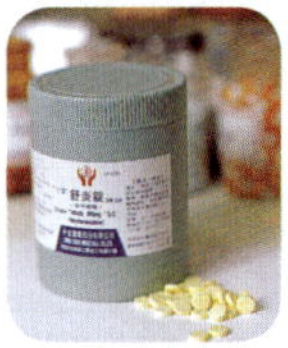
Dorsiflex

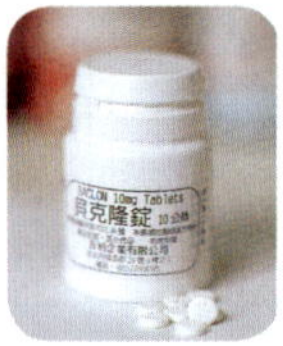
Baclon

■抗焦虑药

疼痛与焦虑有时会互相加乘，形成恶性循环。减缓焦虑，可遏止这个恶性循环。

另外，抗焦虑药与止痛药有加乘作用，可增加止痛效果。抗焦虑药常有或多或少的肌肉松弛作用。

常见抗焦虑药

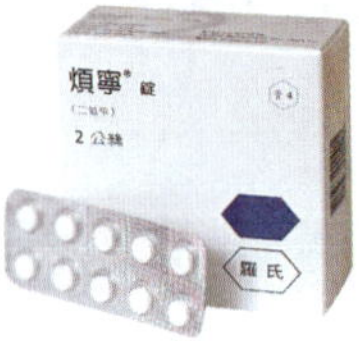
Diazepam
烦宁(valium)

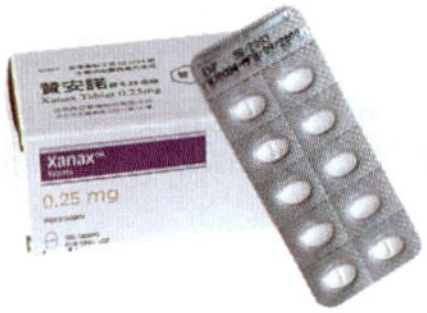

Alprazolan
赞安诺(xanax)

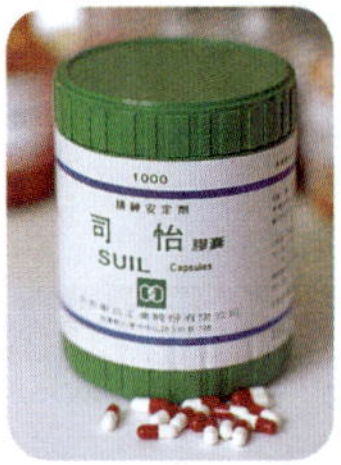

Chlordiazepoxide
利彼镇(librium)

■抗神经痛制剂

神经痛时，有时使用抗癫痫剂、抗忧郁剂或维生素制剂来治疗。

抗癫痫剂

治疗神经痛如癫能停、癫通、帝拔癫，新一代的抗癫痫剂也有类似功用，如Topiramate（Topamax），不过属于第二线用药。过量时会造成头晕、步态不稳等小脑功能暂时受影响现象。副作用主要为过敏反应与造血系统的抑制。

癫通这种药更是有特殊严重过敏反应的可能性史提文强森症候群，会造成全身性黏膜部位出血，严重时会致死，这个药占了目前申请药害赔偿案件中不低的比率。

常见抗癫痫剂

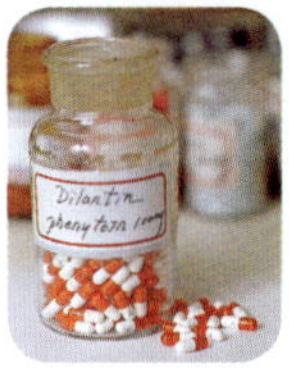
Phenytoin
癫能停(dilantin)

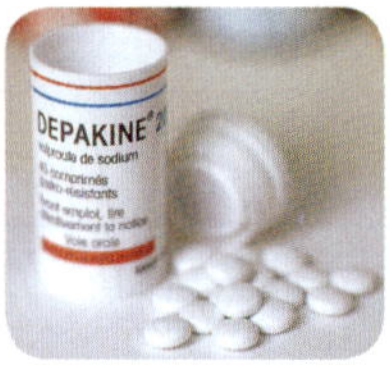

Valproate
帝拔癫(depakine)

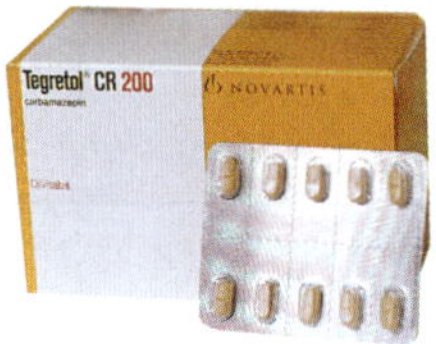

Carbamazepine
癫通(tegretol)

抗忧郁剂

有些慢性疼痛本身即是忧郁症引起的，抗忧郁剂能直接改善症状。对慢性疼痛，其他方法无效时，轻剂量的抗忧郁剂有时会有不错的效果，原因可能在于抗忧郁剂本身对神经痛觉系统有止痛作用。这种情形时，旧型抗忧郁剂效果较好。

常见抗忧郁剂

三环抗郁剂(imipramine)
妥富脑(tofranil)
新型抗忧郁剂(moclobemide)
欧雷思(aurorix)
Fluoexetine
百忧解(prozac)

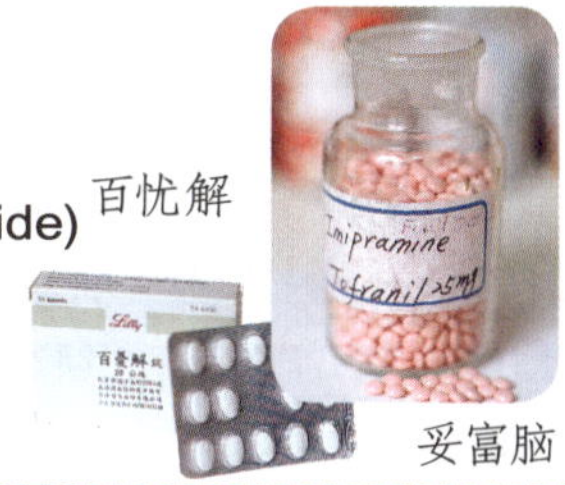

百忧解
妥富脑

维生素制剂

临床上使用在末梢神经系统问题的维生素制剂，维生素B_1、维生素B_6、维生素B_{12}均有学者提到或医师使用。但其作用与影响除少数特殊病变外，并没有定论。以笔者个人临床经验，在不少病例中，确实有其治疗神经痛的效果。维生素制剂有单方如维生素B_1本身，或其衍生物合利他命F_{50}、维生素B_6、维生素B_{12}（methycobal），也有复方赐福康（sufucon）（同时含有维生素B_1、维生素B_6、维生素B_{12}）。至于要用单方还是复方，需视情形而定，最好请教医师。

常见维生素制剂

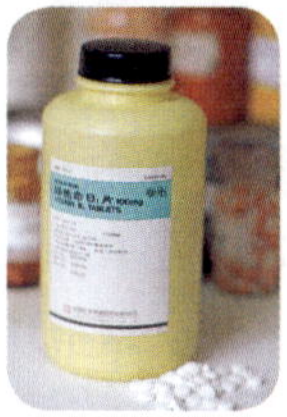
B_1

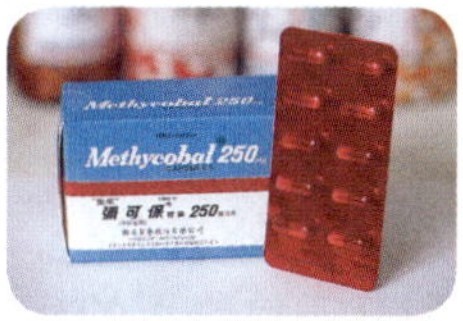

B_{12}

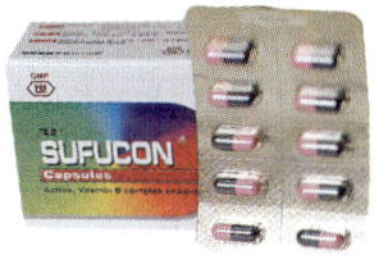

赐福康(sufucon)

医师的叮咛

药物使用有每周一次（Q1W）、每两日一次（QOD）和每日一次（BID）、三次（TID）、四次（QID）等。另有规定早服（AM）、晚服（PM）、饭前（AC）、中（With Meal）、后（PC）服，也有规定几小时服用一次的（QnH）。还有药物规定需要时才使用（PRN），通常这种药物，医师会格外说明何种情形下服用。要确定听清楚，最好记下来，如有不明白处，一定要问清。

目前药袋上使用说明大部分会印上中文。

如何自行购药?

一般来说，自行购药服用并不合适，因为可能性范围太广，有时止痛药减轻症状后，反而造成病情延误，酿成大祸就更难以收拾。如果经医师诊治，确定自己的疼痛是何种类型，而且没有进一步危险的情况下，才可以考虑自行购药服用。但是购药服用之前，还要考虑对药物的了解够不够？这些包括剂量、服法、副作用、过量而中毒时该如何处理。尤其是不能又服用医师的药，又另外买药一起服用，这样会有药物过量或互相引起不良作用的危险。

如果患者经过医师诊察后确定没有严重问题，而要自行购药服用时，当然也要询问、征求此位医师的意见。

自行购药前该知道的事

- 该药能否安全的带给消费者利益?
- 消费者能否不经医师帮助自行诊断这项疾病?
- 即使对不是很会读标示的人来说，药物标示能否容易懂?
- 药物潜在的毒性是什么，尤其是当消费者使用错误时?

这是美国食品药物管理局对药物由处方转上柜的原则，读者可自行测试，能否自行购药处理一些简单而短暂的疾病或症状。

美国食品药物管理局是美国重要的中央机构，专责其国内药物及食品的管理。此机构以严谨著称，常常新药在欧洲已经使用数年，它才通过在美国使用。

传统上非处方用药限制在治疗轻微及短暂的情况，像头痛、感冒和胃灼热。但是它最近对可上柜自由购买药物的原则，已经松动。可见整个世界趋势也是朝增加患者自行购药处理部分问题，可减轻整体医疗支出。

可自行购药的情形

除了以下所述3项，其他情形均不适合自行购药，应请医师处方。

肌腱炎

- **急性:** 例如落枕、撞伤、扭伤这些痛得很厉害的情形，可买贴的或喷的酸痛药膏，或是买止痛药。

医师的叮咛

消费者要了解药物的各种层面包括:

- 是什么作用（适应症）?
- 服用方法是一日几次，饭前或饭后?
- 副作用是什么?
- 禁忌症有哪些?
- 该药剂型剂量是多少?
- 安全剂量及最大剂量是多少?
- 中毒时会怎样?

· **慢性：** 慢性肌腱炎常是指酸痛在2周以上，所以最好先让医师看诊确认后，服用医师开的处方或是用酸痛药膏按摩患部，并配合物理治疗与复健运动。

神经受影响病变

- 颈椎骨刺并神经系统受影响病变。
- 椎间盘退化。
- 腕道症候群。

上述除了医师处方用药外，可自行购买维生素B群服用，例如合利他命F_{50}，每日2次，每次1粒。

骨质疏松症

可自行购买钙加维生素D，每日用量：钙1 000毫克、维生素D 400 IU（国际单位，international unit）。

各类型的药店

市面上常见的药站有专业连锁药店，社区药店，设于百货公司、饭店的药站以及和小超市联结的药店连锁店（屈臣氏）。甚至有些中药店会兼卖一些西药的成药。有些人则喜欢上诊所或医院，请熟识的医师另外开立处方在医疗院所自费购买。

这些方式各有各的优缺点，只要不是过期、损毁、标示不明、来路不明、伪药等情形就不要紧。原则上，最好还是有合格药师驻镇，有问题可请教比较稳当。因为药品不比其他消费品，售后服务及商品的用法占了非常重要的地位。

① 专业连锁药店

耀狮、博登等有专业药师驻镇的连锁药店比较不会有良莠不齐的顾虑。

② 社区药站、非连锁药店

有距离住家近与熟悉多年的好处。不过通常规模较小，且长时间药师驻镇的机会较小。另外，因为健保处方签释出的政策，开设于诊所旁边的药站也是新的趋势。

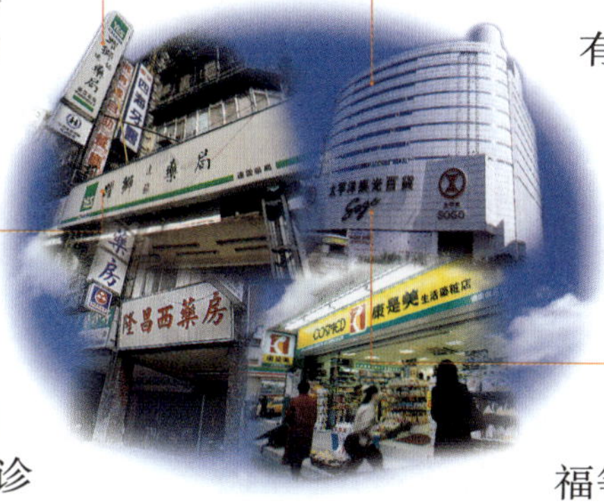

③ 附设药店

外出到百货公司买东西顺便到药站，有一次完成的好处。饭店内的小药站通常较贵，但是出门在外，人生地不熟的，如果临时有病痛，倒是非常便利。不过这里通常没有药师，必须本身已了解需要什么药。

④ 超市连锁药店

屈臣氏、康是美、万客隆、家乐福等，也与百货公司附设药站类似，但营业时间更长。

常见的成药有哪些?

常见可自行购买处理疼痛的药物可分外用药、内服药及中药成药。外用就是常见的贴布、喷剂与凝胶;内服药多为消炎止痛药;中药成药的成分大都是针对跌打损伤造成的酸痛,多以行气化淤药物为主。

有人会质疑中药成药有效吗?其实中医辨症论治,只要对症下药,治疗酸痛确实有其疗效。但是很多现代医学使用的仪器与疾病分法,能找出不应延误病情的疾病,这是绝对不可忽略的。

否则光以症状,去施行中医的整体医疗,会造成难以收拾的病情耽搁。反之,如已经专科西医师详细检查,排除严重可能致命、失能问题,或是病情已经稳定后,配合中药治疗,有些确实可能比西药处方效果更卓越。

外用药

作用在局部,直接达到需作用部位,可减少使用的药量,减少肠胃不适与全身性副作用,临时不适或急性扭伤时可用,但如有外伤不可使用,颜面部使用小心刺激到眼睛。

这类药成分多以消炎止痛与薄荷为主,可以借由局部吸收药物达成止痛效果。另外,薄荷或辣椒等凉或刺激成分,可借表面刺激达成阻断疼痛感觉向上传递作用,达到止痛效果。

■喷式

方便迅速,适合运动中或运动后的伤害。急性期扭伤、撞伤时,不适合按摩受伤部位,特别适合使用。如肌乐喷剂(亦为中药成分)。

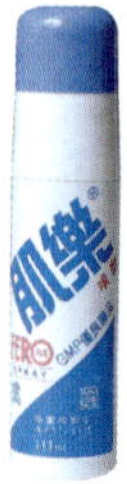

医师的叮咛

买止痛药时,必须注意下列事项:

- 要买的药成分是什么?是单方,还是复方?由哪些组成?比如常与止痛药合并的有咖啡因、镇静剂、胃药等。有时会有合并两种止痛药。
- 自己对这些药的成分有没有过敏?
- 每粒药品剂量与一般每日剂量、最大剂量。
- 药品外包装干净、有效日期明显且没有过期。
- 印刷清晰、注意药物与药厂名称无误(有些伪药会鱼目混珠,用类似的名字或颜色企图混淆)。
- 如果实在无法了解这些,可找能够信任的医师或药站药师咨询。

■擦抹

又分凝胶式与油脂式。凝胶式较清爽不油腻，合适上班出外，单纯擦抹用。油脂式可以涂抹后按摩，效果更好，但不方便。不过，要注意扭伤、撞伤急性期时，不能按摩，利用药膏配合按摩把淤血去除是急性期过后的做法，也就是至少须72小时以后才能使用，但仍需视实际情况而定。在红肿厉害时，或是轻碰就会剧烈疼痛时，都不适合按摩。只有按的时候酸软，按摩后更舒服时，才是合适开始按摩时期。

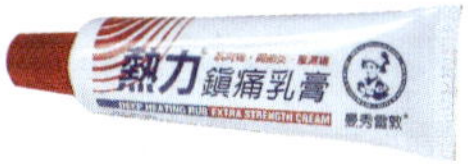

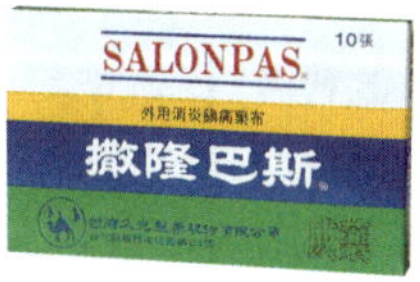

■贴式

效果较持久，但易有皮肤刺激起药疹的副作用。

内服药

多为止痛消炎药。治疗头痛、牙疼、生理痛、肌肉酸痛、腰背手脚酸痛均可。分三大类：

■乙酰氨酚类

特点为最常使用与未过量下相对安全的止痛退烧药，不过有效程度属较轻的，为第一线用药。有些药剂会加上咖啡因以增加疗效，也可以服用单方，再自行加上一杯热咖啡（咖啡因含量60~120毫克）或茶（其咖啡因含量为20~50毫克）。

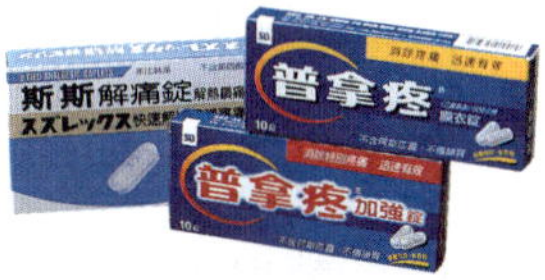

乙酰氨酚类

药物名称	成分	药厂	用量	附注
普拿疼	乙酰氨酚锭剂500毫克	史克美占	服法：每4小时一次，每次1粒，每日4次	属非消炎止痛药
普拿疼加强锭	乙酰氨酚锭剂500毫克、咖啡因65毫克	史克美占	每4小时一次，每次1粒，每日4次	属非消炎止痛药
斯斯解痛锭	乙酰氨酚500毫克、咖啡因30毫克	五洲制药	每次1~2粒，每日3~4次	属非消炎止痛药

疑惑与解答

Q：酸痛药膏用久了就会没效?

A：一般说来酸痛药膏不至于用久了就没效，除非使用次数过于频繁，或是病症不单纯，才可能会如此。

Q：什么是第一线用药?

A：所谓第一线用药指的是医师最先考虑使用的药品，其考量点在于安全第一，即使效果并不是最好的。用药原则是药效愈轻愈好，药效重的药其副作用常较强，使用上要更谨慎。

■乙酰水杨酸类

阿司匹林类药物，比乙酰氨酚类稍强。造成肠胃不适的机会也更高，因此最好饭后服用。

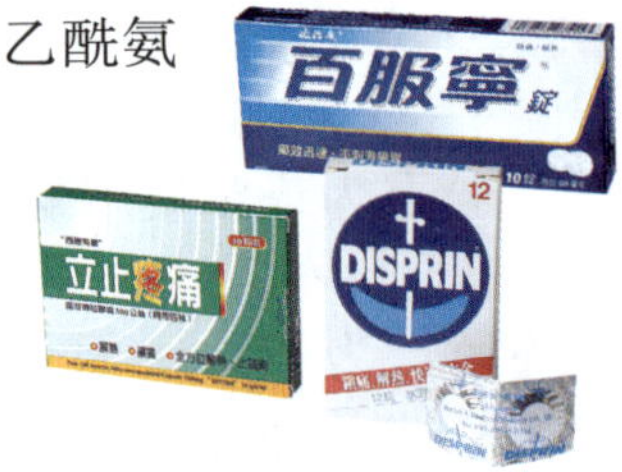

乙酰水杨酸类

药物名称	成分	药厂	用量	附注
百服宁	阿司匹林325毫克与缓冲剂	必治妥药厂	每日不超过5次，每次1锭	属非类固醇止痛消炎药
阿司匹林	阿司匹林300毫克	利高曼药厂	每4小时2~3锭，24小时内不可超过13锭	属非类固醇止痛消炎药
立止疼痛	阿司匹林500毫克	西德有机药厂	每次1粒，每日3次	属非类固醇止痛消炎药

■合并止痛药类

这类止痛药大都药效很强，若是太常服用，其他止痛药就不大能起作用了。通常推荐放在后线，就是尝试其他药无效时才考虑。不宜经常服用，如需要常服用，最好还是去看医师。有些感冒糖浆成药成分亦同上，也须谨慎使用。

合并止痛药类

药物名称	成分	药厂	用量	附注
散利痛	•乙酰氨酚250毫克 •咖啡因50 毫克 •异丙基氨基比林150毫克	罗氏药厂	每次1片，每日1~2片	异丙基氨基比林为罗氏自行合成止痛解热药
脑新	•乙酰氨酚270毫克 •Ethenzamide 100 毫克 •咖啡因60毫克 •其他钙与镁化合物 •本品为散剂	太阳制药	每次1包，限每日3次	Ethenzamide亦为止痛药之一种
五分珠	•阿司匹林520毫克 •乙酰氨酚260毫克 •咖啡因32.5毫克 •本品为散剂	易升堂制药	每次1包，每日2次	属非类固醇止痛消炎药

中药成药

大都针对跌打损伤造成的酸痛而制。处方多为行气化淤类药物。较有名的如铁牛运功散与十八铜人行气散。

中医将肢体的疼痛、麻木、沉重不灵活、关节活动受限等症状都归之于痹症。早在黄帝时，素问一书的“痹论”即有记载。对引起痹症的病因，认为是感受风寒湿邪，并分为行痹、痛痹、着痹3种。其后历代多有补充添加，但仍大致不离这些病因。

■十八铜人行气散成分

三七、没药、代赭石、乳香、红花、甘草、丁香、苏木、贝母、香附、桔梗、泽兰……

■铁牛运功散成分

贝母、桔梗、木香、泽兰、柴胡、三七、当归、红花、甘草、冰片、百合……

■姜茶、杜仲茶

另有姜茶、杜仲茶可以止痛。杜仲茶更可以当平常保养防止腰痛之用。有些姜粉包常常含有糖分，对某些怕胖或是不适用的人，最好找寻无糖或低糖的姜茶包较好。

常见中药成药类

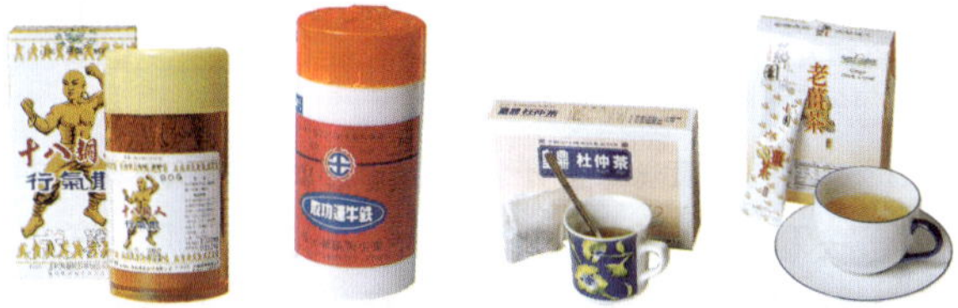

十八铜人行气散　　铁牛运功散　　杜仲茶　　姜茶

疑惑与解答

Q：中药和西药成药何者较有效？

A：虽然西药是止痛、消炎，中药是行气化淤方式治疗，但是这只是医理的不同，但方法都是达到止痛效果，倒不能说何者能治标何者是治本。不过，西医药效会较中医明显。

医师的叮咛

除自行买药物可缓解疼痛外，改善日常姿势、用力情形及复健运动仍需配合进行，以达成最佳医疗的组合。

可服用哪些中药方？

中药里有不少可改善酸痛症状的药，以杜仲、肉桂、姜药性温和常用。市面上有出售杜仲茶方便包，也有姜粉包便于冲泡。这三类都属性温之药，要注意因红肿热痛、细菌感染、化脓、湿热或急性发炎期所致的疼痛不适用。

杜仲、肉桂都是乔木树皮制品，同为强壮重要用药。肉桂色赤味甘辛大热，无毒，血分主药，行全身血分，有虚火者禁用，忌生葱。杜仲本赤褐色，主入肝肾二经。肝主筋，肾主骨，故能强壮筋骨之本。杜仲味甘辛，性温无毒。药效为降血压镇静止痛。肾虚火炽者禁用。

而姜性温、味辛、无毒。行阳分、祛寒发表（加强循环、祛寒、发汗）。目前认为它对偏头痛、关节炎等有止痛效果。发疮者（外伤有发炎、流脓情形）禁食，孕妇禁多食。

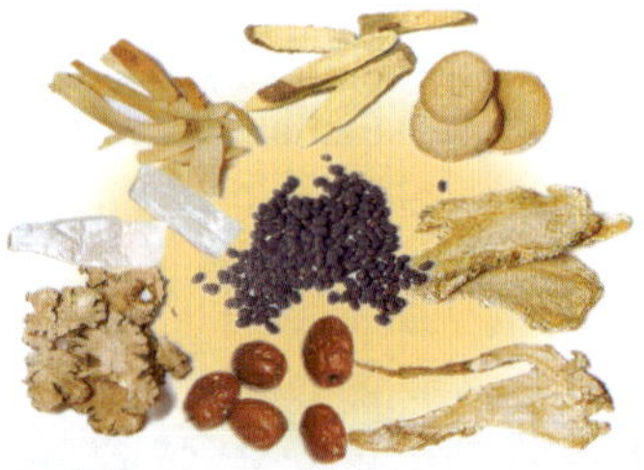

三大类改善酸痛中药方

中药方对痹症依不同病因病症可推荐的药方，分为下列几大类：

■风寒湿痹

又分行痹、痛痹、着痹三类。

行痹

用防风汤以祛风通络、散寒除湿。

- **防风汤成分：** 防风1两、秦九3钱、麻黄5钱、肉桂1两、当归1两、葛根3钱、赤茯苓 1 两、生姜数片、枣3~5个、甘草1两、杏仁1两、黄芩3钱。
- **适用症状：** 关节疼痛，屈伸不便利。游走疼痛，没有特定关节，怕风吹，发热，舌苔白色，脉浮。

痛痹

用乌头汤以温经散寒、祛风除湿。

- **乌头汤成分：** 乌头、麻黄、芍药、甘草、黄耆。
- **适用症状：** 肢体关节疼痛，痛有一定位置。关节疼痛剧烈，屈伸不便利，得热痛减，遇寒痛增。舌苔白色，脉细紧如弦。

医师的叮咛

腕道症候群的手麻，可服用虎潜丸，亦可加减大活络丹、小活络丹。

着痹

薏仁汤以除湿通络、祛风散寒。

- **薏仁汤成分：**薏仁、苍术、羌活、独活、防风、川乌头、麻黄、桂枝、当归、川芎、生姜、甘草。
- **适用症状：**肢体关节疼痛，沉重感，肌肤麻木，手足沉重，活动不便，苔白腻，脉濡缓。

■风湿热痹

热痹

白虎桂枝汤以清热除烦，疏风通络。

- **白虎桂枝汤成分：**石膏1斤、知母6两、粳米6两、甘草2两、桂枝3两。
- **适用症状：**关节疼痛，灼热红肿，发热、口渴、烦闷不安，出汗怕风，舌红，舌苔黄而干燥，脉滑而快（脉搏快、紧，按压时容易滑走）。

■久痹

痰淤组络

桃红饮以化痰祛淤，搜风通络。

- **桃红饮成分：**当归、川芎、桃仁、红花、威灵仙。
- **适用症状：**肢体关节疼痛，时轻时重，关节肿大，甚至强直畸形，屈伸不利，皮下结节。舌质色紫或有淤点淤斑，苔白而腻，脉细涩（流动不畅）。接近类风湿性关节炎之症状。

气血亏虚

独活寄生汤以祛风除湿散寒，补益气血肝肾。

- **独活汤成分：**独活、杜仲、牛膝、秦久、茯苓、防风、当归、党参、白芍各10克，寄生、生地黄各18克，肉桂心1.5克，川芎6克，细辛、甘草各3克。
- **适用症状：**关节疼痛反复发作，日久不愈，肢体倦怠，面色苍白，腰脊冷痛，肢体屈伸不利。舌淡苔白，脉象细而弱。

治疗腰痛中药方

中药方依不同病因病症可推荐的药方，分为下列几大类：

医师的叮咛

乌头汤出自《金匮要略》一书；薏仁汤、桃红饮出自《类证治裁》一书，有意者可参考。但要注意乌头为麻醉药，剂量稍重即会中毒，要非常小心，需请中医师处方，勿自行调剂服用。

而上述其他药方仍需请中医师，依个人体质病状加减处方用药。

肾虚腰痛

肾气不足，腰府不健：青娥丸

- **青娥丸组成：** 胡桃肉、补骨脂、杜仲。

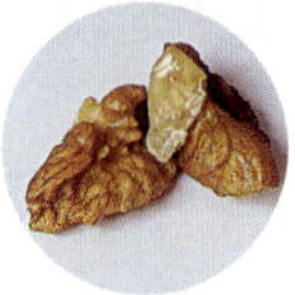
胡桃肉

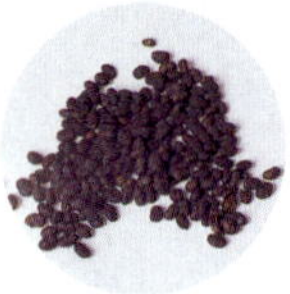
补骨脂

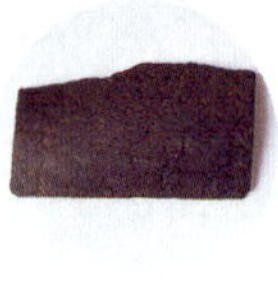
杜仲

- **适用症症状及分析：** 腰酸隐痛，喜欢按揉，腰膝无力为肾气亏虚，不能濡荣外府（肾气较弱）。过劳加重，休息少减，脉细弱，或虚大。
- **对治：** 补肾、壮腰、通络。
- **方解：** 胡桃肉温润补肾；补骨脂温肾逐痹；杜仲强壮腰膝。
- **禁忌症：** 火旺者（火气大者）勿投。

老弱久病，肾衰络虚：加味青娥丸

- **加味青娥丸组成：** 胡桃肉、补骨脂、杜仲、枸杞、牛膝、当归、鹿角胶、鱼鳔、羊腰。

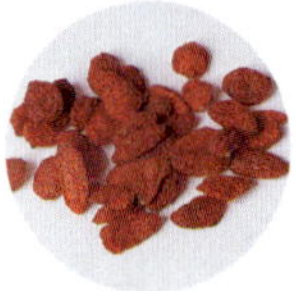
枸杞

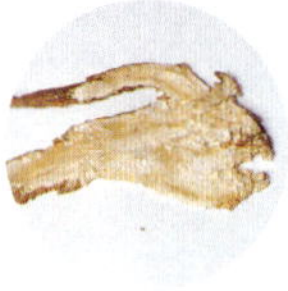
当归

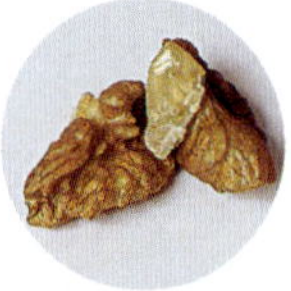
胡桃肉

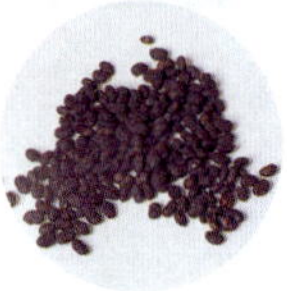
补骨脂

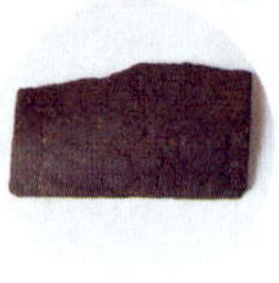
杜仲

- **适用症症状及分析：** 腰髀环跳悉痛（腰、臀、大腿外侧痛）、驼背弯腰、疲软无力，步履不胜，怠惰嗜、腰膝喜暖、脉涩而为弱无神，或空大搏指（脉搏跳动力量大，但空泛不实）。
- **对治：** 温养肝肾、填补奇经以通络除痛。

肾精不足，阴虚火扰：六味地黄丸、滋阴八味丸、左归丸、当归地黄丸

- **代表方六味地黄丸组成：** 熟地黄、山药、茯苓、丹皮、泽泻、山茱萸。

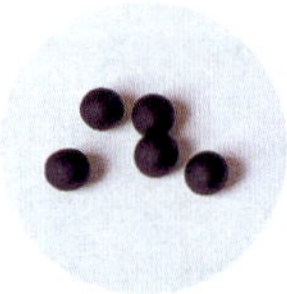
六味地黄丸

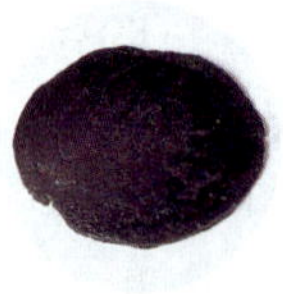
熟地黄

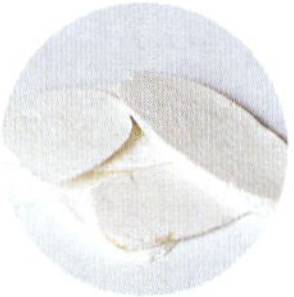
山药

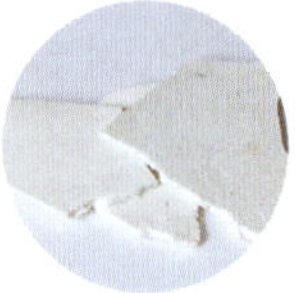
茯苓

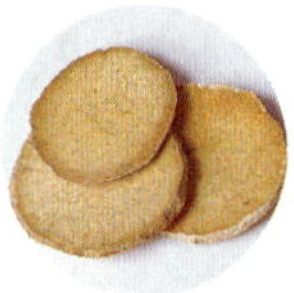
泽泻

- **适用症症状及分析：** 酸软无力，腰脊不举，为房劳伤精，或素禀不足，阴精不能濡养腰部筋脉。口干舌燥，手足心热，面颊潮红，心烦少寐，小便黄赤。脉细数或虚大无力，苔薄，质红。
- **对治：** 补肾养精，滋水制火。

劳作过度，肾气损伤：黄耆五物汤、四物汤、十全大补丸合青娥丸

· **代表方黄耆五物汤（又称黄耆桂枝五物汤）组成：**黄芪15克，白芍、桂枝各10克，生姜18克，大枣6枚。

· **适用症症状及分析：**气虚感风，血行闭阻所致的血痹症，症见肌肤麻木不仁而无痛感、舌淡白、苔白滑、脉涩紧或细涩无力者。长期过劳，腰痛酸楚，虚羸少气，行立不支，劳累发作，休息转好，面色差，形体倦怠。

· **对治：**益气和营、通阳行痹。

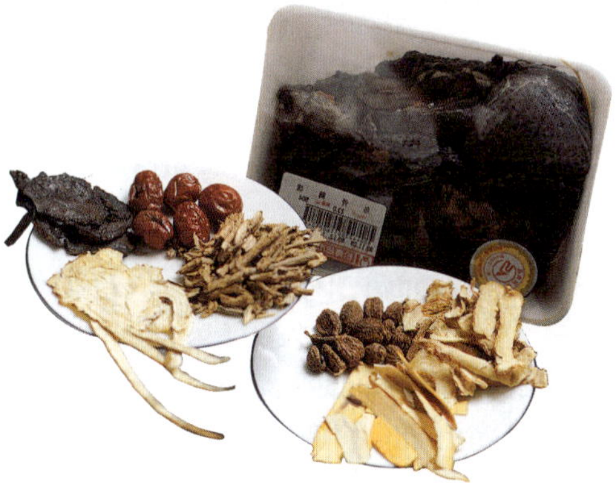

肾阳不足，腰络失养：肾气丸、右归丸青娥丸合方

· **代表方肾气丸组成：**干地黄24克，山药、山茱萸各12克，泽泻、茯苓、丹皮各9克，桂枝、附子（炮）各3克。

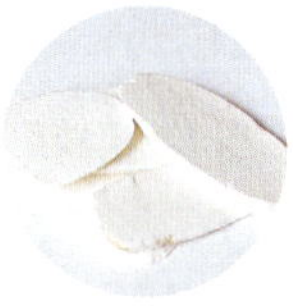

山药

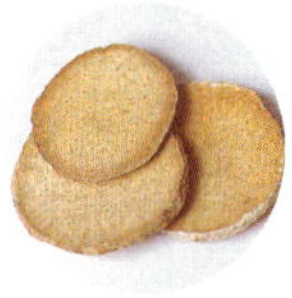

泽泻

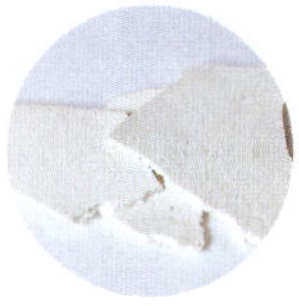

茯苓

· **适用症症状及分析：**腰酸膝软为肾虚。手足不温，畏寒，腰以下为肾阳不奋。力怯短气，面色光白，小便清长为阳气虚。主治肾阳不足所致的腰酸脚软、下半身常有冷感、小便不利或小便反多、舌淡胖、脉沉逆者。

· **对治：**温补肾阳，以复肾气。

· **方解：**前六味为六味地黄丸，滋补肾阴；肉桂、附子，温肾暖下，阴中求阳。

■寒湿腰痛

寝卧冷湿，肾着腰痛：甘姜苓术汤

· **组成：**茯苓15克、白术12克、干姜10克、甘草6克。

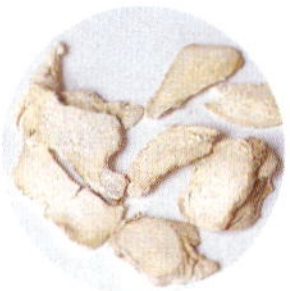

干姜

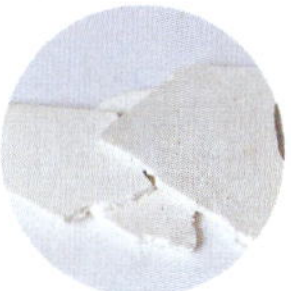

茯苓

· **适用症症状及分析：**特点为腰部重着、冷痛；静卧不能减轻，晨起较甚，阴天加剧；身重麻木不仁。

· **对治：**温肾行水，健脾化湿。

肾气不利，风虚腰痛：独活寄生汤

· **组成**：独活、杜仲、牛膝、秦秦、茯苓、防风、当归、党参、白芍各10克，寄生、生地黄各18克，肉桂心1.5克，川芎6克，细辛、甘草各3克。

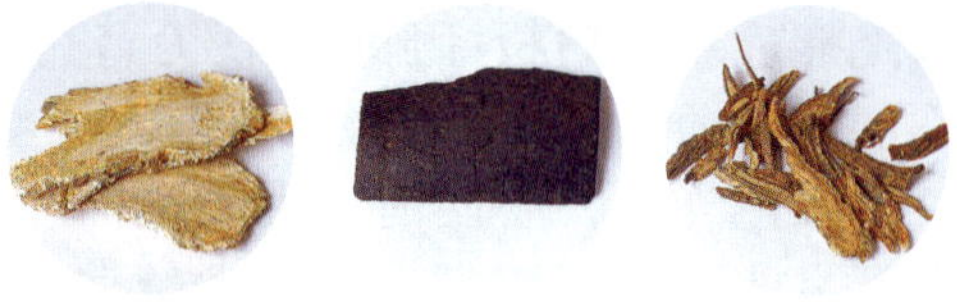

独活　杜仲　秦久

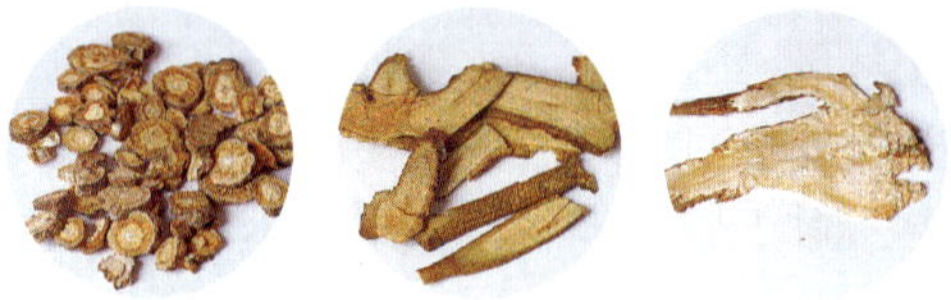

防风　寄生　当归

· **适用症症状及分析**：肾气虚弱，卧冷当风，湿流脚膝，腰痛膝软。腰背疼痛，或偏枯冷痹，缓弱无力，脉虚浮。

· **对治**：补虚实下，祛风通络。

■湿热腰痛

二妙散

· **组成**：黄柏（炒），苍术（米泔浸炒）各12克。

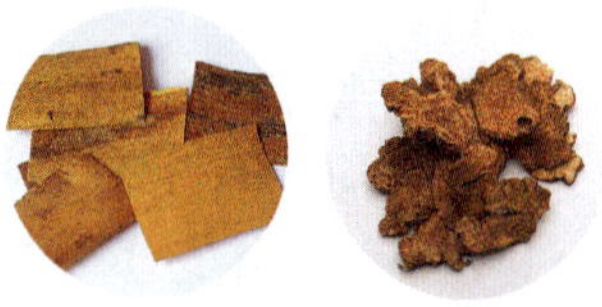

黄柏　苍术

· **适用症症状及分析**：腰痛，痛处觉热，或兼重坠，热天雨天加重。湿热下注所致的足膝红肿热痛、小便短黄、舌苔黄腻。

· **对治**：清热燥湿。

■外伤腰痛

恶血内留，沥血淤滞：复元活血汤

· **组成**：柴胡、花粉、当归、穿山甲（炮）、大黄（酒浸）、桃仁（去皮尖）各10克，红花6克，甘草3克，米酒适量。

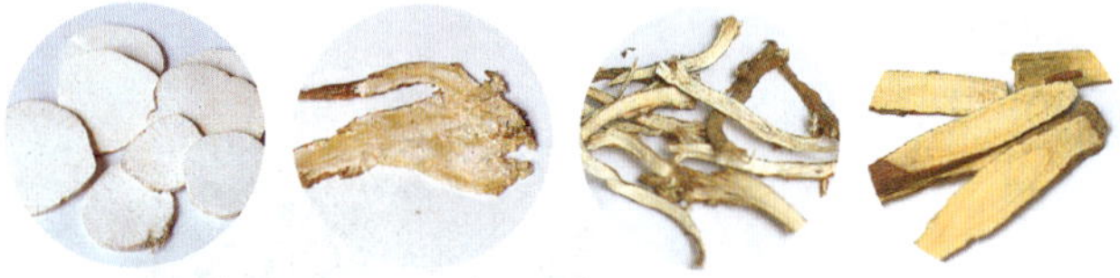

花粉　当归　柴胡　甘草

· **适用症症状及分析**：闪挫失治，跌打损伤，淤滞腰痛。经年累月，时发不已，发时日轻夜重，痛如锥刺，转侧不便，脉涩，舌紫暗。

· **对治**：破淤通血，活血止痛。

Part 4 自我照护・预防对策

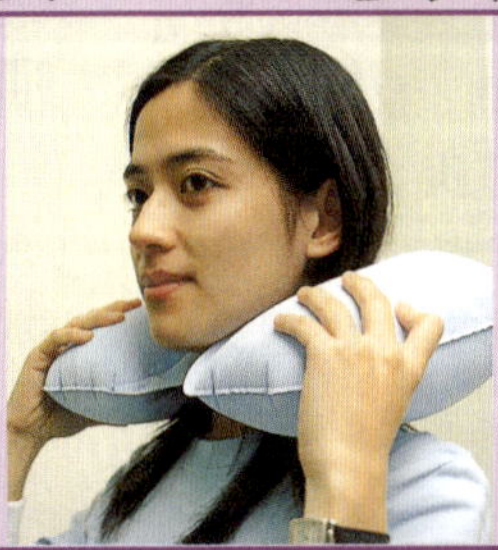

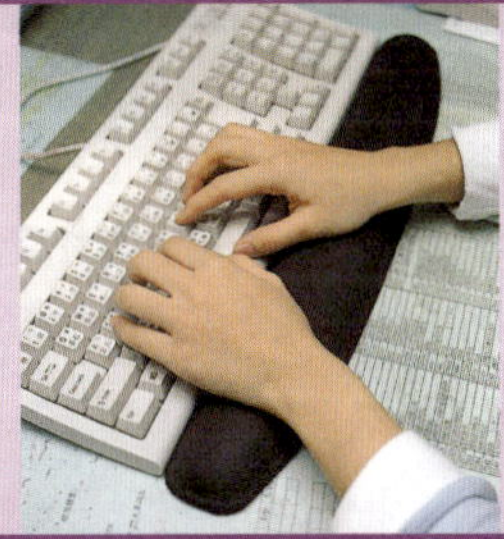

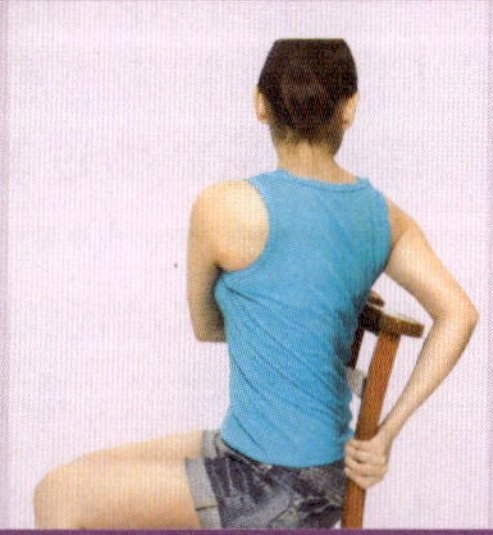

饮食方式

人的肌肉、软骨等软组织长时间受到压力，需要良好充分的微细局部血液循环以维持组织自动修复能力。如果局部血液循环受到阻碍，就容易产生酸痛。

影响局部血液循环最重要的是血管硬化与精神紧张压力。因此，保持清淡、避免造成动脉硬化的饮食是预防酸痛诸多环节的重要一环。

不同原因引起的酸痛在饮食的注意上会不大相同，例如神经痛患者，应少吃刺激性食物，像是麻辣锅；若是食物过敏引起的类风湿性关节炎，需避免玉米、小麦、烟熏猪肉等食物；发炎引起者应少食含有动物性脂肪及Omega-6脂肪酸的蔬菜油，如玉米油、红花子油、葵花油。

一些可改善酸痛的食材包括具镇痛效果的辛香类食物、有抗炎效果的食物、花草茶、加味茶……另外，还有些食物具有抗忧郁、养血、行血作用。另外，维生素B_1、维生素B_6、色氨酸、抗氧化物、维生素D与钙都是有助预防酸痛的营养素。这里还介绍养生的茶及药膳药粥，在平时可煮来食用，同时兼顾养生与预防酸痛。

饮食习惯注意事项

饮食要清淡，所谓清淡的饮食是指低胆固醇、低饱和脂肪酸且口味不会太重的食物。

■该避免的食物

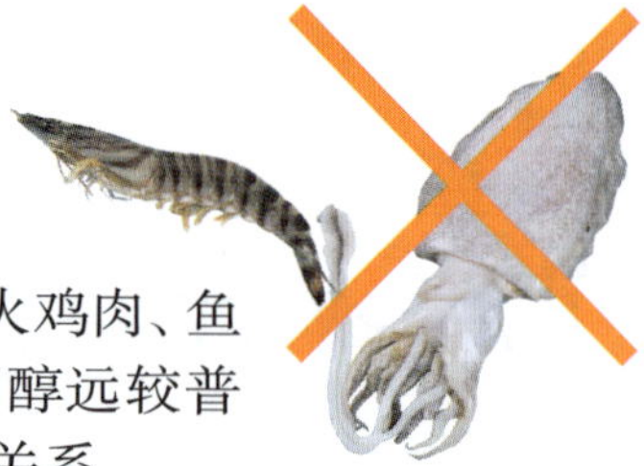

动物性脂肪如牛肉、猪肉、蛋、花枝、虾、蚝、内脏、奶油等。一般说来，去皮鸡肉、火鸡肉、鱼肉较好。龙虾所含胆固醇远较普通虾类为低，因此较没关系。

• 如为神经痛患者应少吃含有精氨酸的食物：巧克力、坚果类食物、咖啡、酒、刺激性食物，如麻辣锅、姜母鸭等。

• 有些疼痛患者是食物过敏造成，故应找出是哪些食物引起的。食物过敏造成的疼痛中以类风湿性关节炎最多，所以可由这类患者的饮食建议作为参考。引起类风湿性关节炎症状食物的前五名依序为：玉米、小麦、烟熏猪肉、橘子、牛奶（尤其是有乳糖不耐症的人）。

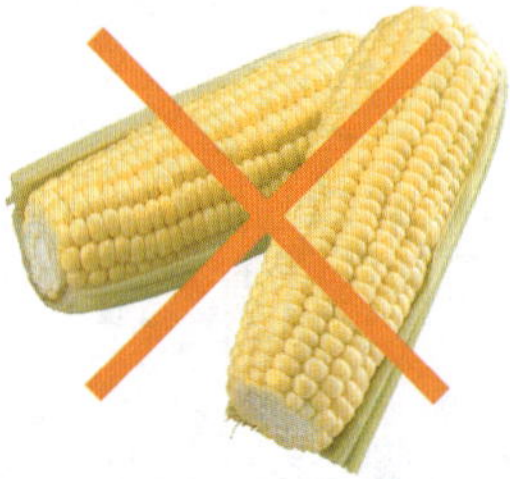

相关的数据

疼痛与心理关系密切：在一项相关研究中显示，大部分人日后对疼痛的记忆与遭遇疼痛前期待会有的疼痛程度有关，而非实际疼痛程度。而且会影响到边缘系统的嫌恶反应，对将产生的疼痛畏惧有加。

·避免引发炎症的食物：食用含有Omega–6脂肪酸的蔬菜油（如玉米油、红花子油、葵花子油）和动物性脂肪太多的话，会减弱鱼油的功用，也会引起发炎反应。

■可以多摄取的食物

谷类、碳水化合物

米饭、面食、马铃薯、番薯、馒头、面包、燕麦、谷类点心制品。

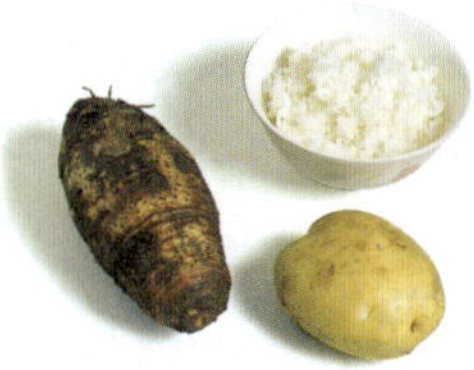

豆类

大豆、豌豆、扁豆、豆腐、豆干类制品。

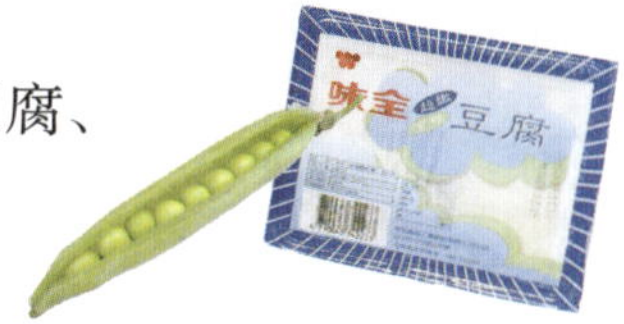

蔬菜

胡萝卜、白萝卜、高丽菜、莴苣、青花菜、花椰菜、绿色蔬菜等（如食用生菜沙拉时，小心沙拉酱里的油脂）。

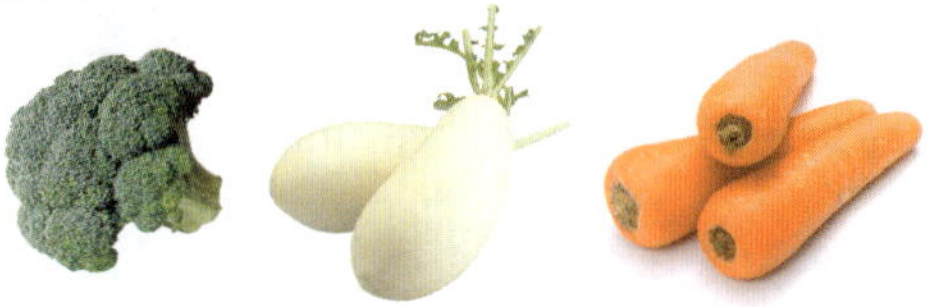

水果

苹果、柳橙、橘子、香蕉、凤梨、芭乐、梨子、草莓、莲雾等。

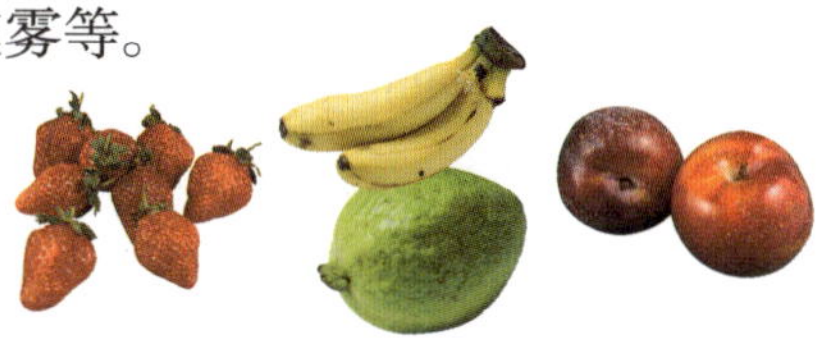

富含脂肪的鱼

鱼油主要成分为Omega–3脂肪酸，能减少细胞介质与白三烯素B_4等发炎媒介物质。深海鱼的鱼油含Omega–3脂肪酸最多，如鲭鱼、鲔鱼、鲑鱼等。

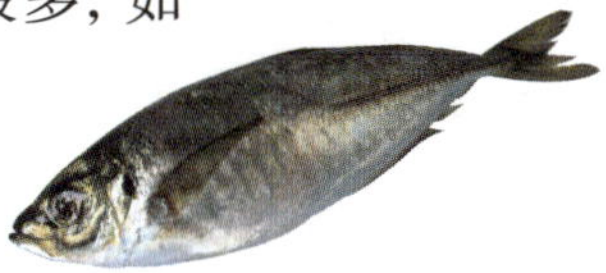

改善酸痛食材

■辛香类

一般中医理论指出香能行气，而疼痛常是气郁造成，故辛香类大都具有止痛效果。

有辛香味道的食物：咖啡、辣椒、丁香、大蒜、姜、洋葱、薄荷。

■花草茶

薰衣草茶有止痛镇定的功效。

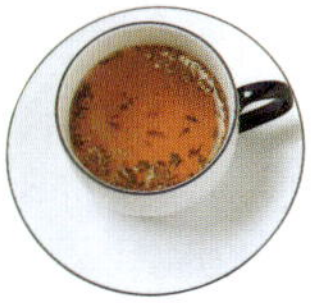

医师的叮咛

姜有多种食用方式，可以将姜切丝配菜食用。国外盛行姜汁汽水，到处可见。

■加味茶

有些辛香茶为丁香、肉蔻、肉桂、姜、胡椒所炮制的红茶，有不错的止痛效果。味道稍带苦味，有点像中药，怕苦的人，可以加少许粗砂糖或咖啡糖。

■具有抗炎效果的食物

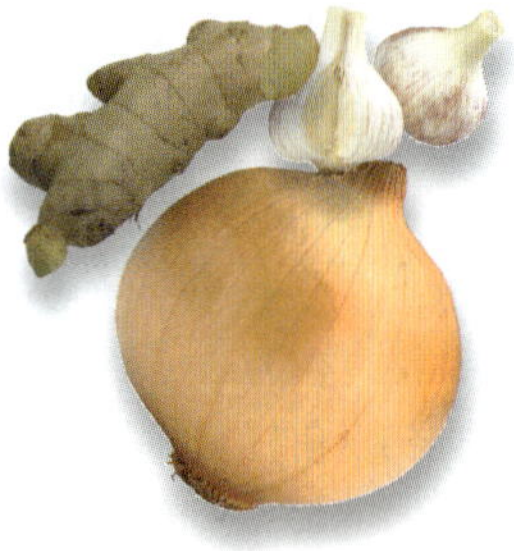

例如：苹果、黑醋栗（black currant）、鱼油（omega−3脂肪酸）、大蒜、姜、洋葱、凤梨。

■具有抗忧郁作用的食物

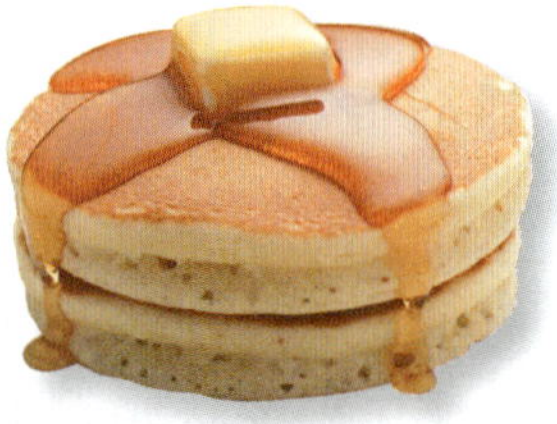

可提高情绪的食材包括咖啡因（咖啡、茶、巧克力）、姜、蜂蜜、碳水化合物（糖、面包、谷类、饼干、蛋糕、米饭）、硒（海鲜、谷类、坚果）等，可以提高脑内5′－烃色氨的活动，提高情绪而增加疼痛的忍受程度。

■红花

有养血、行血破淤、止痛功能。主治跌打挫伤、产后恶露。有些菜肴更是以红花调味，可参考使用。但禁一次多量，且孕妇禁用。

■维生素B_1、维生素B_6

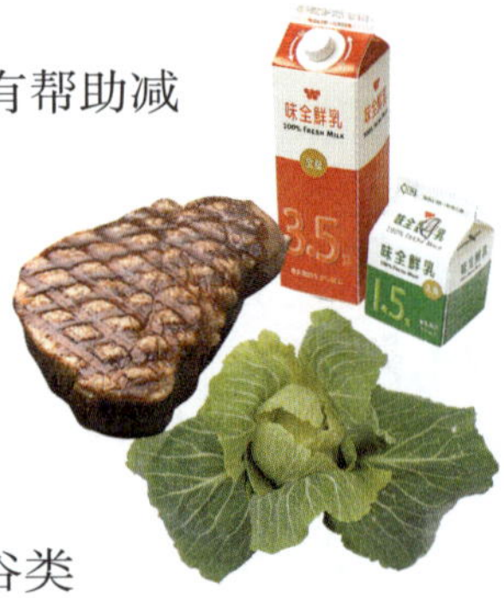

维生素B_1、维生素B_6有帮助减缓神经、肌肉疼痛的作用，它们的不足容易引起酸痛，因此富含维生素B_1、维生素B_6的食物对酸痛有预防作用。

食物中含维生素B_1、维生素B_6较多的包括：全谷类（未精制）、肉类、牛奶、肝脏、

医师的叮咛

维生素B_1、维生素B_6可预防及治疗酸痛，但想借食物来补充这些维生素，容易因不便而放弃，此时不妨可以考虑服用维生素B_1、维生素B_6制剂来补充。

例如单方维生素B_1，每日共服用60~100毫克，单方维生素B_6，每日共服用30~60毫克。或是复方如武田制药合利他命F_{50}，含维生素B_1衍生物50毫克及维生素B_2 5 毫克等。

如为治疗性可考虑高剂量复方如赐福康(sufucon)，每粒胶囊含维生素B_1 112 mg，维生素$B_6$100 mg，维生素B_12 100 mg，一日最多两回。或目前有多家厂牌均有制造的强效B群维生素（strong B complex）亦可。

地中海型贫血患者亦是酸痛的常客，可以补充叶酸（folic acid）及维生素B_{12}，两者均含有强效B群维生素。

腰子、酵母、豆类、鱼类、坚果、马铃薯、绿色蔬菜。

■色氨酸

色氨酸可以增加脑中血清素的含量，对情绪稳定、睡眠与疼痛的控制很重要。富含色氨酸的食物为碳水化合物，包括米饭、马铃薯、番薯、面食、面包、馒头。

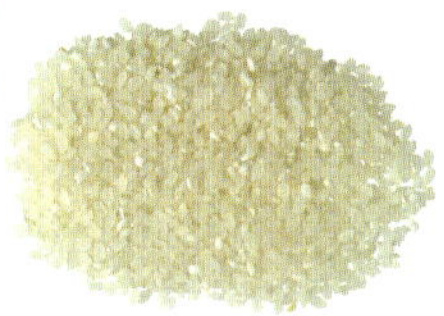

■抗氧化物

针对防止血管硬化，微细血管循环受阻，可以服用抗氧化物来对抗自由基。抗氧化物包括维生素E、维生素C、β-胡萝卜素，超氧化物歧化酶（SOD），麸氨基硫过氧化酶（glutathione peroxidase）等。不过推荐的剂量与实际上的效果仍然有待进一步研究确定。

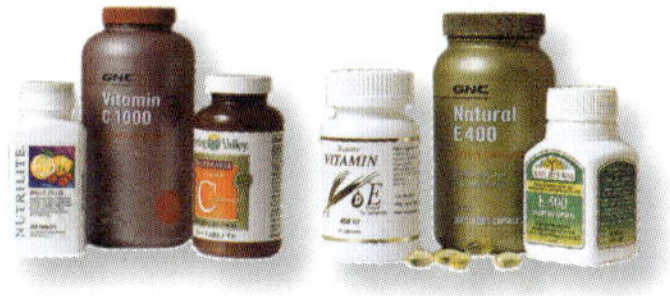

■维生素D与钙

钙本身有安定神经、减缓肌肉挛缩疼痛的效果，可以对抗各式疼痛及肌肉收缩。而维生素D可以帮助钙质的吸收及保存。

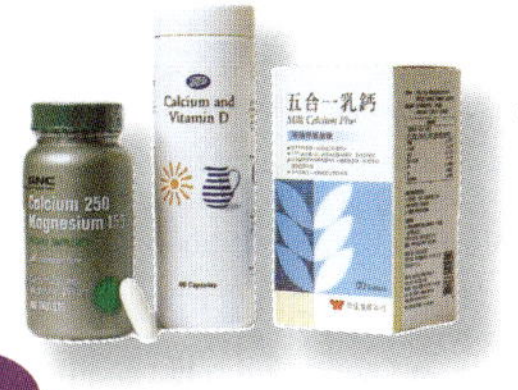

改善颈背臂痛麻食谱

肩膀周围组织发炎（含五十肩）的食疗方法有两种，均健脾除湿消肿，治疗肩周炎湿邪偏胜者。

■木瓜汤

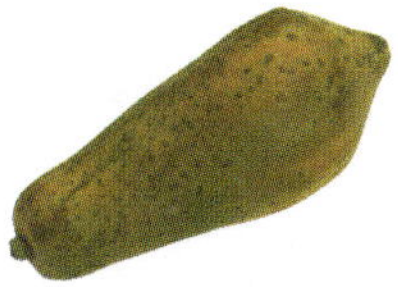

- **材料：**木瓜、羊肉各500克，草果5克，豌豆150克，粳米 250克，白糖100克，食盐、胡椒粉适量。
- **做法：**木瓜榨汁备用，羊肉切丁成2厘米见方小块，加入草果、豌豆、粳米及木瓜汁加水适量，大火烧开。转成小火熬至豌豆熟烂及肉熟，放入佐料即可。佐餐或单独食用都可以。

■薏仁粥

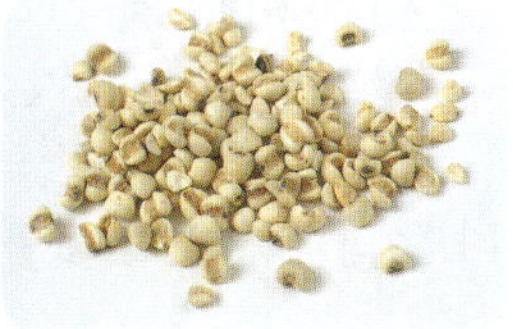

- **材料：**薏仁50克，白糖适量。
- **做法：**薏仁加水适量煮成粥，调入白糖，此为一顿量。每日1次，连服1个月。

医师的叮咛

针对颈椎病变造成的疼痛，传统食疗方大都含有蛇、熊掌、蛤蟆等，并非寻常人可轻易接受或饲养的动物，因此略去不谈。

改善颈背臂痛麻外敷法

■白芥子鸡蛋清

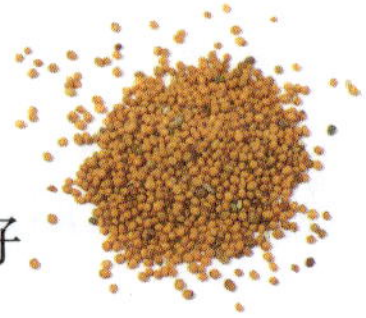

- **材料：** 白芥子和鸡蛋清各适量。白芥子可至中药行买已研磨好的来使用。
- **做法：** 白芥子冷干研磨为粉末，用鸡蛋清调成糊状，敷在痛处。

改善腰痛食谱

■葛根猪肉薏仁汤

- **材料和做法：** 葛根、猪肉1∶1的比例加少许薏仁熬汤喝。

■清蒸姜片鲢鱼汤

- **材料和做法：** 约1斤重鲢鱼一尾，洗净内脏、干姜2钱或四五片、加盐少许蒸熟即可。

辛香味入料的家常菜均或多或少有些效果。不过香料可能要稍多一些。

预防酸痛食谱

有些药茶、药膳、药粥可以预防或改善轻度的酸痛。这种以药入食的方式较可口，虽然药效较轻，但是时日一久，体质慢慢转变，对酸痛仍有助益。当然姿势与运动很重要，但对体质虚弱的人，药茶、药膳、药粥能固本培元于无形之中，是很好的辅助治疗。

维生素B、维生素D、中药方或药酒等都有预防酸痛的效果。针对不足的维生素，加以补充，或是以中药方矫治体质，也是一个不错的方法。

■药茶

中医有些养生药茶可以预防治疗或预防五十肩，举例介绍如下：

独活茶

独活20克，以水煎煮代茶喝。功效为祛风、散寒、利湿，用于五十肩属风痹者。

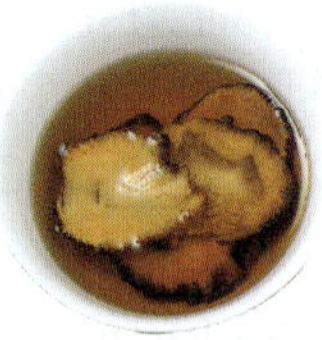

槐子茶

细茶叶15克，槐子15克，核桃肉15克，芝麻15克。以瓷罐熬煮，两碗水煎成一半，趁热服下。

■药膳

有些中药味道本身不错，以之入膳亦可以预防改善或预防颈背肩臂痛。如胡桃、山芋肉、黑芝麻等补肾，木瓜、当归等舒筋活络，经常少量入菜食用，可以疏通气血、强身祛病、延年益寿，对于颈椎病变也有好的预防效果。适当服用胡桃、黑芝麻、木瓜、当归等可以积极调理气血、舒筋通络，经常少量入菜食用，对于五十肩也有好的预防效果。

而特别针对腰痛，可以服用的药膳，举例介绍如下：

核桃鸭子（仿膳菜谱）

- **材料：** 核桃仁200克、荸荠150克、老鸭一只、鸡肉泥100克。葱、姜、食盐、鸡蛋清、料理酒、湿玉米粉、花生油、油菜末各适量。
- **做法：** 将鸭宰杀、去毛，开膛去内脏，洗净，用开水烫一下，装入蒸笼内，加葱、姜、盐、料理酒少许，蒸熟取出，待凉去骨，切成两块，用鸡肉泥、鸡蛋清、湿玉米粉、味精、料理酒、盐调成糊。再将核桃仁、荸荠剁碎，加入糊内，淋在鸭子膛内肉上。热一锅油，油热时放入处理好的鸭肉与鸡肉糊，炸至酥脆，捞起沥干油，切成长块，摆盘，四周撒些油菜末，即可佐餐食用。可补肾固精，润肠通便。还可治肾虚腰痛，阳痿遗精。

葡萄根炖猪蹄（百病食疗偏方）

- **材料：** 猪蹄一个、白葡萄根60克、黄酒适量。
- **做法：** 猪蹄处理干净，剖开，放于锅内，白葡萄根洗净切碎，加入锅内，用黄酒和水各半炖煮，至肉熟即可。吃肉喝汤，可祛风逐寒，通经活络。辅治坐骨神经痛。

茴香煨猪腰

- **材料：** 茴香15克、猪腰一个。
- **做法：** 将猪腰对半切开，剔去筋膜，然后与茴香共同置于锅内加水煨熟。趁热吃猪腰。汤有腥臊味，不适合饮用。可温肾祛寒，主治腰痛。

■药粥

中医有些养生药粥可以预防或改善腰痛，举例介绍如下：

猪腰粥（本草纲目方）

- **材料：** 猪肾两枚、糯米50克、葱白、五香粉、生姜、盐适量。
- **做法：** 将猪肾洗净，泡水半小时去腥味，去筋膜，切细，将米淘洗干净，放入锅内煮成粥，将熟时放入适量葱白、五香粉、生姜、盐调之。早餐服用。有补肾壮腰之效。还可治老人肾气不足引起的腰膝酸软疼痛、步履维艰、耳聋。可以加杜仲1两更好。

枸杞羊肾粥（饮膳正要方）

- **材料：** 枸杞叶250克、羊肾1只、羊肉60克、葱白2支、细盐少许、糯米60克。
- **做法：** 将新鲜羊肾洗净，泡水半小时去腥味，去筋膜，切细，再把羊肉洗净切碎，枸杞叶煎汁去渣，同羊肾、羊肉、葱白、糯米一起煮粥。粥成之后加少许盐，稍煮即可食用。可益肾阴、补肾气、壮元阳。可治肾虚劳损、阳气衰败、腰脊疼痛、腿脚萎弱、头晕脑胀、听力减退或耳聋。

生活习惯注意事项

经常酸痛的人在生活习惯方面常有不少引起酸痛的原因，即使不是主因，这些因素仍然会造成酸痛加重或复发，所以应该注意。

常常酸痛的人在生活习惯方面应该注意的事项包括不良嗜好、日常姿势、运用小物品、用力的方法和运动等方面。

不良嗜好可以从饮食过度、肥胖、吸烟及饮酒这方面着手，循序渐进。例如戒烟必须有耐心、恒心，借助戒烟贴片，改变没事就想吸烟的习惯。如果原来每天吸一包烟，则减为2/3包，等习惯以后再依此方法继续减少下去。

我们在坐、站及睡觉时如能注意姿势的正确与否，也可以减轻脊椎负担，尤其需长时间坐在办公室的人，如此才不容易常常有酸痛的情形发生。而鞋子的选择也很重要，鞋底的垫子如能吸收走路时的震动，可以大大减少脊椎的冲击，并且帮助保持良好的姿势（即负担最轻的脊椎原位）。另外，高跟鞋原则上会使腰椎甚至颈椎受力更多，应该避免。

另外，不当的提拿物品也容易造成腰部及上背部伤害，提重物时最好能蹲下，将物品尽量靠近身体，避免站直弯腰提重物，这样容易伤到腰部及上背部。

去除不良嗜好

■饮食

饮食没有节制常会导致肥胖，增加身体负担，引起或加重酸痛。

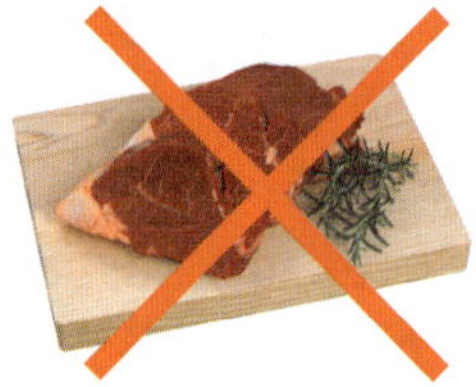

饮食过度摄取动物性蛋白质及动物性脂肪时，容易引起血管硬化，影响微细血液循环，因而加重酸痛。另外，容易导致发炎加重的食物也要尽量避免。所以常有酸痛的人应该格外注意饮食。

■吸烟

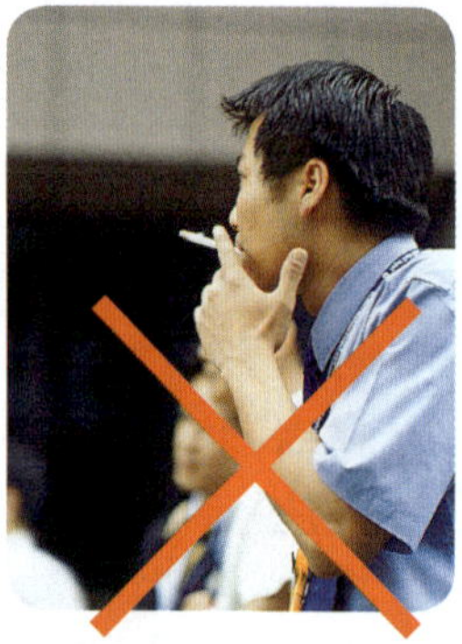

吸烟会影响微细血液循环，增加维生素的消耗，使神经系统对疼痛感觉更为敏锐，使神经痛的情况加重。所以没有吸烟习惯的人要避免二手烟，有吸烟习惯的人最好戒烟。

戒烟必须有耐心、恒心，借助戒烟贴片，改变没事就想吸烟的习惯，及渐进式方法——立即减少原来的1/3，例如每日原来吸一包烟者，减为2/3包，等习惯以后，再继续依此原则减少下去。

■饮酒

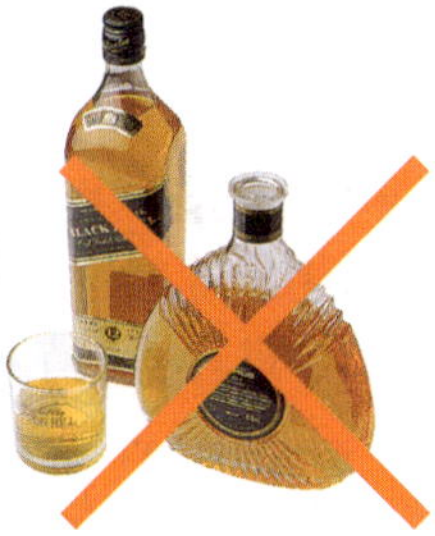

少量饮酒会促进血液循环，但大量饮酒，尤其是酒精成瘾者，常常只是喝酒，没有进食，因此易患维生素B_1缺乏症。也会像吸烟者一样，易引起神经炎，加重神经痛。

改正日常姿势

■颈部

颈椎负责支撑头部重量，虽然不像腰椎承受力那么大，但是相对的，颈椎上所附着的肌肉，也没有腰椎肌肉来得强而有力。

头部重量4~5千克，当处于正常良好姿势时，颈部负担6~7千克，但是如果头部因松懈往前突出5厘米，颈部负担激增至18千克左右，极容易造成脊椎的软组织（肌肉、肌腱、椎间盘、软骨等）疲劳受伤。

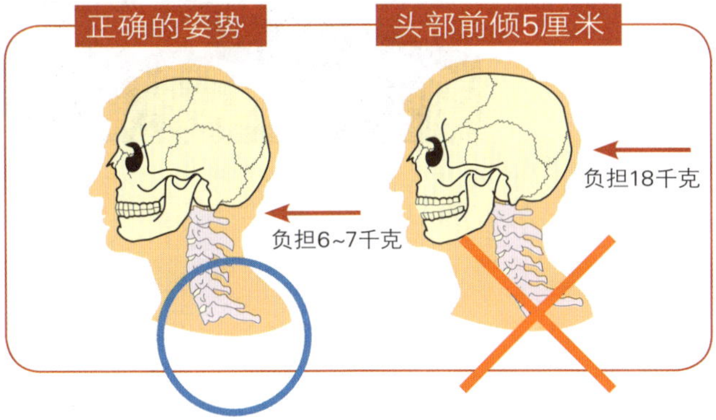

■坐姿

经常需要坐着的人，最好每隔1小时起身活动，伸伸懒腰。有时借起身踱步来思考，也是不错的办法。

避免的姿势

长时间背部前倾，手抬着没有依靠，脚悬空离开地面，会使颈部、肩膀及腰部过分使用而损伤。

正确的坐姿

要坐满整个椅子，不要坐一半。后靠背需后倾10°，下背部垫小靠枕，有靠手可减轻下背负担25%，大腿不要下垂或过度上翘，即膝盖呈约90°。脚部自然置于地面，如椅子太高，使得双脚悬空，或需垫起脚跟，则需使用小脚垫，使得脚部能自然平放。

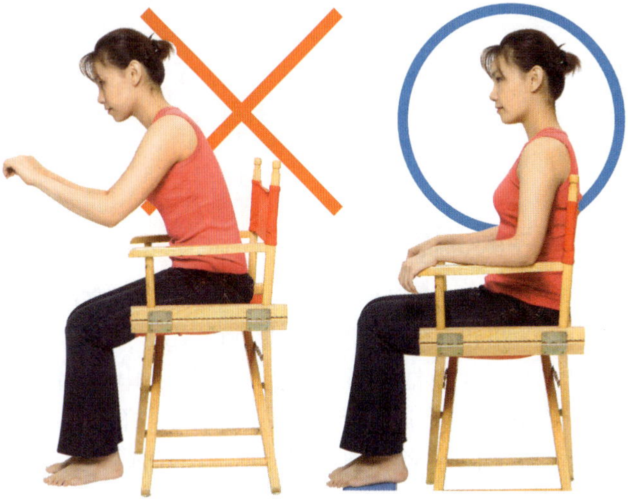

椅子的选择

选择有靠背支撑良好的椅子，且有扶手者为佳。自然坐着时，双脚要很舒适地着地。不要选择没靠背而需要弯腰向前坐着、无法轻松坐直的椅子。

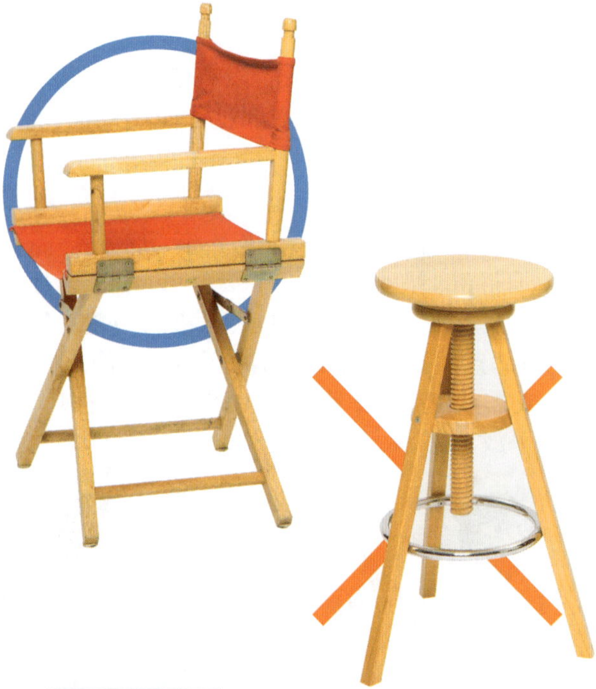

桌子的选择

要能将脚伸到桌下，以避免需要弯腰向前做事；桌子高度要合适；常需画图的工作者，要有桌面倾斜设计，避免常需前倾画图；常使用电脑者，应将电脑荧幕高度调整到眼前正下方15°角左右；经常需要念书的学者或学生，则最好使用阅读架。

辅助用具

小小工具用途大，往往可以帮大忙，别小看它。

- **小靠垫**：靠在背后，帮助保持正常腰椎弯曲幅度，让肌肉保持松弛不紧绷。对减轻颈背肩臂痛也有帮助。

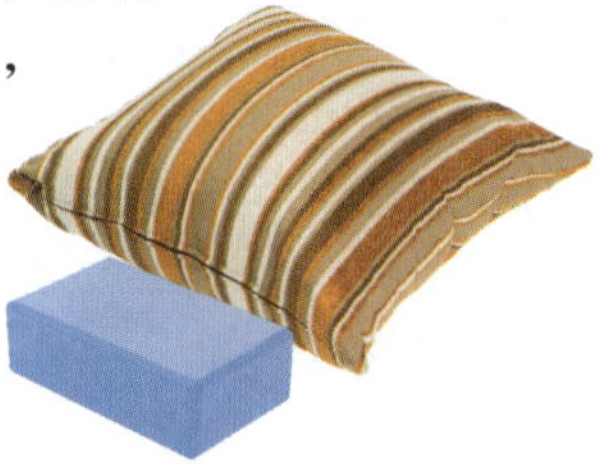

- **脚踏垫**：在桌椅无法调整适宜，因而造成双脚悬空，增加腰部负担时，应使用脚踏垫，以减轻负担。其对减轻颈背肩臂痛也有帮助。

- **视线**：良好视线，是不必向前倾的保证。视力矫正、合适尺寸的屏幕、清晰的屏幕、良好的采光均是重要的细节。

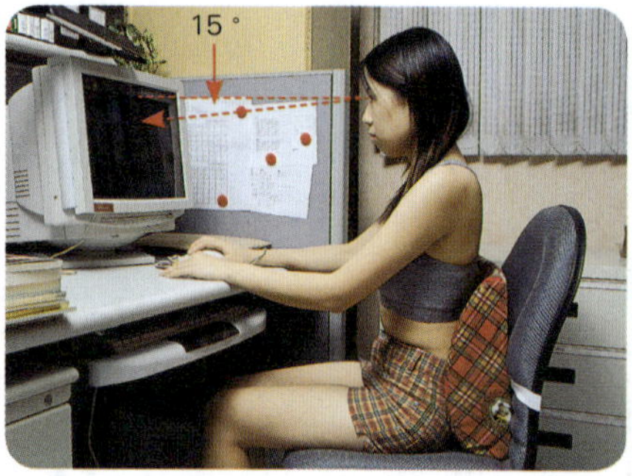

■站姿

站立时，腰椎会呈现稍微过度伸张的情形，此时不要忘了每隔二三十分钟变换姿势，活动一下。

姿势

正确的站姿是打起精神，挺直腰杆站好，收下颚及小腹。不过要注意勿让肌肉过度紧绷。不要无精打采，弯腰驼背，肩膀向前向下，形成所谓的圆肩，或是凸着肚子。要时时变换站姿，轮流踩高一脚，让重心往下分担，不要全部在腰部。

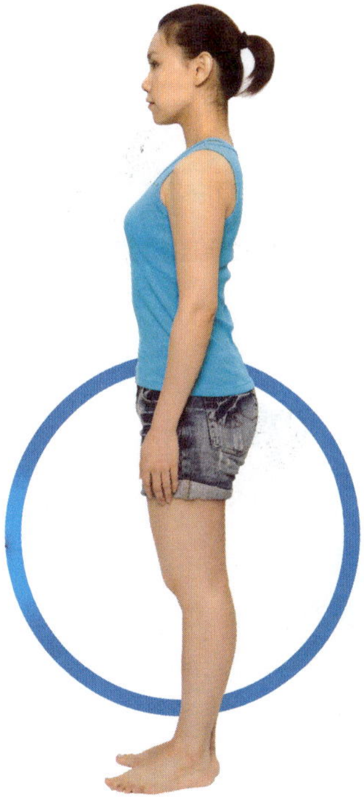

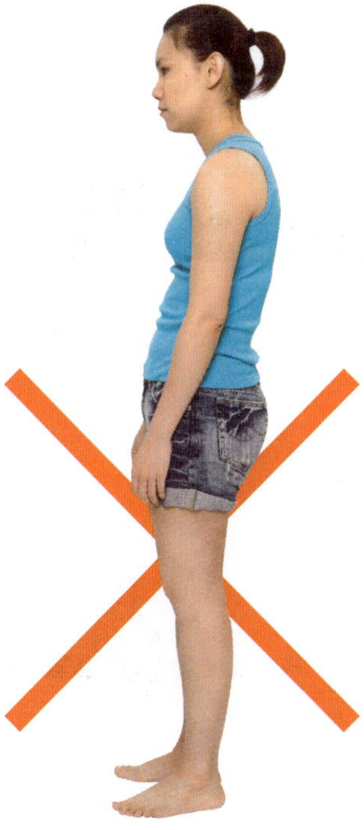

■工作的姿势

长时间歪斜、上仰、低头的工作习惯，远离工作台站立，颈背部前倾，手抬高没有支撑，都会造成慢性肌肉、椎间盘的过度使力受损，也容易造成局部骨刺特别增生，压迫到颈椎神经根，造成神经痛与神经病变。最好尽量靠近工作台，并且调整好工作台面，使手肘弯曲，上臂下垂，较不会造成过度使力而受伤。

工作上需常讲电话，或是爱使用电话聊天的人，尤其是边讲电话边做事，而将听筒夹在耳朵与肩膀间的人，特别容易脖子酸痛。另外，用手扶着听筒太久，也常会造成肩膀或手臂的疼痛。

如需长时间使用电话，最好是用类似总机小姐常用的头戴式耳机，以避免疼痛的产生。

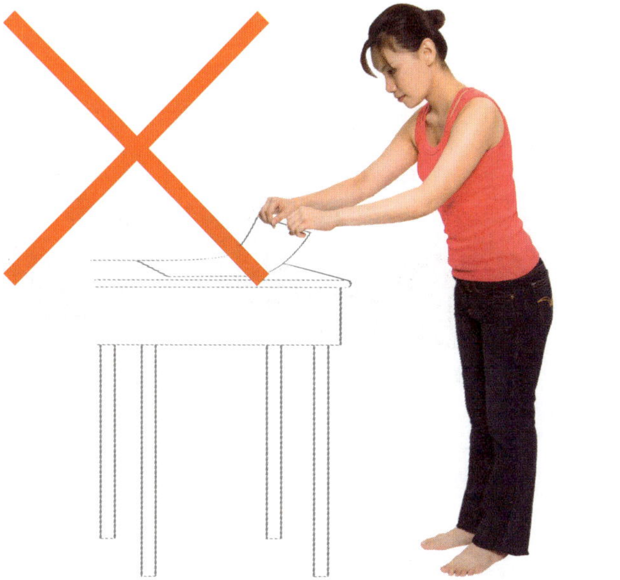

■躺睡或休息

人的一生，约有1/3的时间是在床上度过的。睡得不好的，往往第二天带着腰酸背痛起床，严重的话，甚至半夜就痛得辗转难眠。因此，躺着休息或睡觉姿势与床、枕头的选择很重要。

休息时的姿势

- **正躺：**膝盖弯曲，下面垫枕头。如此可减轻腰肌、腹肌及脊椎的负担，并减少坐骨神经的拉扯。有坐骨神经痛时，最需要采用此种姿势。
- **侧躺：**下脚伸直，上脚弯曲，两脚之间垫枕头，保持腰椎自然姿势。
- **俯卧：**上半身借手臂支撑上抬。

床的选择

要选择好的床垫，支撑力够，又不会太硬，能让肌肉充分放松不至于紧绷，以免造成睡醒或半夜就腰酸背痛。尤其要淘汰掉老旧、支撑力不良的床垫。睡觉时可以拿大垫子或枕头垫在膝盖下，帮助缓解腰椎及肌肉的负担，减少坐骨神经的拉扯。

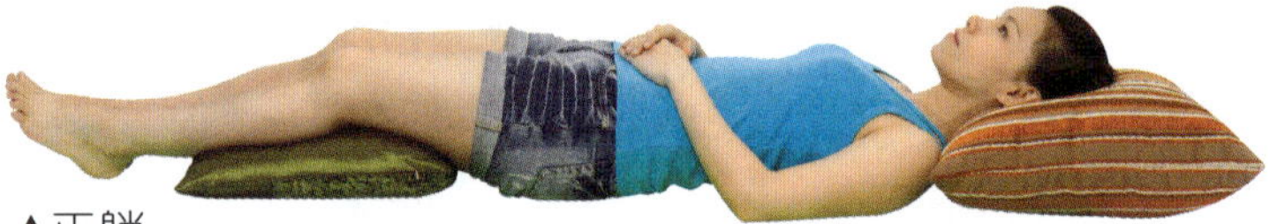

▲正躺

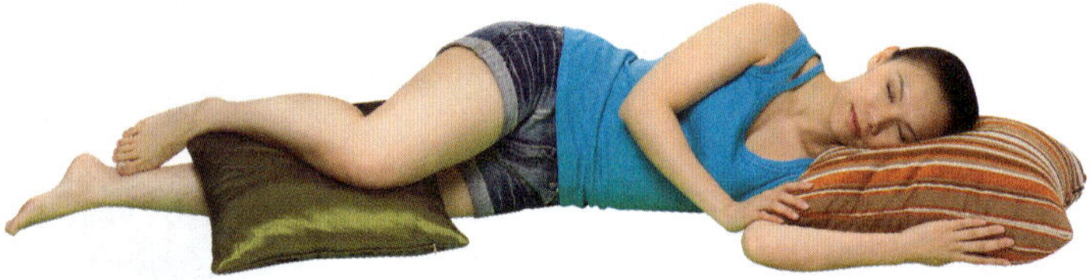

▲侧躺

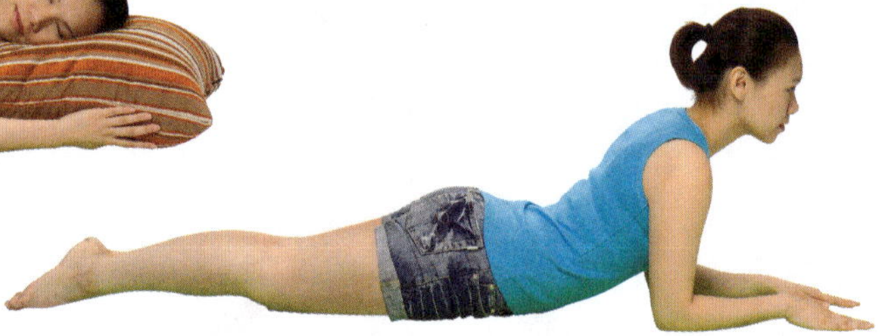

▲俯卧

枕头的选择

枕头应选用结实的材料，但不要太高，尤其要避免一次叠两个以上枕头睡觉。太高的枕头造成脖子前倾，颈部肌肉过分使力，不能放松休息，颈部的椎间亦处于不均匀状态，容易使椎间盘突出。枕头以结实、不易变形的材料为佳。例如矽乳胶材质、中央有凹形的最好。

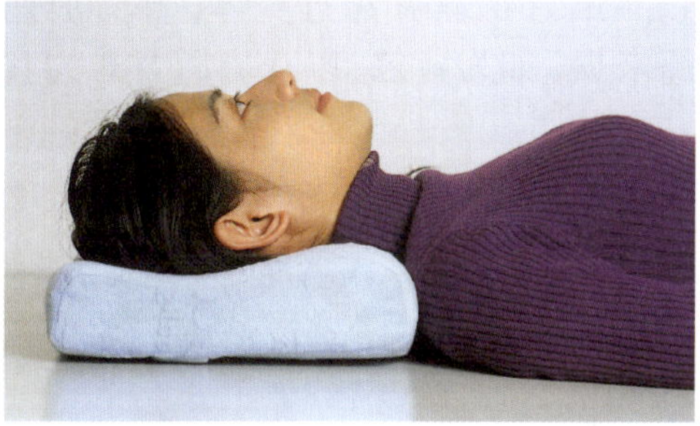

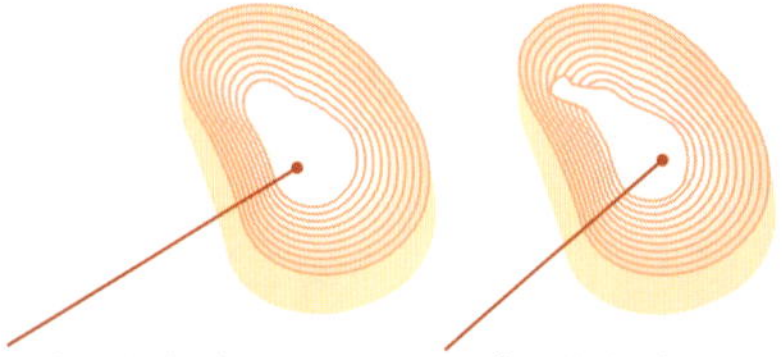

使用颈枕

侧睡时，因为肩膀与颈部的距离不同于正躺时，头部需要枕头的高度较高，使得侧睡时，若仍使用同一枕头，势必会让颈部僵硬不能放松。而且也会造成以手当枕的情形，如此更会造成手臂酸痛，甚至麻木。解决之道是在侧睡时，使用圆形小抱枕来填补加大的空间。

■开车

长时间在车子中，尤其是驾驶员，必须保持固定姿势，无法自由伸展移动，特别容易造成酸痛。原因如下：

长时间坐姿，太少活动筋骨

对治之道是平常要多运动，尤其是加强各部分肌肉的伸展与肌力训练。保持柔软度与高度耐受力，是不致疼痛的最佳保证。

车子坐椅支撑及构造不良

车子坐椅如调整度较差时，较会形成不良坐姿。可考虑换好的坐椅，特别是有可调前后上下的电动坐椅更佳。可调式方向盘也有助于减轻酸痛。有些车子配备有电动方向盘，可以减少双手转方向盘的使力，对酸痛也有些许帮助。另外自动巡航装置，维持定速，让脚有机会不用维持轻微出力的姿势，也能减轻负担。

长期震动会导致酸痛

震动会导致疼痛，行车时车子多少会有震动。车子的悬挂系统（弹簧）的好坏，决定吸收震动的幅度。因此坐好的车子，即使时间长，也较不会引起疼痛。如果开车时，觉得车子有点像要解体，表示车子的悬挂系统已经不行了，造成各处疼痛的可能性更高。

■用力的方法

原则上应该尽量靠近自己身体出力，要记住杠杆原理，物品离开自己身体一些，身体即增加数倍的负担。重的东西不要高抬过肩，如此会造成脊椎及肩膀过劳而产生很大的损伤。能抬或提多重的东西，因人而异，自己要考量，不要逞能。

抬起物品

抬物品时最好先热身，活动筋骨，并尽量弯曲髋、膝、手肘等关节，而不要让关节伸直，或达到该关节活动范围的尽头。最好让物品靠近身体，不要弯腰，否则很容易受伤。

提拿物品

拿物品最好抱紧并靠近身体，并分成两边差不多均衡来提，如为背包，以双肩后背式为宜。

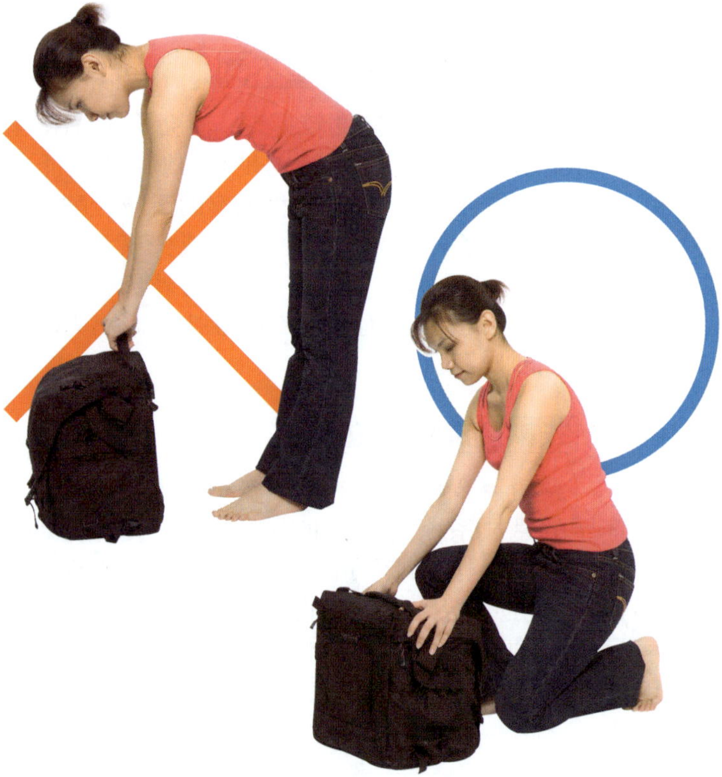

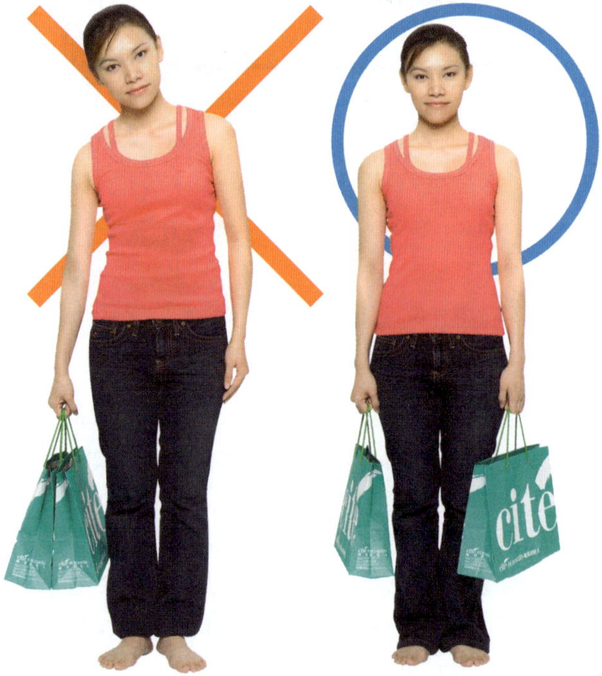

■小东西大用途

充气式颈圈

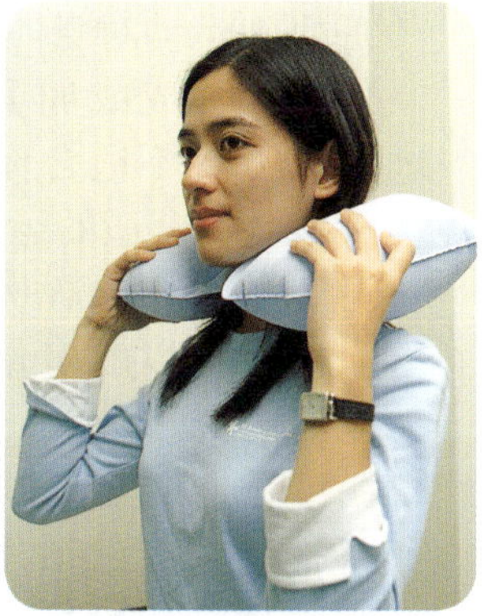

长途旅行或是平常在沙发椅上睡觉时，头颈部常因缺乏支撑，而造成睡醒时颈部极不舒服。若能使用U形充气式颈圈加以支撑，较不会引起颈部酸痛。

项圈

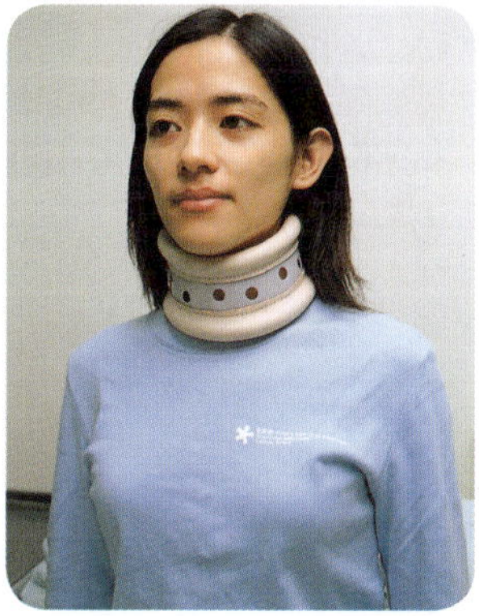

颈椎受伤，例如挥鞭症候群，尤其是可能有神经系统损伤时，应该使用项圈固定，不过全程使用不宜超过两天。两天后，便应间歇使用，并开始尝试运动，否则会养成依赖性，与造成肌肉支撑变差。

三角巾

利用三角巾将手臂固定在胸前，可减少肩膀关节受力。五十肩患者在睡觉时使用，可以减少疼痛。脑中风患者半身瘫痪时，瘫痪那一侧肩关节也常会产生五十肩或脱臼而疼痛异常，若能使用三角巾将手臂固定，可大为减少此并发症产生。

护腕

常需使用手腕工作的人，容易得手腕周围肌腱炎以及腕道症候群。若能在工作时使用护腕，可以减轻受伤机会。已经受损的人，可以减少更进一步的损伤。不过要注意的是，戴护腕不宜太久，休息时要取下来，尤其是睡觉时。护腕选择以可调整式为佳，问题严重时，应选用长型的护腕。

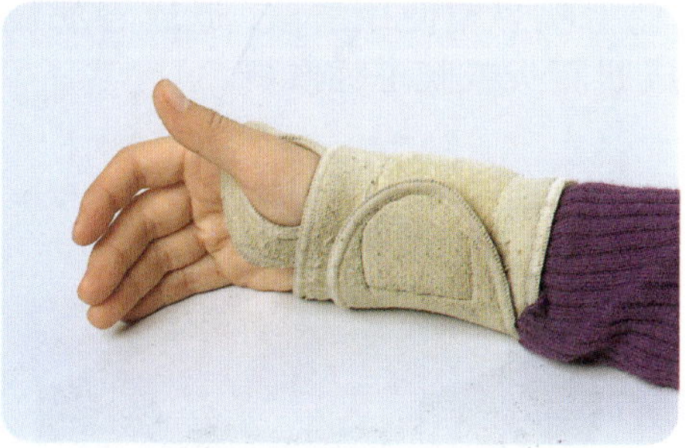

护肘

为避免得网球肘，或是已经有网球肘的人，出力时应使用护肘，戴的位置在肘下前臂处。

电脑键盘靠手

常用电脑打键盘时，最好使用靠手，避免手部悬空，容易僵硬受伤，造成肌腱炎或腕道症候群。

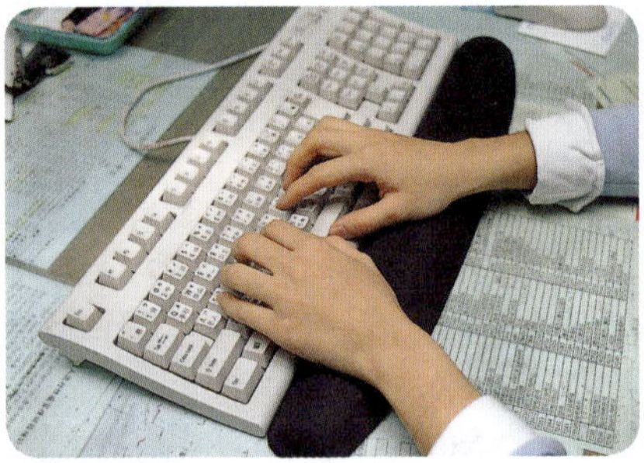

特制滑鼠垫

常需使用电脑滑鼠时，最好使用特制滑鼠垫靠垫，避免手腕悬空使用滑鼠，造成容易僵硬而受伤，形成肌腱炎或腕道症候群。

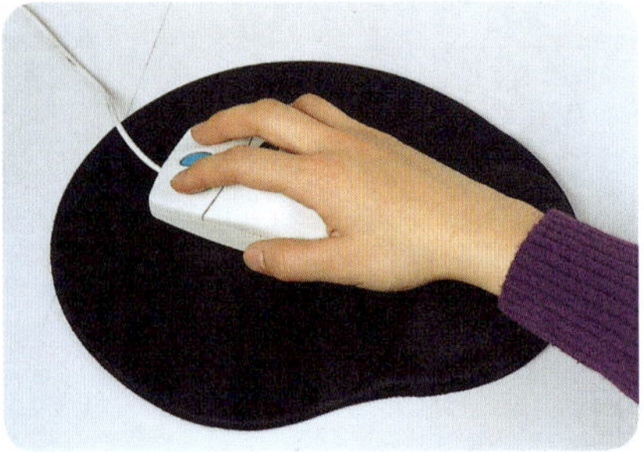

▲有支撑的鼠标垫可减轻手腕负担

■运动

原则上运动对身体有益，但运动时亦须注意：

- 任何会促成或加重疼痛的运动，这样表示这个运动方式不适合你，或是你的方法不对。
- 应该寻找合适的运动，并依照充分热身的原则，避免过于竞争，循序渐进地执行。
- 有氧运动以散步最佳，配合各种训练，加强不同肌肉群。
- 游泳是非常理想的运动，因为较没有重力负担。
- 各种养生功包括太极拳、瑜珈体操、气功体操等也是很好的方式。

总之，慢性疼痛者要拟订好运动计划，才能按部就班，达成一定目标，否则容易半途而废，功亏一篑。

减轻颈背酸痛的简易体操

这里介绍的体操，有五十肩或落枕情形时，可照着示范做，以减轻酸痛。但操作时如有不适或异样，应立即停止，并请教医师！

预备体操

实行下一个“风字疗法”前的运动，可说是热身操。

1. 肩膀按摩

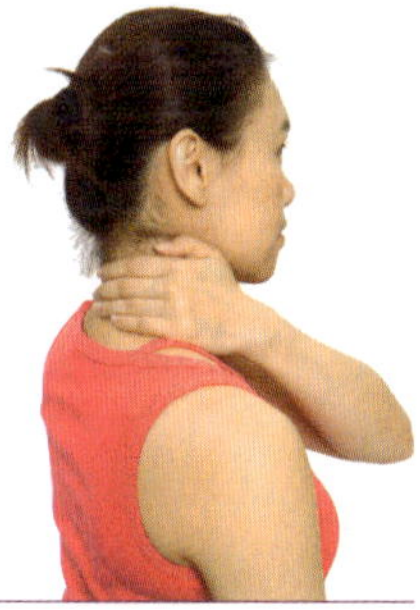

手掌伸直，用手指分三段由颈部按摩至肩部，左手按摩右肩，右手按摩左肩，每段各10下。

2. 肩井穴按摩

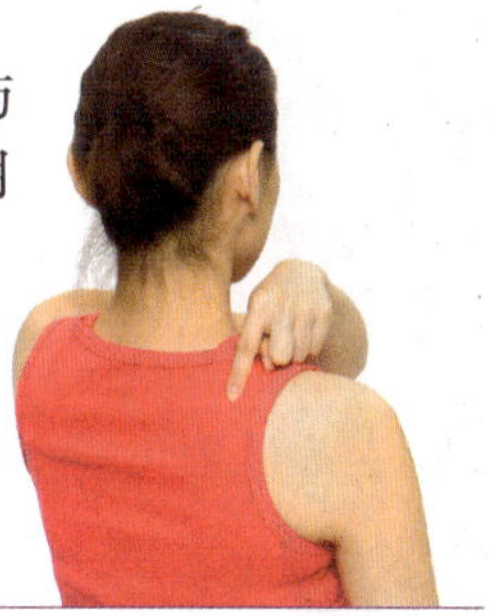

在肩井穴部位用大拇指与食指抓揉10下（肩井穴部位是用右手按左肩时，中指指头接触部位，按之特别疼痛即是）。

3. 颈部前后伸展

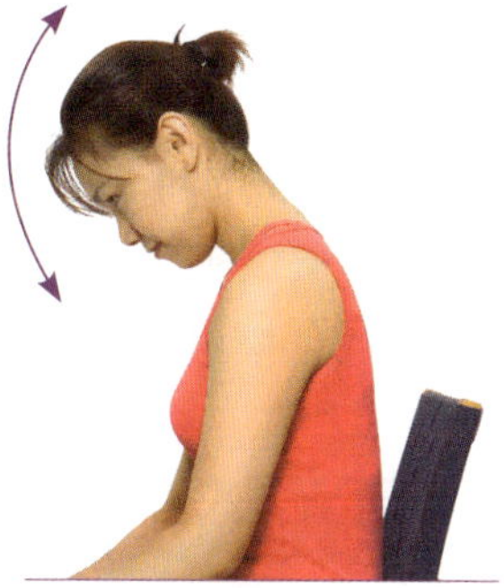

头部向前缓慢低下，再向后仰。反复各10次。

4. 颈部旋转

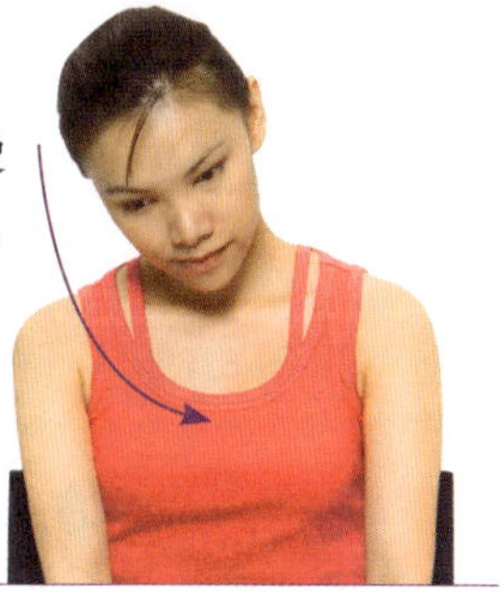

头部以顺时针方向缓慢旋转，再以逆时针方向旋转，各10下。

5. 颈部左右伸展

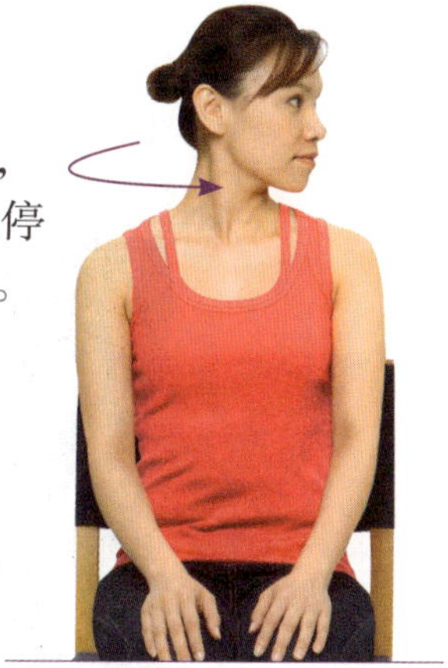

将头部慢慢向左扭转，到眼睛注视后上方，稍微停顿一下。再向右转动作同前。反复各10次。

凤字疗法

- 做法：以颈椎为中轴，扭动头颈部写出“凤”字。一笔一画顺序写出，不要含糊带过。
- 次数：在预备体操后，写“凤”字3次。每日2~3回。

五十肩体操

熟悉以下各动作而能轻易达成时，可以酌量增加次数。

五十肩体操

1. 摆手

双脚张开与肩同宽，放松手部各关节，手掌张开向后，手指并拢，两手臂前后摆动，渐渐加大范围，前至与肩齐，后至摆动极限处，共做20次，每日2回（图a）。

2. 上举

同上，身体向前弯下，双手交叉互握，好像捞东西般，向上举起，带动身体伸直20次，每日2回（图b）。

3. 前后转臂

同摆手动作，令双手臂以肩膀为轴，由前向后旋转20次，再反方向旋转20次，每日2回（图c）。

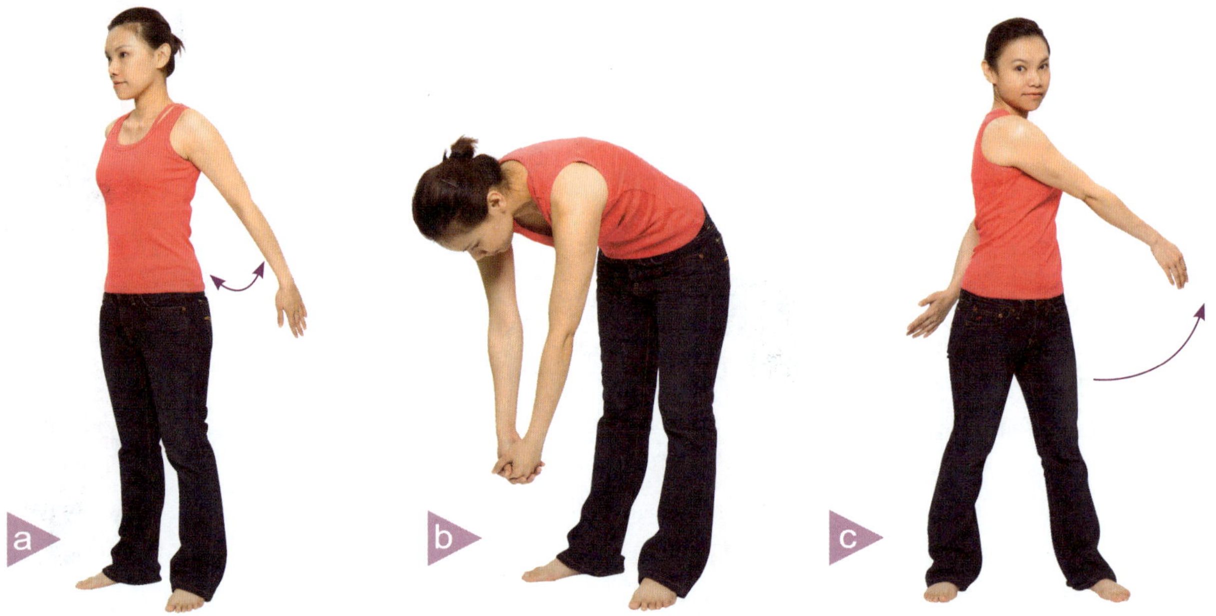

4. 爬壁

靠墙站立，将双手放在壁上，慢慢用手向上攀爬，至手臂因疼痛而无法再往上时，放下重新开始做20次，每日2回。最好记录每天的最高点，以监控进展情形（也可用触摸高处代替，由上面吊下一物为目标，触摸该目标物20次。并渐渐调高该目标物）（图d）。

5. 耸肩

可坐可站。弯肘两手互握，耸高肩膀，渐渐加大力量，共做20次，每日2回（图e）。

6. 突上天

可坐可站实行此法。手掌手指交叉互握上翻，置于头上。将双手臂尽量向上伸举至打直，共做20次，每日2回（图f）。

7. 平举

双脚张开与肩同宽，放松手部各关节，手掌张开向内，手指并拢，两手臂向左右张开至与肩平，停顿2次呼吸再放下，共做20次，每日2回（图g）。

d

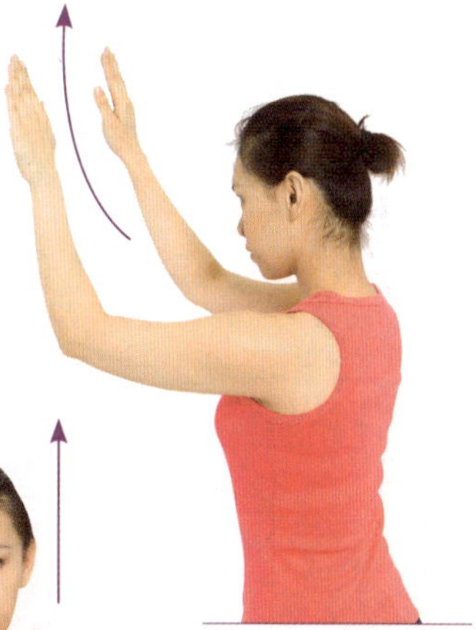

e

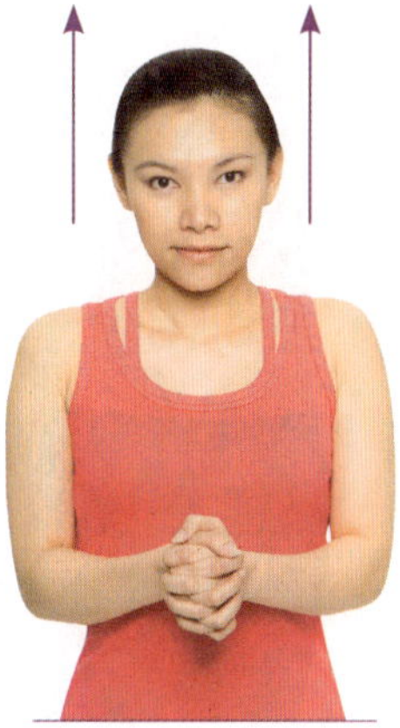

f

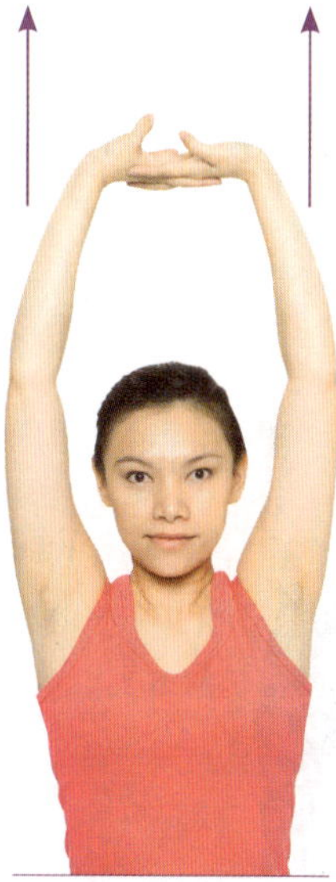

g

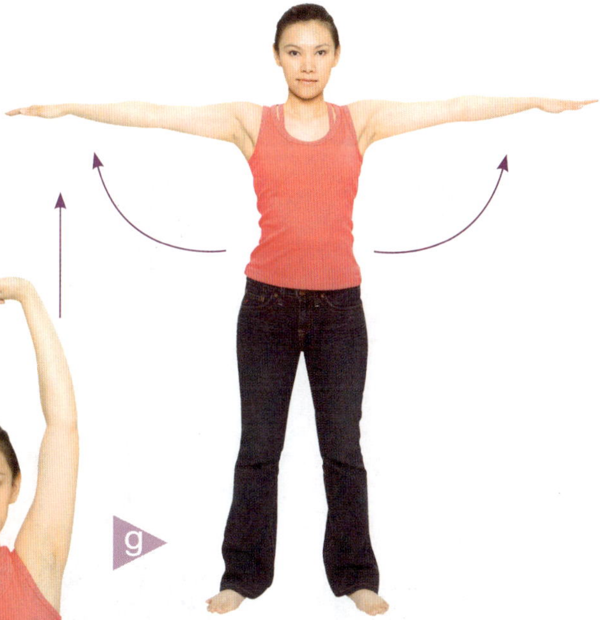

落枕体操

1. 预备操：按摩伸引

将拇指紧压痛处、揉擦，再用手掌肉肥厚处在痛处按摩。稍微舒服后，按住痛处不放，慢慢将头转向痛方及前后弯曲。

颈部放松容易旋转时，再接着做落枕体操。这对非落枕性颈椎功能不佳的人，也有帮助。

预备操

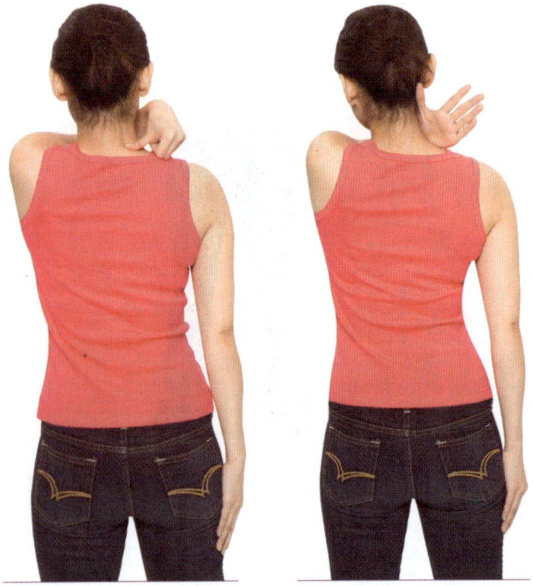

2. 落枕体操

每日一回，各动作重复做12次。

Step 1 握拳弯肘

双脚张开与肩同宽，两手紧握拳，两手臂垂直上举，手肘弯曲（图a）。手臂向上与手肘呈直线，再使力往后放下，让手肘转一圈至臂部后方（图b），回到原姿势。

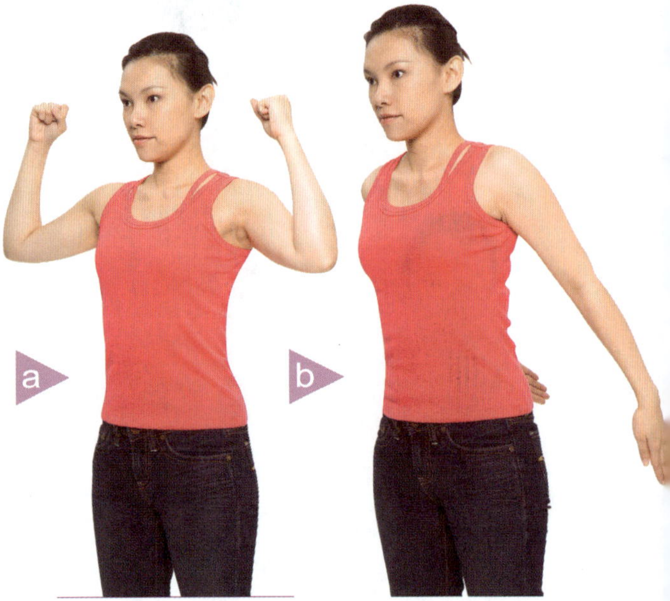

Step 2　前后摆首

两手叉腰站立，双脚与肩同宽。先向前慢慢垂下头，再慢慢地向后仰，然后回复原姿势（图c）。

Step 3　左右出拳

双脚张开与肩同宽，两手紧握拳置于腹肋，手肘弯呈直角。向右出左拳，并带动身体与头部，两脚保持不动。换另一边出拳（图d）。

Step 4　转首

两手叉腰站立，双脚与肩同宽。慢慢转头向右，然后向左（图e）。

c

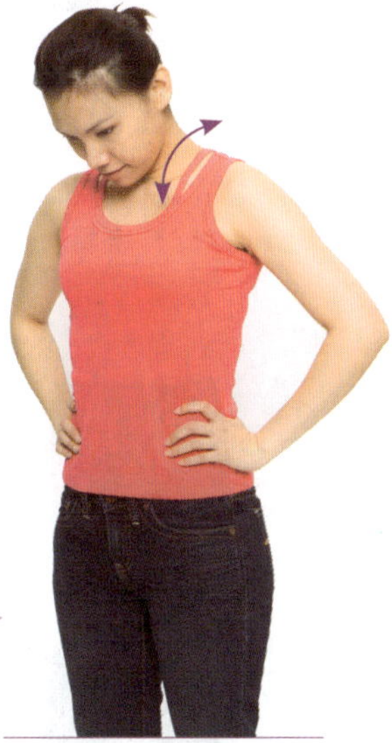

d

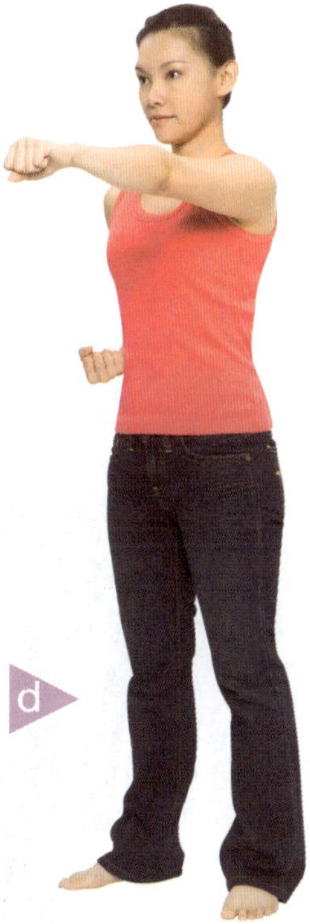

e

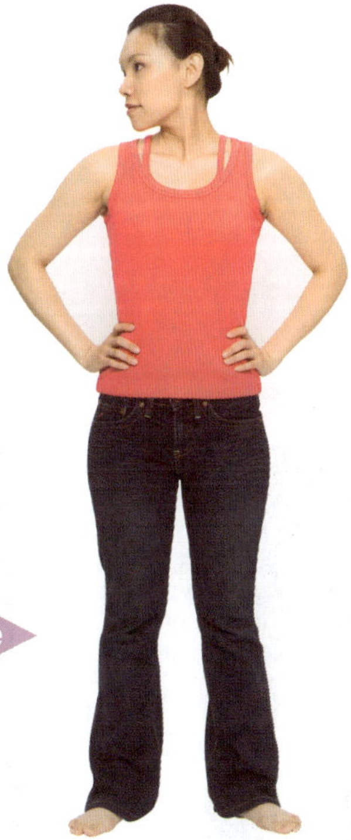

Step 5 顶天

两手肘弯曲，手掌向上置于腹部，指尖互对，双脚与肩同宽（图f）。双手慢慢向上举，在胸前反掌向上。将手肘尽量伸直（图g），再恢复原姿势。头部保持不动。

Step 6 顶天鹤立

双脚与肩同宽站立，两手自然下垂。右手上举如顶天的姿势，抬起左膝，让大腿与身体成90°角。回复原姿势后，换另一边同上（图h）。

Step 7 压牛吃草

双脚与肩同宽站立。两手指头交叉互握，置于头后面。头部尽量后仰，同时双手用力将头压回。持续数秒后，恢复原姿势（图i）。

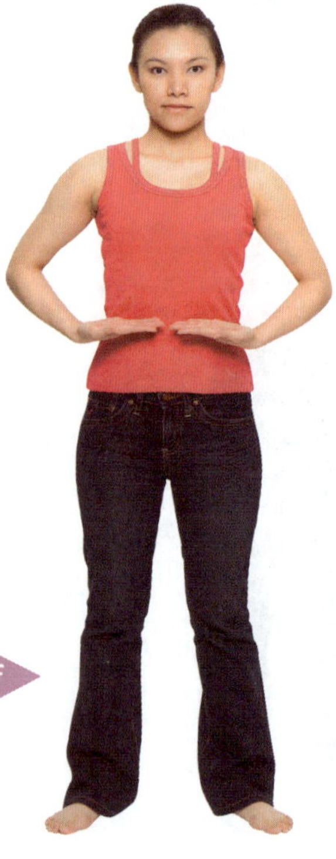
f

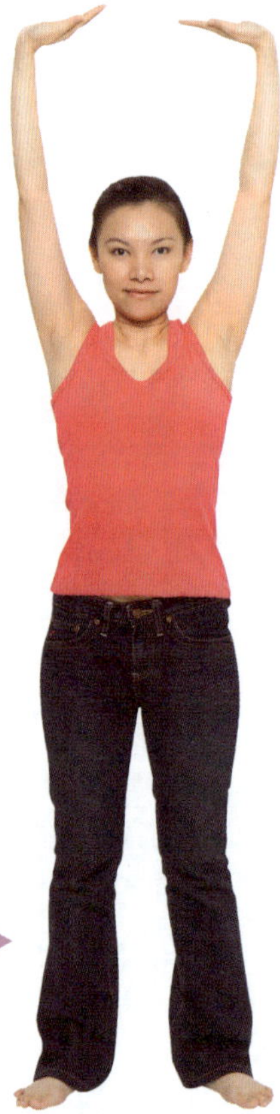
g

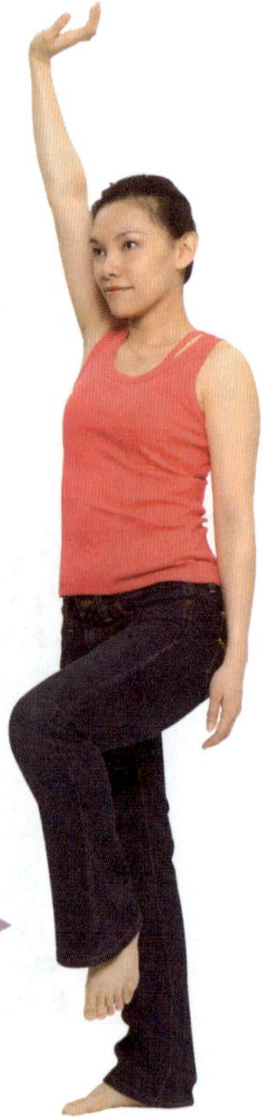
h

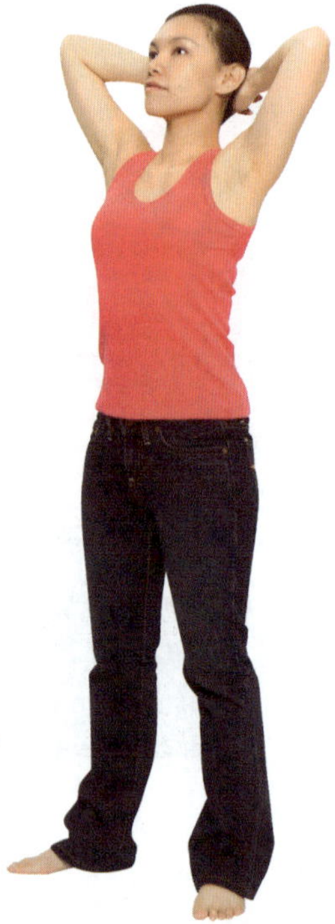
i

改善颈背酸痛的运动

正确而适度的运动的确能改善大部分的酸痛，但是每个人情况不同，不同时期适用的运动也不相同。因此若未改善，应请教医师，并要确定酸痛的问题所在才好。运动前，先确定自己的问题所在，并能清楚各项运动的作用与对应的情况，订好运动计划，持之以恒地实行，必能恢复健康。

运动依作用包括四大类：有氧运动、姿势训练、伸展运动、强化运动。虽然分为此四类，但是实际的动作只能说较偏重哪一方面，而不是全然互相排斥的。

有氧运动

增加整体体能，改善循环，舒缓精神压力。这类运动有：散步、游泳、太极拳、瑜珈体操、八段锦等。

姿势训练

改正不良姿势，可减少肌肉、软骨负荷、延缓退化，预防疼痛产生。这里的训练主要针对颈部姿势矫正，头部前倾时，会加重颈部数倍负担。且会使得下颏关节碰触后壁，引发下巴耳朵前部位的疼痛。训练方式有两种：

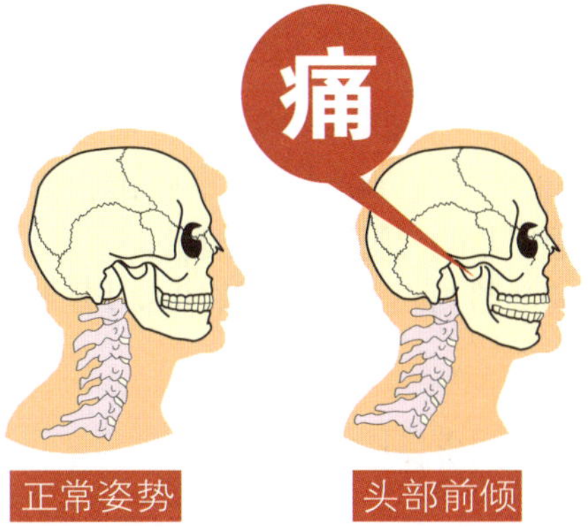

• 头上顶1~2千克重的物品（通常使用书本，也可以用沙袋），站立或行走。这与电影上常见的训练模特儿走路的方式相同。能使前倾的头颈回正、拉直颈部、伸张肌群，达到改善姿势的目的。

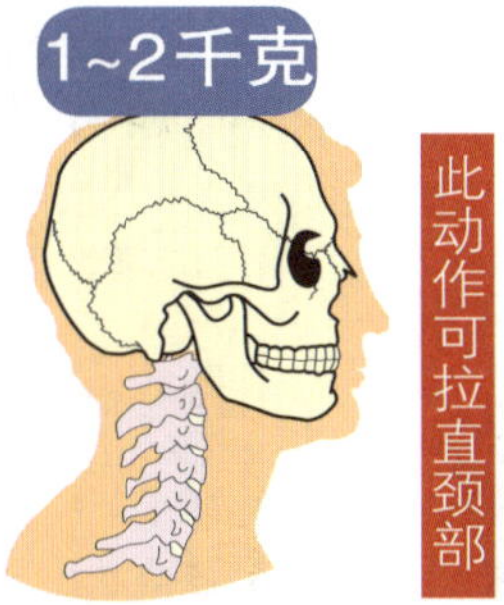

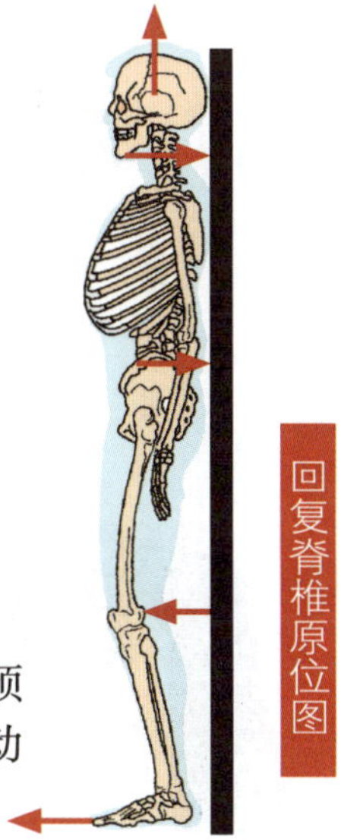

• 靠墙壁站立，脸部正对前方，颈部腰部往后靠，膝盖微屈。此动作可回复脊椎原位。

伸展运动

改善肌肉僵硬，增加关节柔软度，减缓疼痛。但已有严重问题者不适合此项运动。

运动前，最好先局部热敷10~20分钟，并按摩肌肉。

■颈部基本伸展运动

1. 颈部前后伸展

头部向前缓慢低下，再向后仰。反复各10次（图a）。

2. 颈部左右伸展

将头部慢慢向左扭转，到眼睛注视后上方，稍微停顿一下。再向右转动作同前。反复各10次（图b）。

3. 旋转

Step **1** 转动颈部向右至尽头后，稍微向下（图c）。

Step **2** 维持此姿势，3次深呼吸后回正（图d）。

Step **3** 换右边，动作同上。

Step **4** 左右重复各5回。

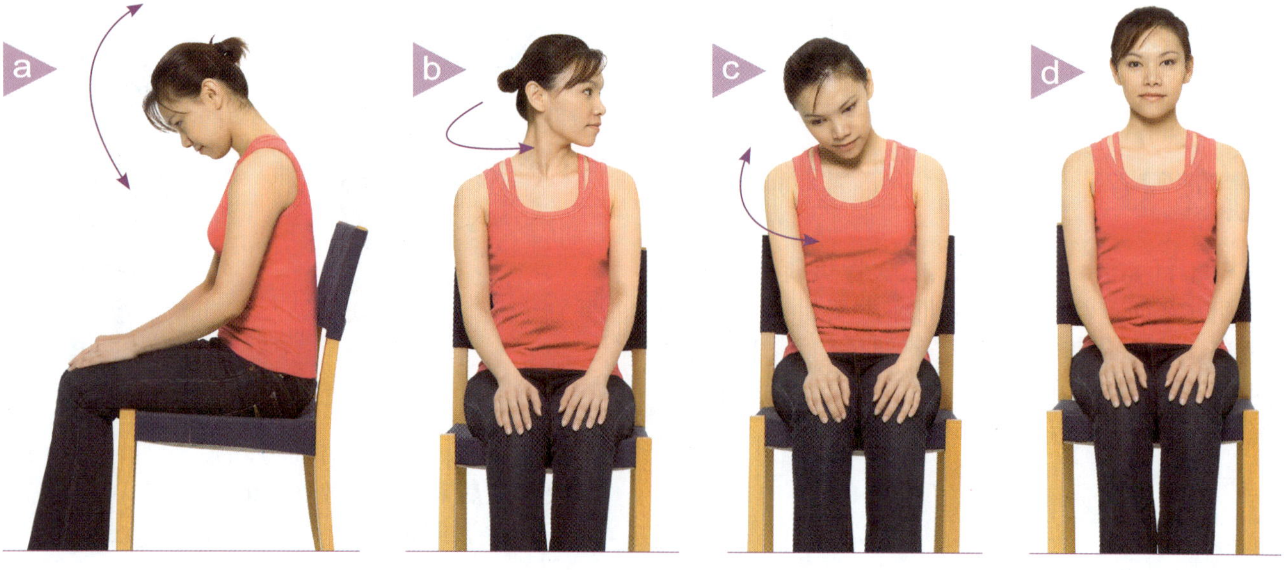

■颈部加强伸展运动

1. 侧伸展

Step **1** 抬高左手，扶住右耳朵前上，太阳穴左右位置。

Step **2** 用力向左推，使左耳向下靠近肩膀（图a）。

Step **3** 持续此姿势，3次深呼吸后回正。

Step **4** 换右边重复上述动作。

Step **5** 重复左右各5回。

2. 前后伸展

颈部前后伸展的加强运动，往前低头、收下巴（图b），再将颈部往后拉（图c）。

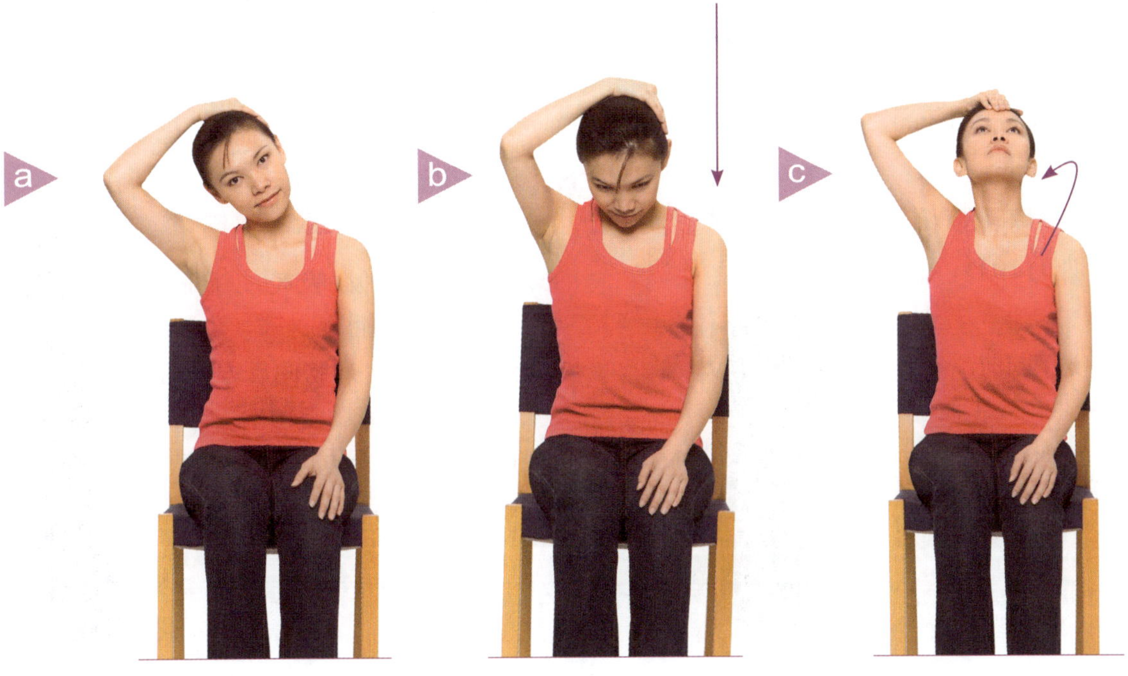

■肩膀伸展运动

伸展运动是将关节伸展至可活动的最大范围。一般人可以用主动运动达成，而脑中风或其他原因造成半身不遂，或肌肉力量消失，或肌肉挛缩者，可以借别人或是自己完好的另一手帮助拉伸达成，称为被动拉伸运动。只要觉得肌肉关节仍然紧绷，可随意重复多次伸展运动。

1. 摇耸滚

摇 帮助放松肩膀肌肉紧张

Step 1 左手抓紧右肩部肌肉。

Step 2 身体向右倾斜，让右手臂放松自然下垂。

Step 3 摇晃肩膀带动整个手臂摇动，为时10秒，约3次呼吸。

Step 4 换另一边，同前。

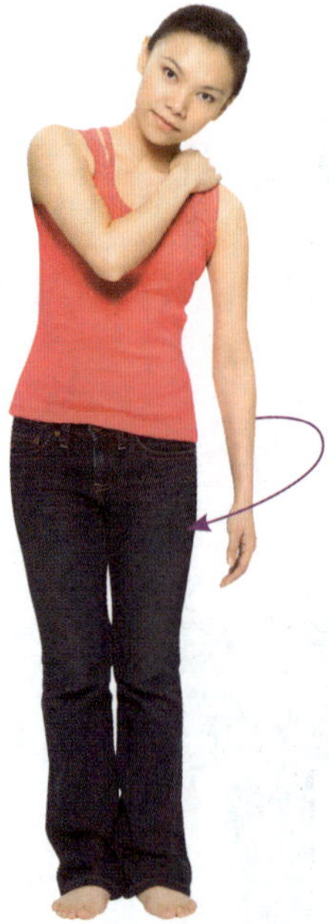

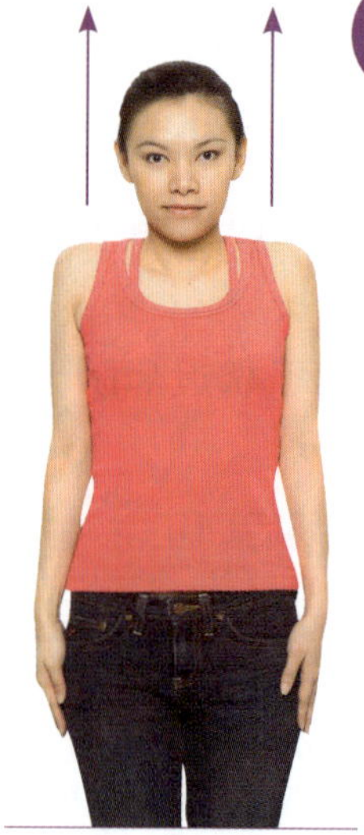

耸 帮助放松肩膀与上背部肌肉紧张

Step 5 两肩平放，缓慢吸气，同时抬高肩膀，尽量靠近耳朵。停住并屏气约5秒。

Step 6 慢慢吐气，同时放下肩膀。耸肩动作反复10次。

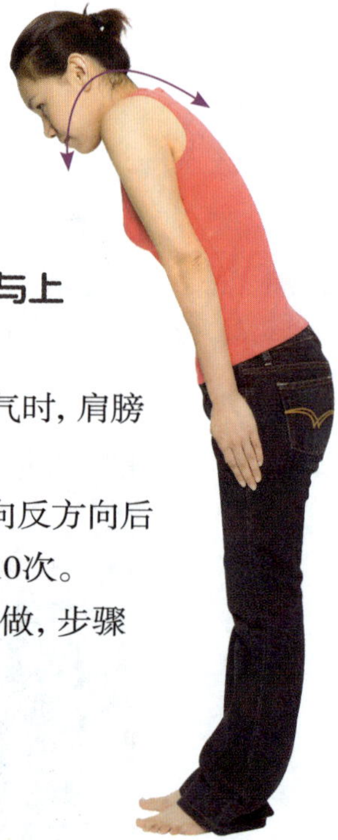

滚 帮助放松肩膀与上背部肌肉紧张

Step 7 缓慢呼吸，吸气时，肩膀向前上翻滚。

Step 8 吐气时，肩膀向反方向后下翻滚。重复10次。

Step 9 换另一个方向做，步骤同前。

2. 旋转

半圈：帮助放松肌肉紧张力，增强关节活动范围，适合刚开始从事伸展肩膀运动时。

Step 1 弯曲左手肘呈90°，靠近身体，不要离开。

Step 2 右手抓紧左肩部肌肉，同时缓慢地呼吸与前后摆动肩膀10次（图a）。

Step 3 换左边，同前。

整圈：同为帮助放松肌肉紧张力，增强关节活动范围，适合更进一步从事伸展肩膀运动时。

Step 1 弯曲右手肘，并抬高手臂到与肩膀相同高度（图b）。

Step 2 左手抓紧右肩部肌肉，同时缓慢地呼吸与顺时针摆动肩膀10次。再逆时钟摆动10下（图c）。

Step 3 换左边，动作同前。

a

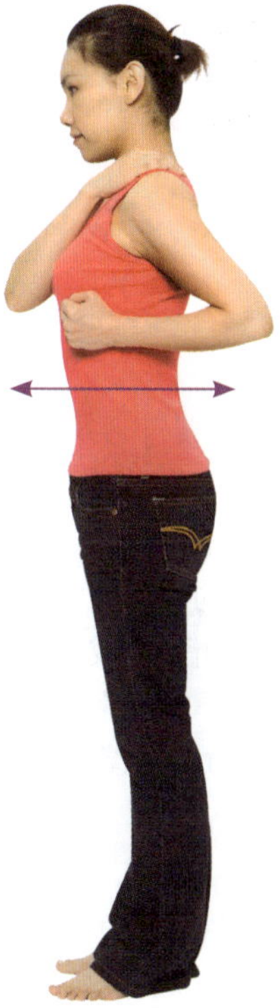

b

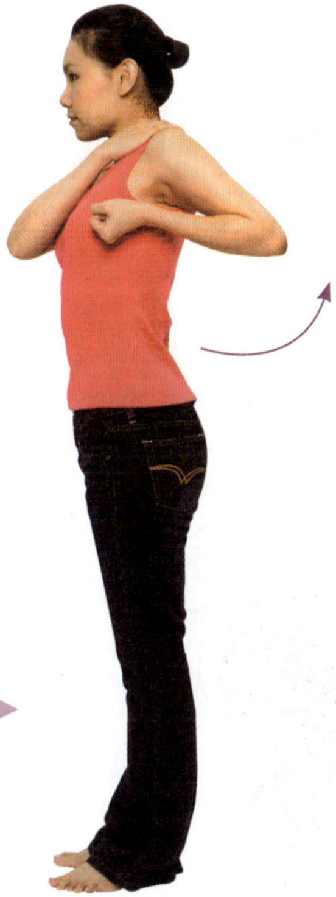

c

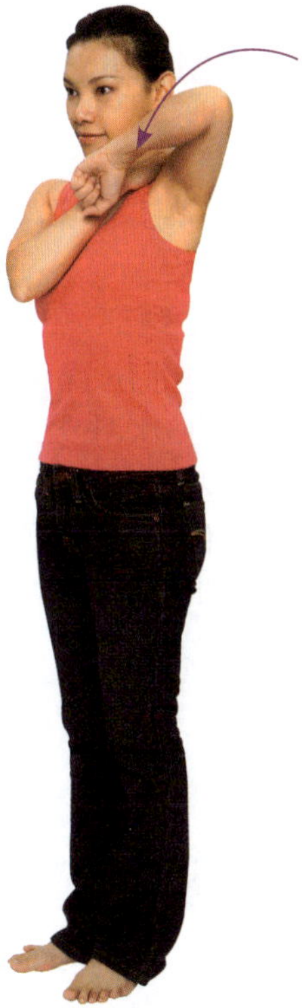

强化运动

加强肌肉力量，减轻负担，增加耐力，去除恶性循环。未做好伸展运动前，不要贸然进展到强化运动。要从事伸展运动时，没有一点儿不舒服感，才可以开始强化运动。如果躁进，反会恶化病情。

但已有骨刺压迫神经根或有严重颈椎问题时，则不宜从事伸展运动而应从事强化运动。运动时，自然呼吸，最好用力时吐气，放松时吸气。每日2~3回，每回各10次。

■颈部肌肉强化运动

前

伸出一手，手掌置于前额，用力后推，颈部用力对抗，使得头部位置保持不变，持续约3次呼吸。可将手肘顶在墙壁或门板上，更好出力。此动作可加强颈部前面弯曲肌群的肌力与减少颈椎弯曲幅度。

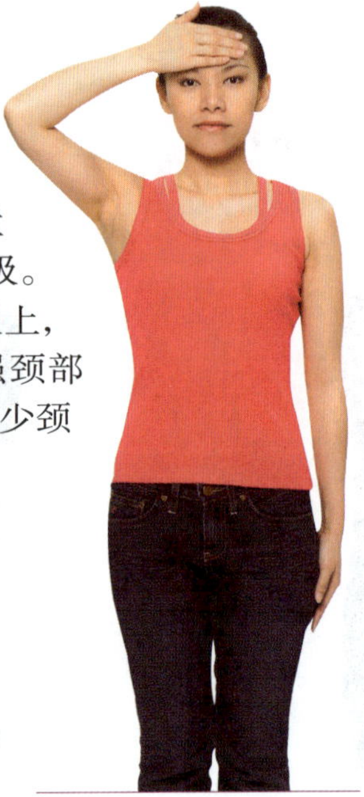

后

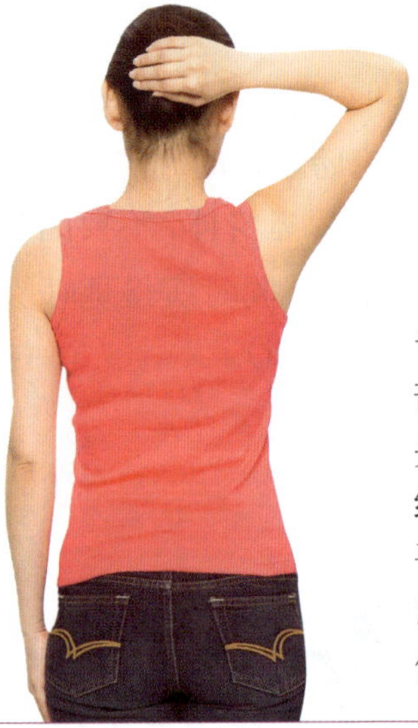

伸出一手，手掌置于后枕，用力前推，颈部同时用力对抗，使得头部位置保持不变，持续约3次呼吸。亦可两手互握置于后枕，更好出力。可加强颈部后面伸张肌群的肌力。

侧

伸出左手，手掌置于头侧面，用力向右推，颈部同时用力对抗，使得头部位置保持不变，持续约3次呼吸。可将手肘顶在墙壁或门板上，更好出力。可加强颈部左侧肌群肌力。接着换右手，动作同前。

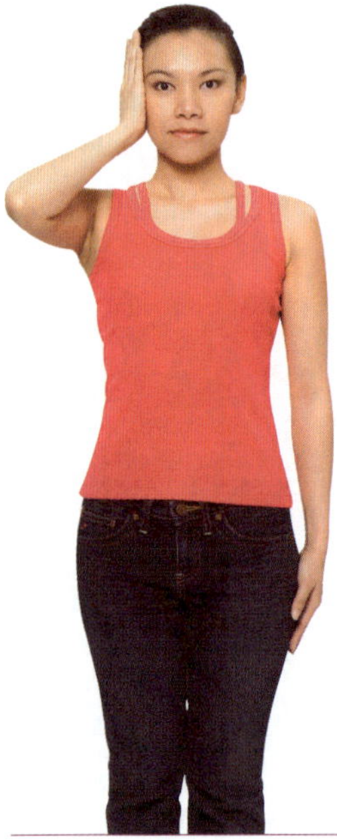

■肩膀及上臂强化运动

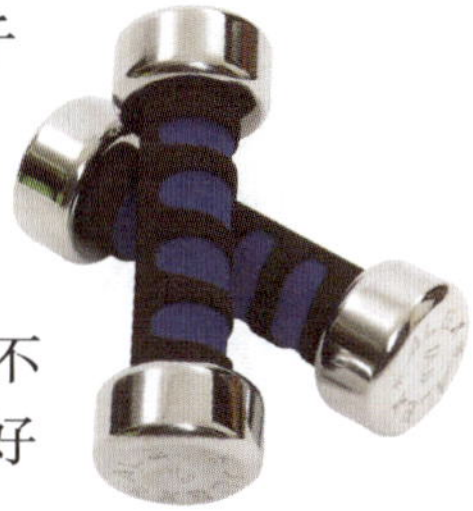

可使用工具为0.5千克、1千克及2千克重运动器材专卖区或专卖店的哑铃。也可使用约32及64盎司或约500毫升及1 000毫升容量的罐头，不过大概很难找到2千克重又好握的罐头。

所举的重量以慢慢增加为宜，原则上，能轻易达到每日3回，每回各举10次，1周后，便可增加重量。刚开始，左右手分开作为原则，比较不会分心。熟悉后亦可两手同时操作。

1. 侧举

Step 1 手臂自然下垂，握紧工具。吸气（图a）。

Step 2 吐气，并缓缓将手臂由侧面举起至与肩平，手掌向下。保持此姿势约两秒，或缓慢呼吸一次（图b）。

Step 3 吸气并缓慢回复原位。

Step 4 由每回5次开始，量力渐增至每回10次，每日2~3回。

Step 5 前举：同上，改向前平举（图c）。

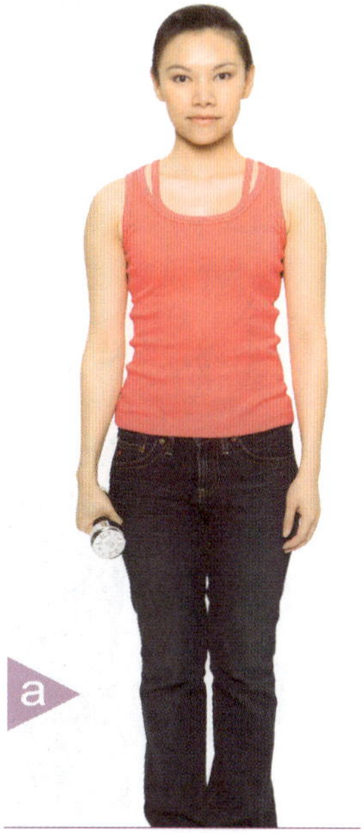
a

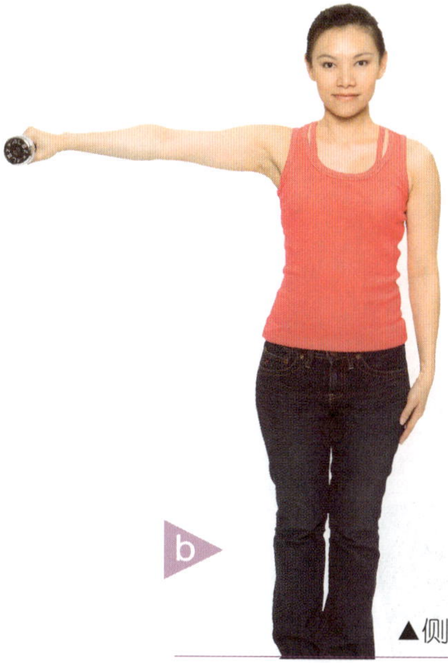
b

▲侧举

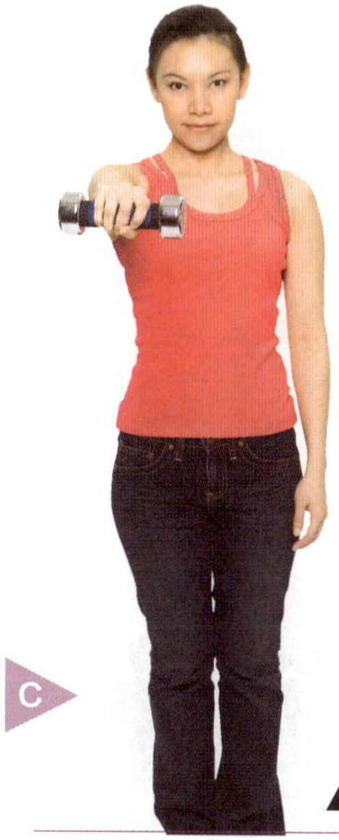
c

▲前举

2. 上举

Step 1 弯曲手肘，将手臂举起至与肩平，手掌向内，约与耳朵相对，握紧工具，吸气（图a）。

Step 2 吐气，并缓缓将手臂举高，打直手肘，尽量让手臂靠近头部，不要离太开。保持此姿势约两秒，或缓慢呼吸一次（图b）。

Step 3 吸气，并缓慢回复原位。

Step 4 由每回5次开始，量力而为渐增至10次，每日2~3回。

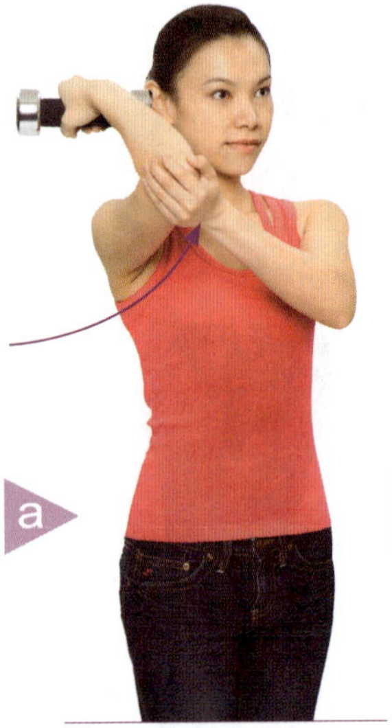

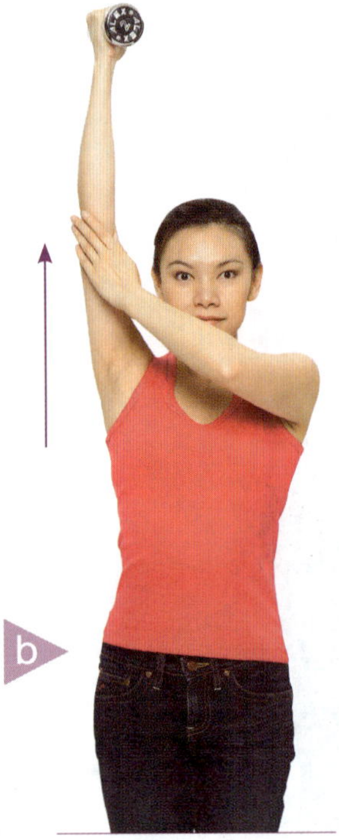

■手肘强化运动

可使用工具为1千克重运动器材专卖区或专卖店的哑铃。也可使用约64盎司或约1 000 毫升容量的罐头。刚开始，左右手分开作为原则，比较不会分心。熟悉后亦可两手同时操作。

1. 二头肌

Step 1 吸气，握住工具，上手臂自然下垂，夹紧身体，不要离开。

Step 2 吐气时，弯曲手肘，抬高前臂至与上臂呈90°角。

Step 3 吸气同时缓缓放下手肘，回复原位。

Step 4 每日2~3回，每回各10次。

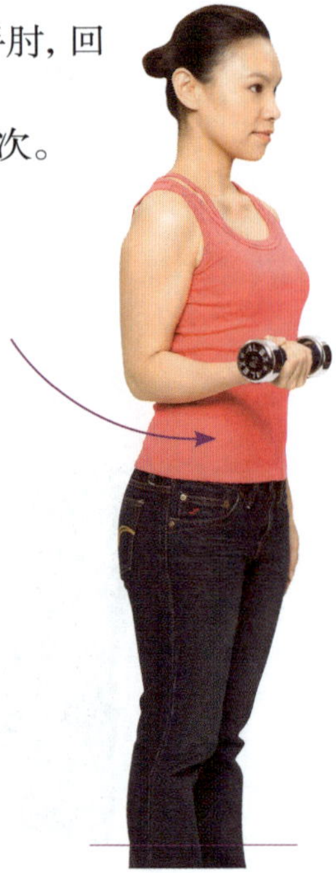

2. 三头肌

Step **1** 吸气，右手握住工具，完全弯曲手肘，举高手臂至头部位置（图a）。

Step **2** 伸出左手支撑手肘。吐气时，弯曲手肘，抬高前臂至与上臂呈90°角（图b）。

Step **3** 吸气同时缓缓放下手肘，回复原位。

Step **4** 每日2~3回，每回各10次。

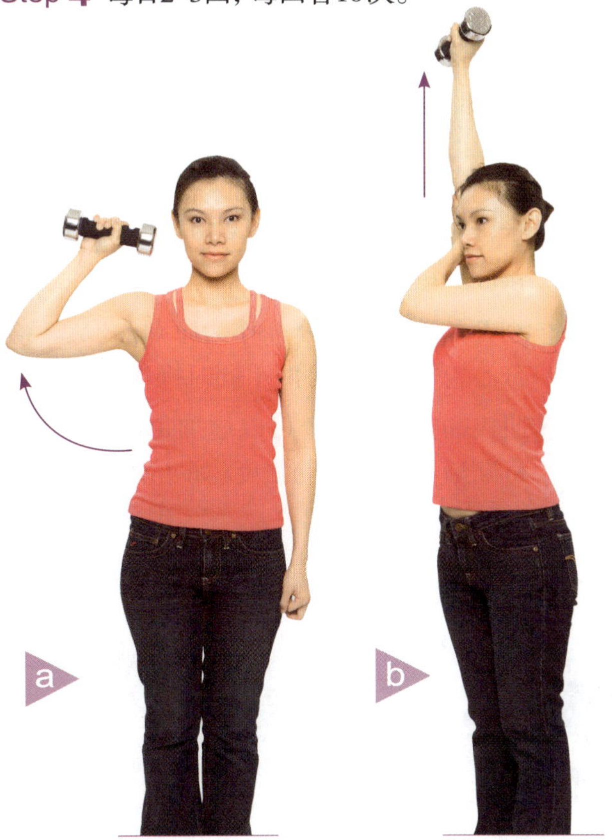

■手腕强化运动

可使用工具为0.5千克重运动器材专卖区或专卖店的哑铃。也可使用约32盎司或约500 毫升容量的罐头。刚开始，左右手分开做为原则，比较不会分心。熟悉后亦可两手同时操作。

1. 手腕弯曲

Step **1** 手臂平放桌面、扶手或悬空，手掌握住工具朝上，深吸一口气。

Step **2** 吐气时，抬起手掌，弯曲手腕。

Step **3** 吸气，还原。

Step **4** 每日2~3回，每回各10次。

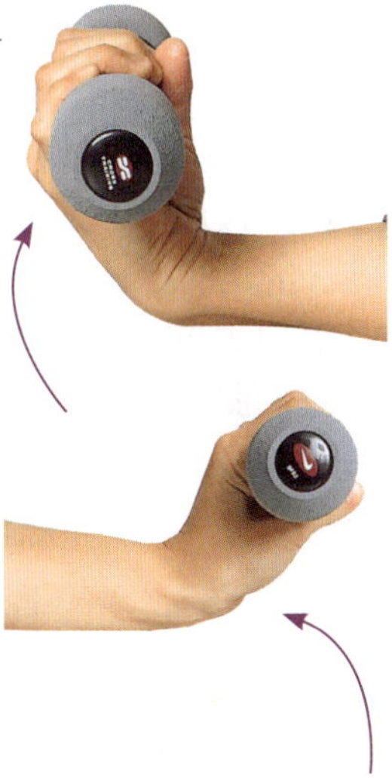

2. 手腕伸张

Step **1** 手臂平放桌面、扶手或悬空，手掌握住工具朝下，深吸一口气。

Step **2** 吐气时抬起手掌，伸展手腕。

Step **3** 吸气，还原。

Step **4** 每日2~3回，每回各10次。

■手掌、手指强化运动

可预防腕道症候群之发生或复发。

1. 抓握力

Step 1 使用回力球或软式网球，缓慢但需使力地握，再慢慢放松。

Step 2 使力时吐气，放松时吸气。

Step 3 每回10次。每日2~3回。

Step 4 刚开始，左右手分开作为原则，比较不会分心。熟悉后亦可两手同时操作。

Step 5 力量增强后，可进一步改用硬式网球。

2. 中国功夫球

可增强手掌与手指的力量、柔软与灵活度，并可刺激按摩手穴。

量力而为，旋转这两颗球。可边从事其他不需使用手的工作或娱乐边旋转。例如：看电视、看书、休息时均可。刚开始，左右手分开作为原则，比较不会分心。熟悉后亦可两手同时操作。

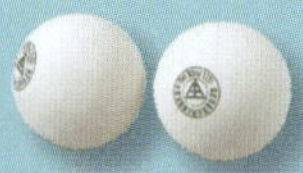

软式网球

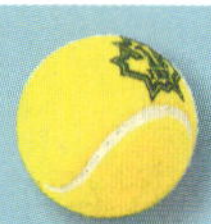

硬式网球

硬式和软式网球都可在运动用品店买到，但是有些较小型的运动用品店不卖软式网球。

3. 橡皮筋

可增强手掌与手指的肌肉力量。

Step 1 使用普通橡皮筋，套住合拢的五根手指头。

Step 2 张开与合拢手指头，重复10下。

Step 3 每日2~3回。

Step 4 刚开始，左右手分开作为原则，比较不会分心。熟悉后亦可两手同时操作。

Step 5 肌肉力量增强后，可以增加每回次数。亦可渐渐增加橡皮筋强度，如一次套用2条、3条等。

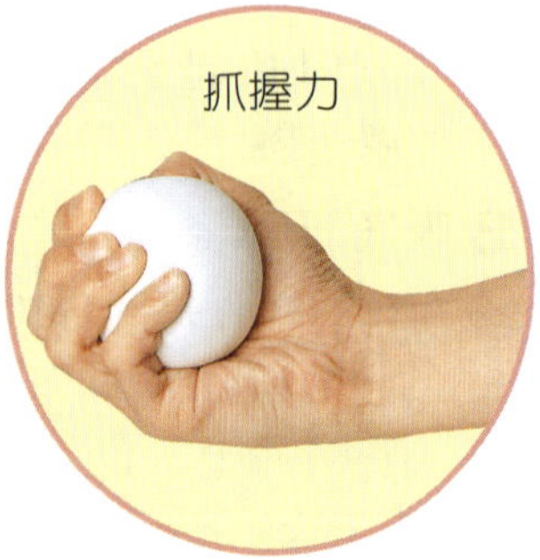

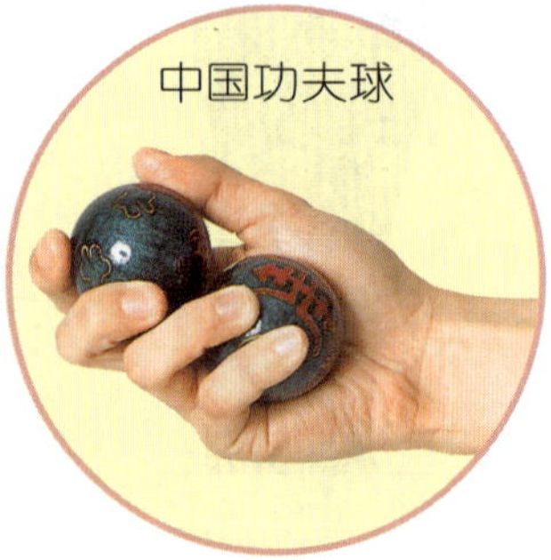

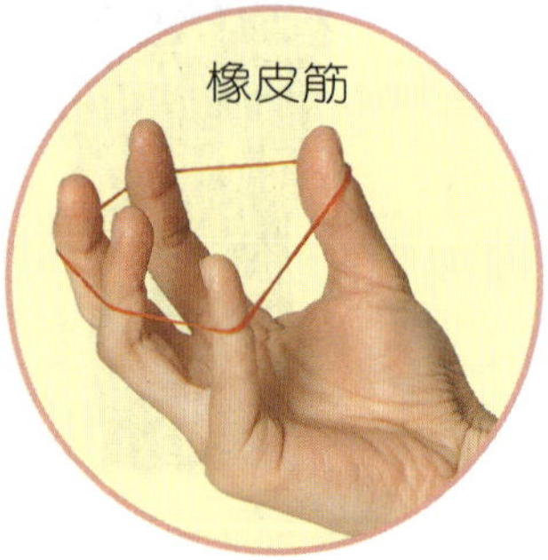

改善腰痛的简易体操

除了介绍经络体操，还有久坐办公室的人可以做做的办公室运动。

经络体操

这里介绍简单的经络体操，目的在伸展特定经络，以针对不同体质来改善循环，行血行气。不过，有些动作难度较高，每个人可以针对身体情况改变形式，或请他人协助，以免受伤。腰痛与经络关系可分为3组：脾胃经、肝胆经、肾膀胱经，其方式及作用各有不同。

■脾胃经

适消化器官机能较弱、女子月经不顺、胃肠机能较弱、饭后胃肠容易发胀及髋关节、膝关节不适的人。此动作难度较高，可请人在旁协助，小心施行。

Step 1 跪坐，双掌交叉上翻，伸于头上，深深吸气。

Step 2 利用臀部压住脚掌，慢慢吐气，同时缓缓向后方倾倒，直到躺下。膝盖翘起、稍微分开无妨。

Step 3 将膝盖靠拢，往下压至着地，同时伸直双手，往离开头部方向尽量拉直。并且一边伸展背部，一边吸气。此时腹部会往上提，腹肌得以伸展。

Step 4 维持这个姿势不动，闭住呼吸数秒。

Step 5 然后缓缓吐气，放松全身肌肉。

Step 6 重复数次。

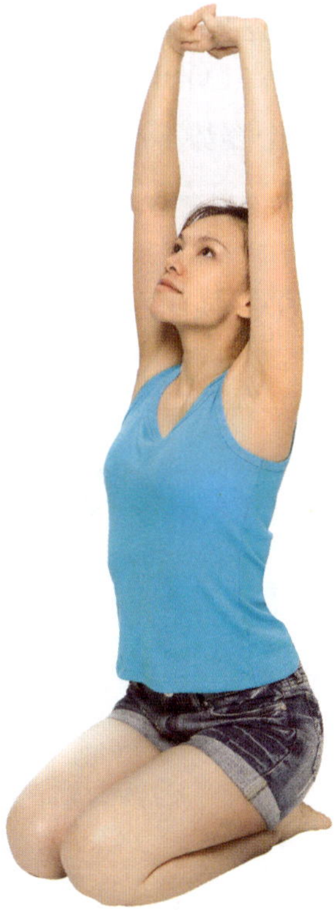

■肝胆经

对患有痛风、贫血、腰痛时出现偏头痛、肩膀酸痛、髋关节痛的人特别有效。

Step 1 坐下，双脚尽量分开如八字形，双掌交叉上翻，伸于头上，深深吸气（图a）。

Step 2 慢慢吐气，同时缓缓将上半身向右方倾倒，直到左边腋下出现伸展的感觉时，开始缓缓吸气（图b）。

Step 3 维持这个姿势不动，闭住呼吸数秒。

Step 4 然后缓缓吐气，放松全身肌肉，回复原姿势。

Step 5 重复数次。换向右边倾倒，动作如前。

■肾膀胱经

对于容易疲劳及发冷等体质虚弱、身心容易疲劳、精神不佳、肾脏机能不佳、腰背部容易疲劳、下肢容易倦懒、后脑部容易感觉疼痛的人特别有效。

Step 1 坐下，双脚前伸。

Step 2 慢慢吐气，一边用双手反掌从内踝抓住脚掌，将两脚稍微分开，然后上半身向前 倾倒（图c）。

Step 3 一边吸气一边使整个下肢笔直伸展。维持这个姿势不动，闭住呼吸数秒。

Step 4 然后缓缓吐气，放松全身肌肉。重复数次。

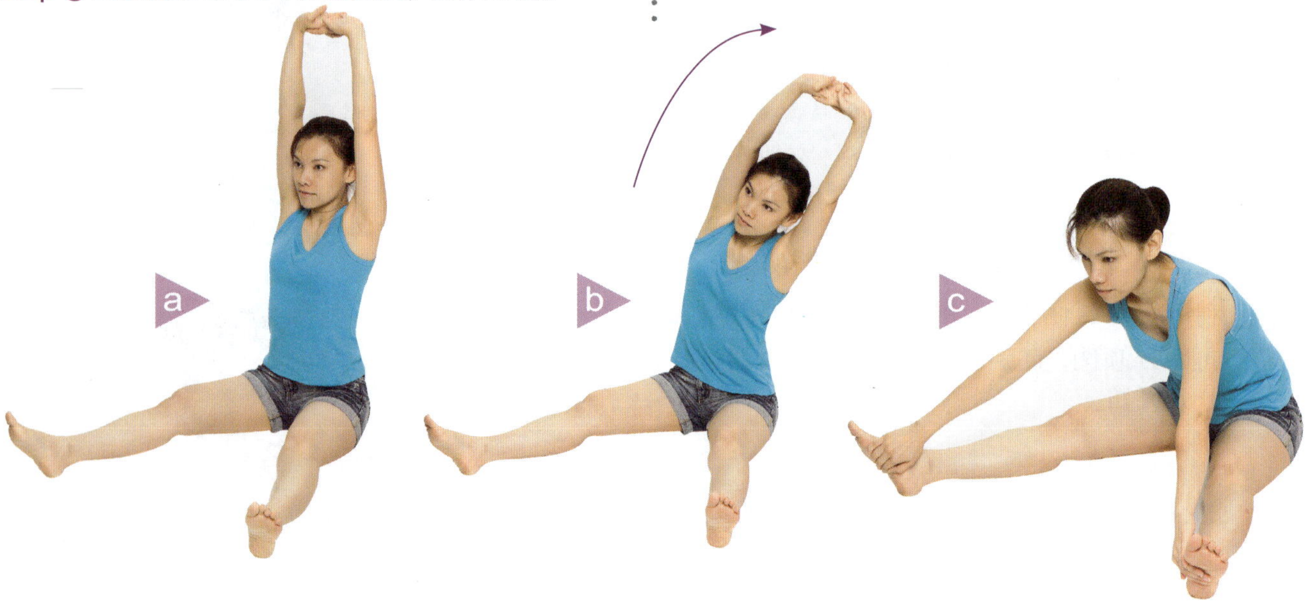

办公室运动

久坐办公室的人特别容易感到腰部酸痛，平时不妨做做预防腰痛体操。做体操不一定需要很大的空间，或是花很长的时间，这里介绍的是教你如何坐着做体操。

首先平稳坐在稳固有椅背的椅子上，双脚自然下垂平放，搭公车、火车、飞机无法弯下腰去时，亦可施行右边step1到step4的步骤，省略step5即可。

Step 1 旋转伸展

双手扶住椅背，旋转上半身尽量向右，下半身保持不动。维持不动，深呼吸6下（图a）。

再旋转上半身尽量向左，下半身保持不动。维持不动，深呼吸6下。可重复10次，视时间或每人情况调整（图b）。

Step 2 侧移

坐正，将全身重量放在左臀（图c），然后再将全身重量移至右臀（图d），肩膀保持平移。重复20次，或视时间、个人情况调整。

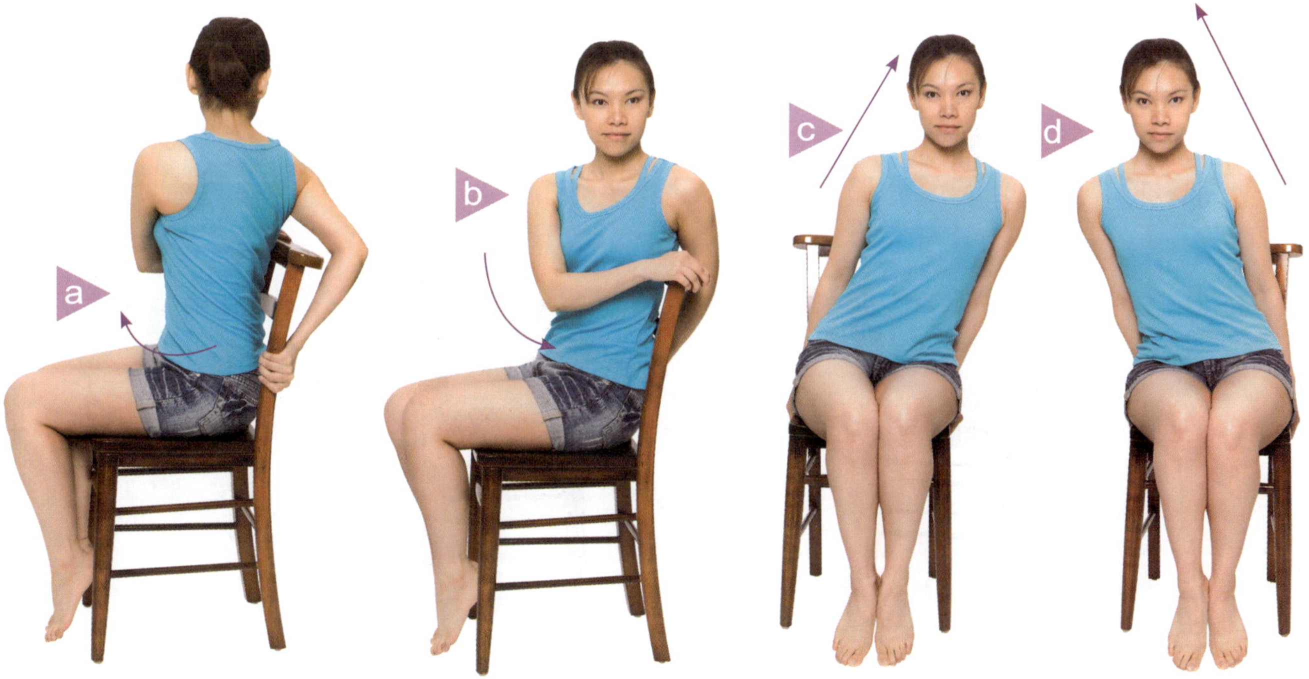

Step 3 前后摇摆

坐正并尽量挺直腰杆（图e），然后放松（图f），再挺直，如此前后摇摆重复20次。

Step 4 抱膝

坐正，双手抱住右膝，尽量向胸部抱紧，上半身保持不动，重复10次（图g）。放下，换抱住左膝，同样动作做10次。

Step 5 触趾

坐正后，尽量弯腰伸直双手，用指尖触摸双脚间地板，重复10次。

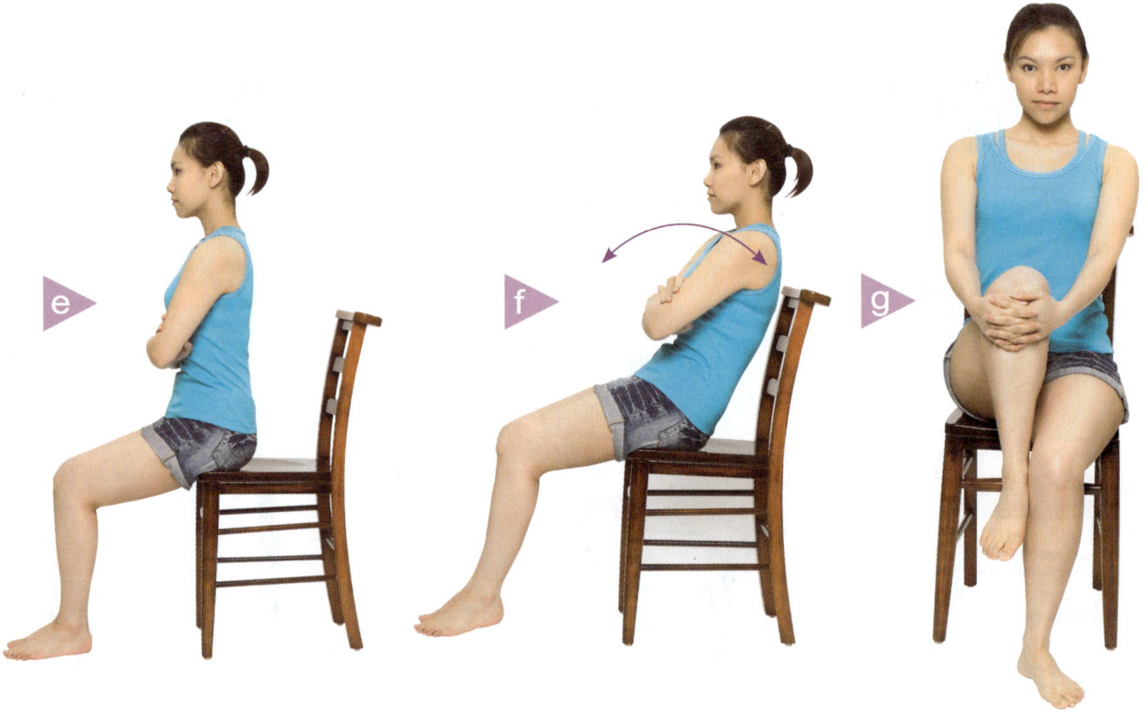

分阶改善腰痛的运动

正确适度的运动的确能改善大部分的腰痛，但是每个人情况不同，不同时期适用的运动也不相同。因此若无改善，应请教医师，并要确定腰痛问题所在才好。

运动前要先确定自己的问题，并清楚各项运动的作用，订好运动计划，只要持之以恒地实行，必能恢复健康。

这里将介绍不同难易程度的运动，大家可选择适合自己的动作来做。记住要按部就班，不要心急，一下子做超过负荷的动作，反而会得到反效果！原则上，以一天早晚各施行一次为好。

初阶运动组合

1. 基本姿势

· 作用：矫正紧绷的腰部肌肉及韧带，减缓疼痛。

Step 1 身体平躺，双手掌心朝下置于身体两侧，膝盖弯曲。保持这个姿势2~3分钟，并用丹田呼吸（图a）。

Step 2 将手移到腰部及床垫之间，感觉这个空间。再将手移开，继续用丹田呼吸2~3分钟（图b）。

Step 3 将手移到腰部及床垫之间，感觉这个空间比原先变小，表示紧绷的肌肉、韧带已经放松一点。

a

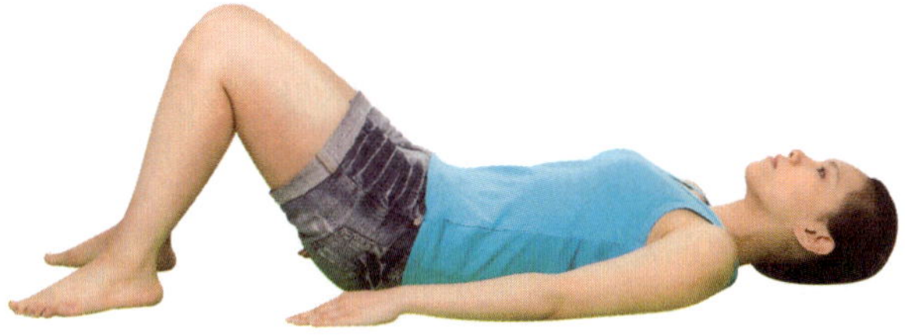

b

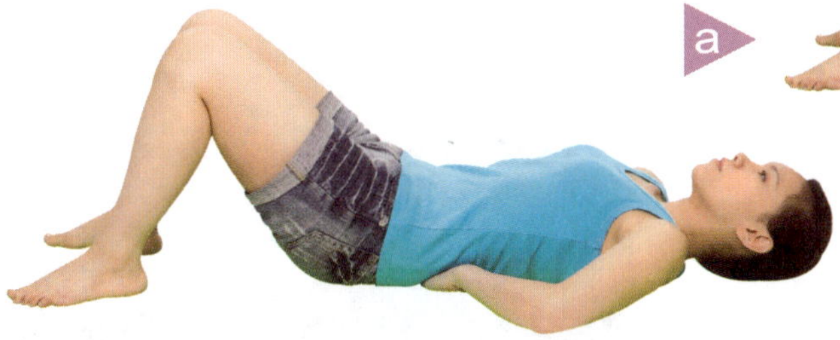

2. 抱膝运动（伸展腰部运动）

· **作用：** 重点是让你在适度弯曲姿势中放松，而非尽量让膝盖靠近胸部。

Step 1 身体平躺，双手掌心朝下置于身体两侧，膝盖弯曲（图a）。

Step 2 将一条折叠一次的毛巾置于臀部下面。

Step 3 抬起左膝，用手抱住，维持不变。

Step 4 保持这个姿势用丹田呼吸，数6下，回复原位。

Step 5 抬起右膝，用手抱住维持不变。

Step 6 保持这个姿势，用丹田呼吸，数6下，回复原位。

Step 7 抬起两膝，用双手抱住，并慢慢向胸部方向靠近（图b、图c）。

Step 8 保持这个姿势用丹田呼吸，数6下，回复原位。

Step 9 重复6次。

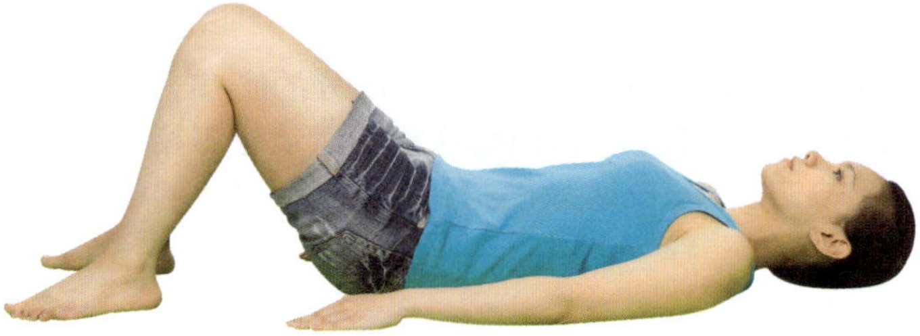

a

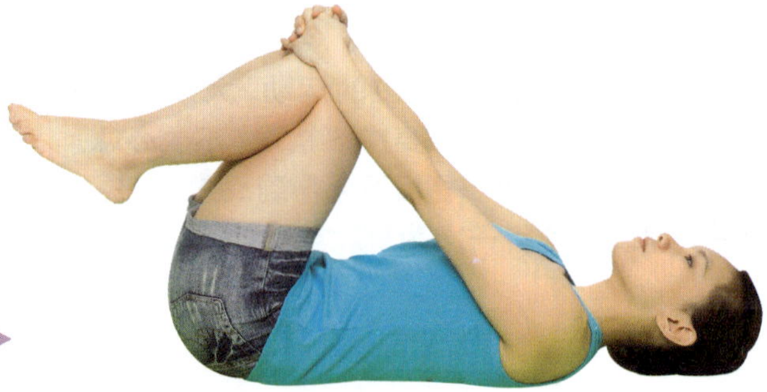

b

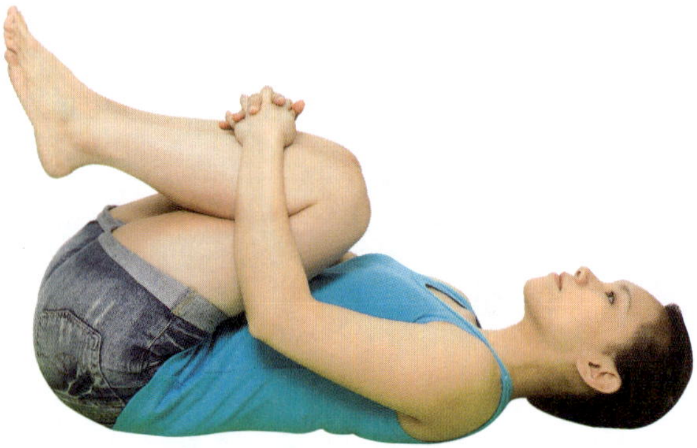

c

进阶运动组合

■有氧运动

步行，每周3次，每次20分钟，渐增至每周4次，每次40分钟。也可以游泳代替。

■伸展腰部运动

抱膝碰鼻运动

· 作用：温和的伸展操，伸展腰部肌肉，比抱膝运动更进一层。

Step 1 身体平躺，双手掌心朝下置于身体两侧，屈膝（图a）。

Step 2 抬起左膝，用手抱住。头部抬起，向膝盖靠近，尽量使鼻子与膝盖靠近，维持数秒不动（图b）。

Step 3 碰到后，缓缓放下膝盖，头部躺下，回复原姿势。重复这个动作3次。换右膝重复Step1~Step3的动作。

Step 4 同前两膝一起来。重复这个动作共3次（图c）。

一旦施行没有困难后，便可以渐渐增加次数。每周增加1次至每回5次。便可进入下一阶段。腰部力量较弱的，尤其是老年人，可以利用棉被或枕头协助。小被褥放在弯曲的膝盖下，大被褥垫在背后。也可以请小孙子或家人协助压住脚更容易做。

a

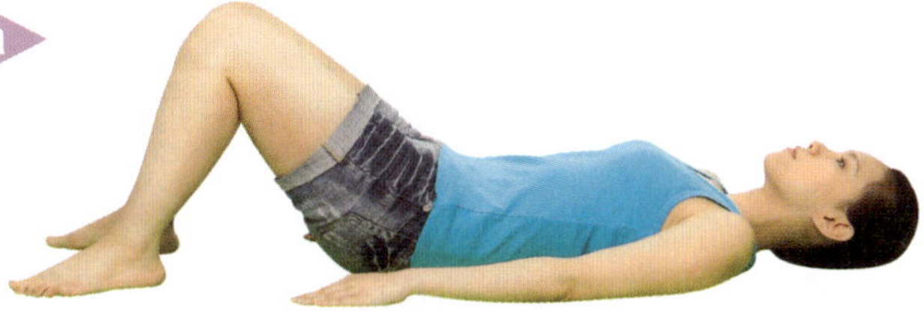

b

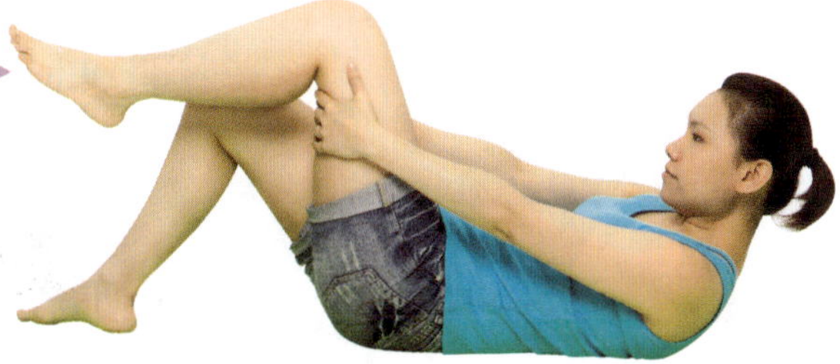

c

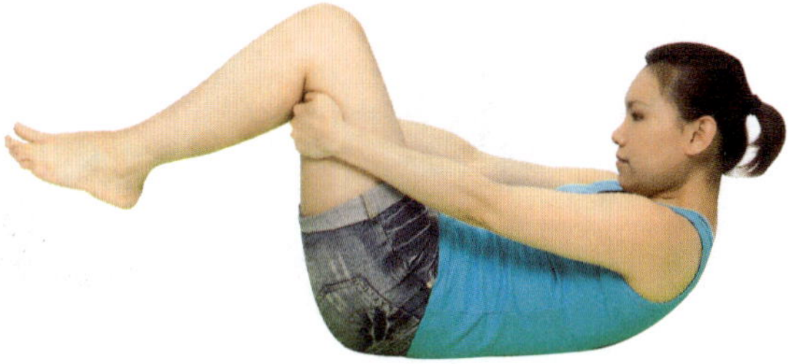

■强化腹肌运动

1. 提升骨盆运动

· **作用：** 增强下腹部肌肉，减少腹肌无力造成的腰痛。

Step 1 预备姿势：身体平躺，双手掌心朝下置于身体两侧，膝盖弯曲（图a）。

Step 2 夹紧臀部，腹部肌肉用力，使臀部往上提并吐气。保持这个姿势，停住呼吸数秒（图b）。

Step 3 开始吸气，放松肌肉，回复到预备姿势。

Step 4 每回3次，慢慢增加直到每回5次，便可进入下一阶段。

a

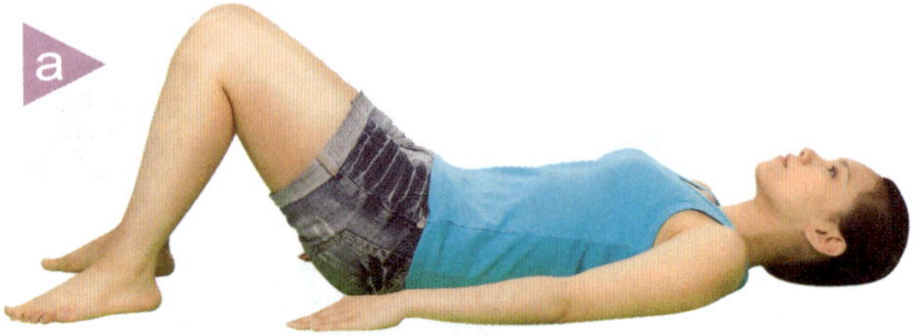

b

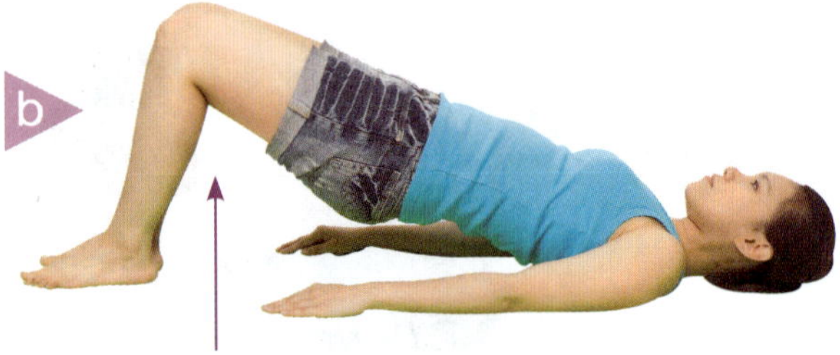

2. 屈膝仰卧起坐运动

· **作用：** 增强下腹部肌肉，减少腹肌无力造成或加重的腰痛。

Step 1 预备姿势：身体平躺，双手掌心朝下置于身体两侧，膝盖弯曲（图a）。

Step 2 吐气，腹部肌肉用力，抬高身体到能看到肚脐的程度，或是肩背离开地面即可。保持这个姿势，停住呼吸数秒（图b）。

Step 3 开始吸气，放松肌肉，回复到预备姿势。

Step 4 每回3次，慢慢增加直到每回5次，便可进入下一阶段。

a

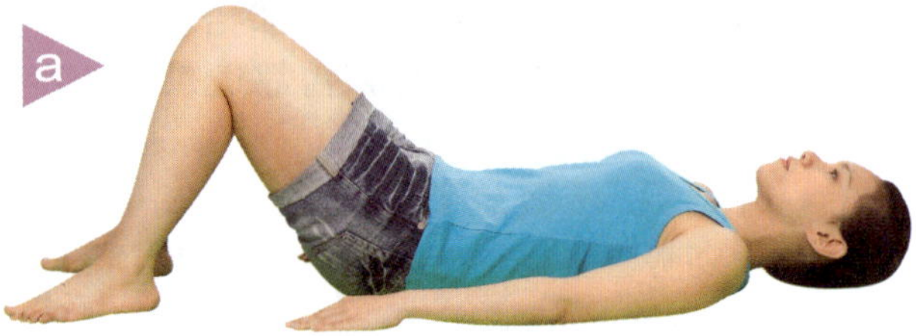

b

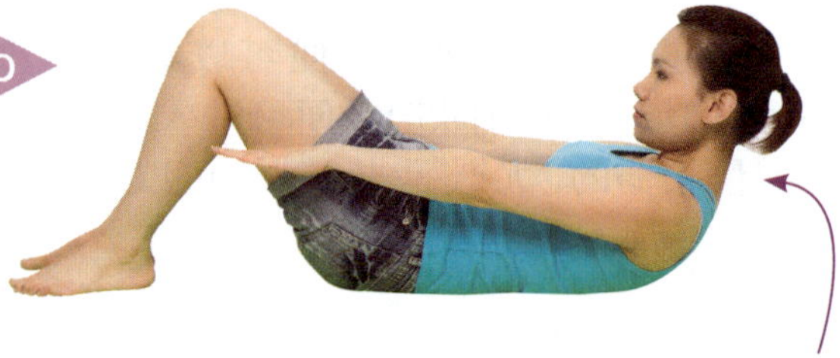

■臀部肌肉强化运动

缩臀运动

・作用：加强臀部肌肉，让腰部获得良好支撑。躺着、坐着、站着都可以做。

Step 1 尽力收缩臀部肌肉。
Step 2 保持这个姿势数秒，自然呼吸。
Step 3 开始吐气，放松臀部肌肉。

■腿部肌肉强化运动

1. 伸展膝关节运动

・作用：伸展臀部、鼠蹊和腰部肌肉。

Step 1 平躺屈膝。
Step 2 让膝盖借腿部重量自然向外伸展，不用任何力。
Step 3 保持这个姿势数秒，自然呼吸。
Step 4 开始吸气，回复平躺屈膝姿势。

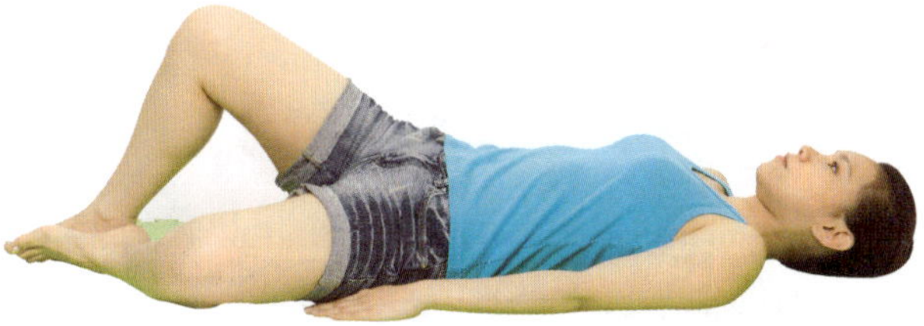

2. 提腿运动

・作用：保持股骨的运动范围能力。维持姿势及步行的功能。

Step 1 往左边侧躺，伸直膝盖。左手臂置于头部下方当枕，右手臂置于前方地板，支撑身体（图a）。
Step 2 尽力抬高右腿，膝盖保持打直（图b）。
Step 3 保持这个姿势数秒，自然呼吸。
Step 4 开始吐气，慢慢放下右脚。
Step 5 重复共3次。慢慢增加至每日每回5次。
Step 6 转身，换抬左腿。
Step 7 重复共3次。慢慢增加至每日每回5次。

a

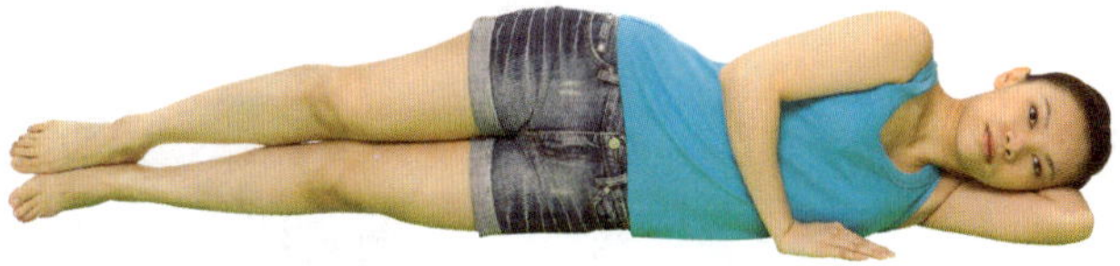

b

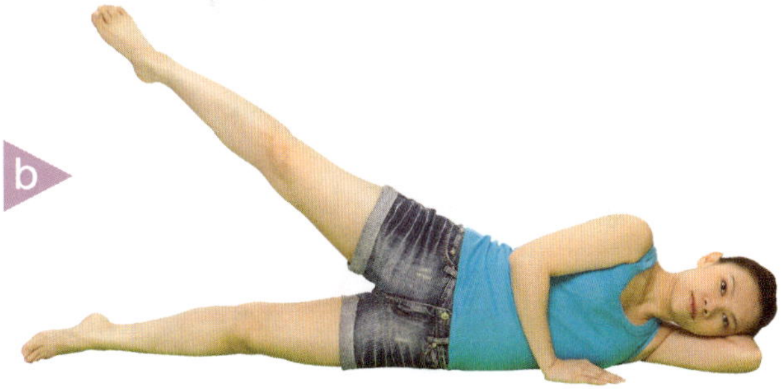

前一阶段的抱膝碰鼻、提升骨盆、屈膝仰卧起坐运动、提腿运动、伸展膝关节运动由每日1回、每回5次开始，渐渐增加至每回10次。这一阶段可新增的运动如下：

■有氧运动

步行，每周4次，每次40分钟，渐增至每周6次，每次60分钟。也可以游泳代替。

■伸展腰部运动

双膝侧压运动

· 作用：伸展腰部。

Step 1 平躺屈膝（图a）。

Step 2 双脚保持并拢，尽力将双膝倒向左边。不一定要让膝盖碰到地面，尽量保持双肩平贴地板上（图b）。

Step 3 保持这个姿势数秒，自然呼吸。

Step 4 开始吸气，慢慢回复正躺姿势。

Step 5 同上将双膝倒向右边。

Step 6 重复共5次。慢慢增加至每日每回10次。

a

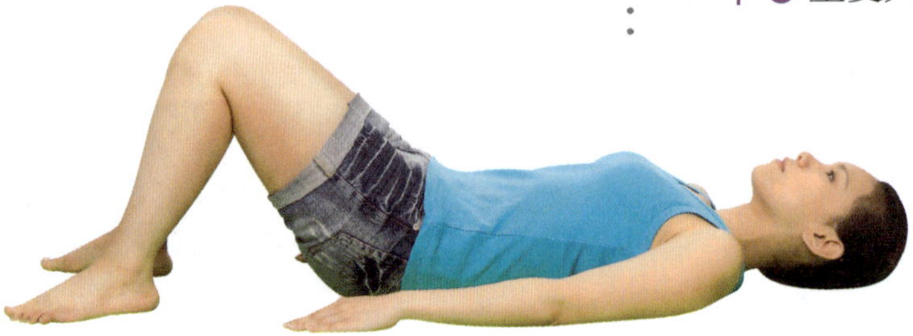

b

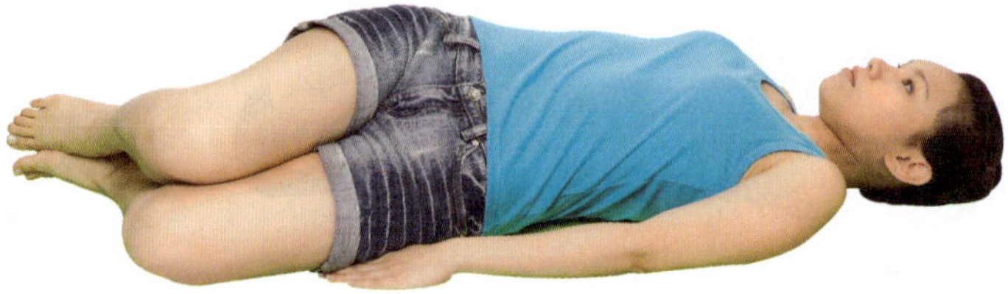

■伸展臀部及腿股部运动

1.单膝交叉横跨运动

・作用：温和伸展臀部及腿股部。

Step 1 预备姿势：往左边侧躺，伸直膝盖。左手臂置于头部下方当枕，右手臂置于前方地板，支撑身体（图a）。

Step 2 弯曲右膝盖，抬高右大腿至几乎垂直身体（图b）。

Step 3 用力将右膝盖朝下压至碰到地面。

Step 4 保持这个姿势数秒。

Step 5 保持膝盖弯曲，将右膝朝上抬，让右脚底置于左膝盖上（图c）。

Step 6 保持这个姿势数秒。

Step 7 回到预备姿势。

Step 8 重复共5次。慢慢增加至每日每回10次。

Step 9 转身，换另一边。

Step10 重复共5次。慢慢增加至每日每回10次。

a

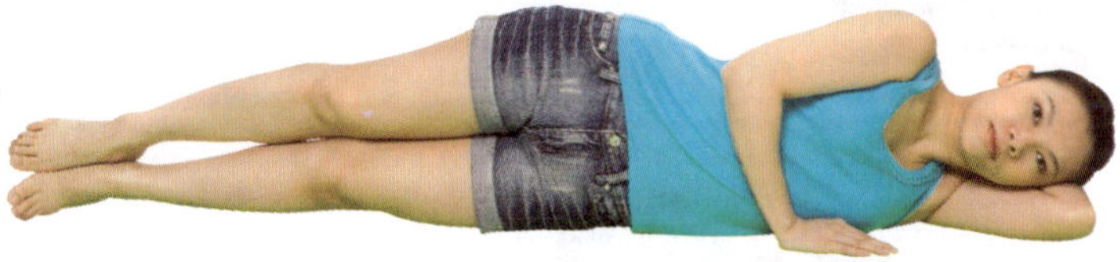

b

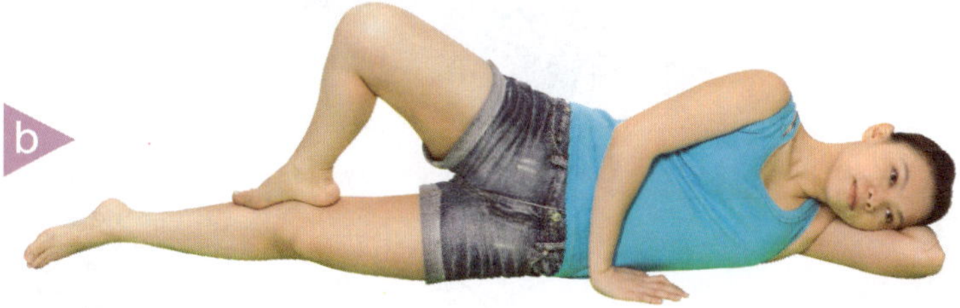

c

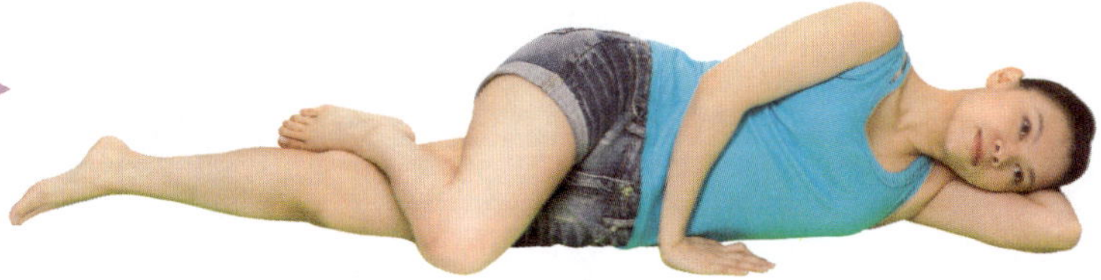

2. 伸展大腿运动

· **作用：**伸展大腿骨前面的四头肌。

Step 1 预备姿势：往左边侧躺，伸直膝盖。左手臂置于头部下方当枕，右手臂置于前方地板，支撑身体（图a）。

Step 2 弯曲右膝盖，用右手抓住右脚踝，抓不到脚踝的话，抓住脚板也可以（图b）。

Step 3 尽量用力将右腿往臀部方向拉，让背部成为弧形（图c）。

Step 4 保持这个姿势数秒。

Step 5 回到预备姿势。

Step 6 重复这些动作共2次。慢慢增加至每日每回10次。

Step 7 转身，换另一边做同样的动作。

a

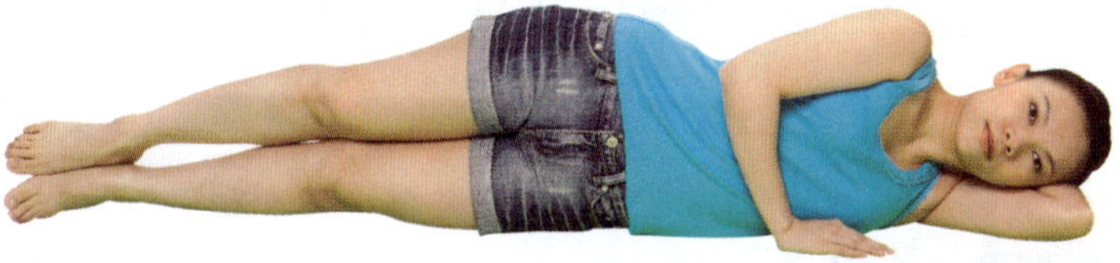

b

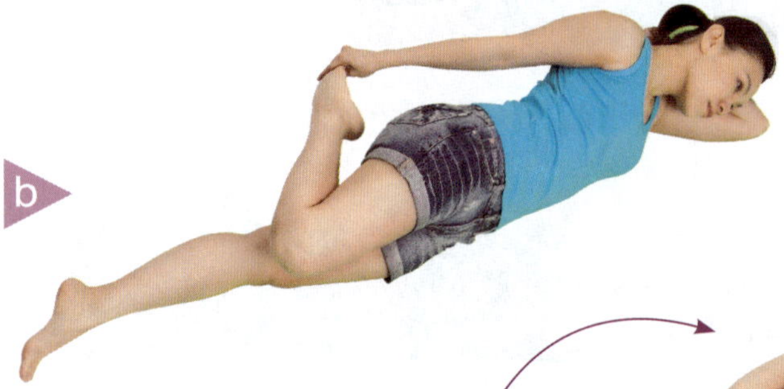

c

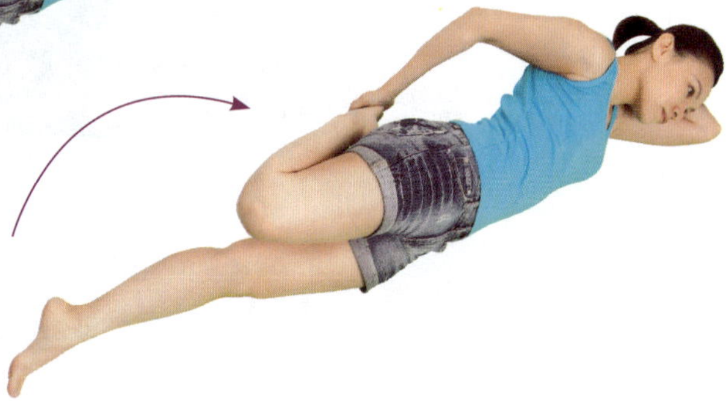

3. 转体运动

· **作用：**经由双手导引，使身体向两侧扭转，放松背肌。

Step 1 预备姿势：两脚打开约与肩同宽，站直，双手置于身体两侧（图a）。

Step 2 举起双手与肩同高，手掌并拢（图b）。

Step 3 以手掌带动，慢慢把身体转向左侧，直到无法再转（图c）。

Step 4 保持这个姿势数秒。

Step 5 换右边（图d）。

a

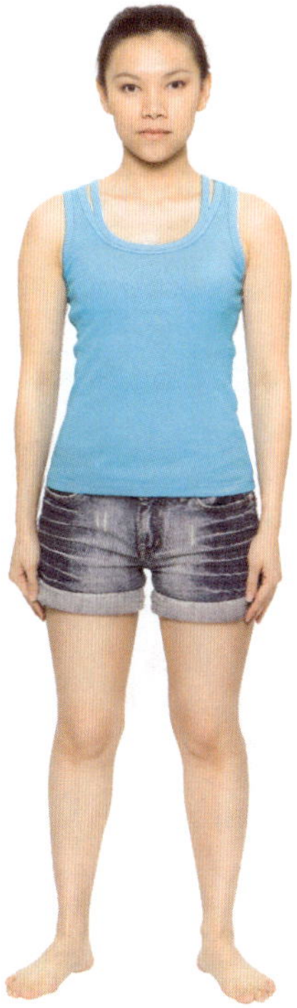

b

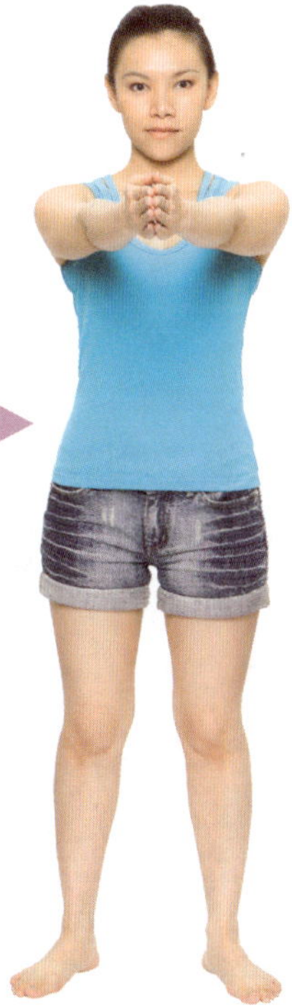

c

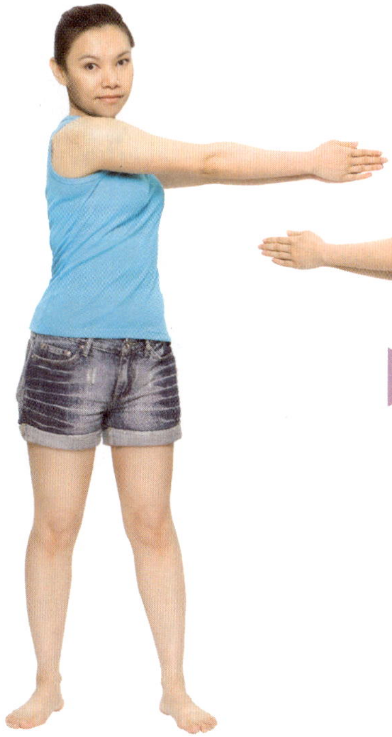

d

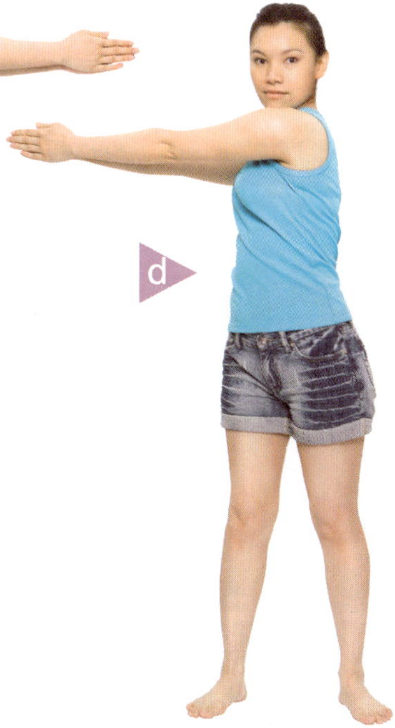

能像正常人一样运动，但是仍须有恒地施行中阶运动组合。这一阶段除原有的运动继续施行外，可新增的运动如下：

■伸展腹部运动

腹部伸展运动

- **作用：** 伸展腹部，背部拉直。

Step 1 趴着。

Step 2 利用双手支撑，慢慢吸气，由头颈部带领往上后仰，伸展腹部，让背部形成凹状（图a）。

Step 3 维持数秒，自然呼吸。

Step 4 慢慢吐气，回复趴着。

Step 5 向后抬高一腿（两脚轮替）（图b）。

Step 6 重复数次，量力而为。

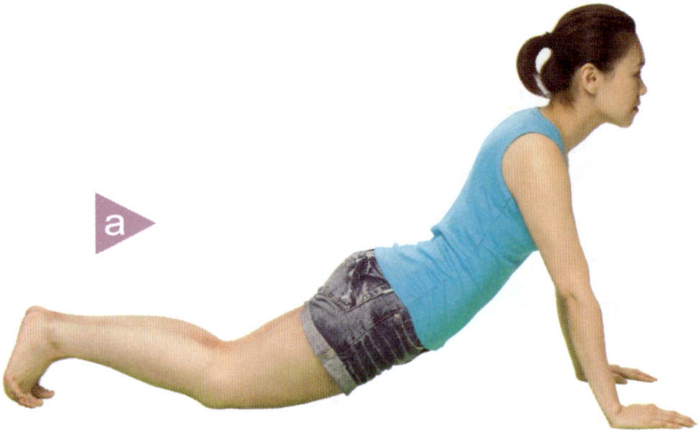

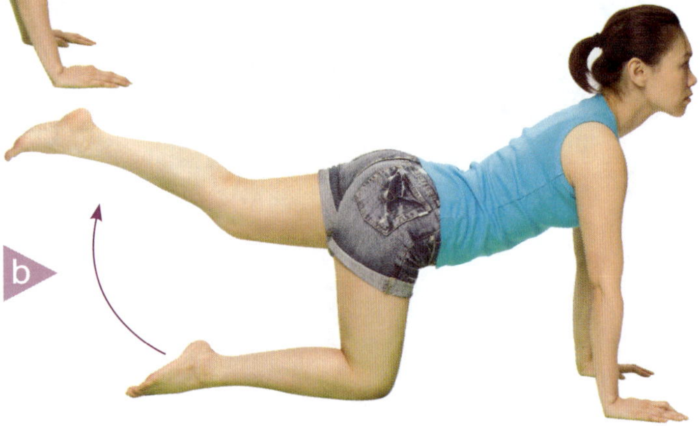

■加强腹肌运动

起坐运动

・作用：加强腹肌力量。难度很高，腹肌已经强化后才可以进行此项运动。

Step 1 预备姿势：端正坐在后面有空间可以躺靠的床或椅子上。双手交叉抱在胸前。双脚垂下，刚好踏到地面（图a）。

Step 2 让身体后倾30°～45°，使用腹肌维持这个姿势，同时吐气（图b）。

Step 3 保持这个姿势数秒，自然呼吸3下。

Step 4 慢慢吐气，回到直立坐姿。

Step 5 吸气并放松肌肉。

Step 6 重复数次，量力而为，慢慢增加次数。

a

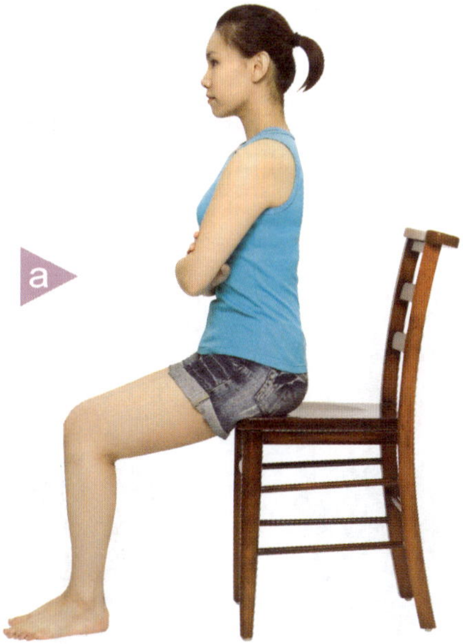

b

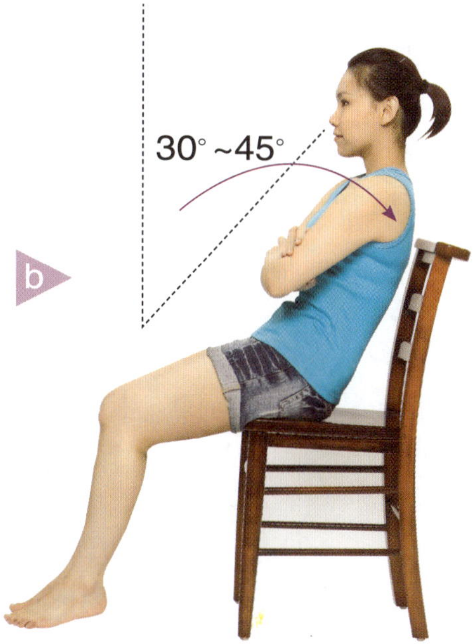

指压按摩

提到按摩很多人会以为就只是在肌肉上揉捏或轻捶，但其实该按哪里不得而知。这里将教你更有效的按摩，无论是在办公室、车上或是睡前，都不妨利用空档时间给自己或是亲友做做按摩。

按摩的好处包括促进深部体感觉，回馈到脊髓及脑部，使自然调整的机制能够生效减少酸痛。另外，还能改善局部循环，帮助排除发炎物质，让失序的肌肉纤维束回复条理。

颈背肩臂按摩

- 适合姿势：坐、站均可。
- 手法：有搓、按、抓、扣、捏。

■颈背肩臂按摩

搓

两掌互相摩擦接着与后颈、肩膀、上臂、前臂、手腕依序摩擦。

Step 1 坐在椅子上，将两脚张开与肩同宽，两掌互相摩擦直到发热（图a）。

Step 2 将左掌紧压于后颈，呼吸约3~5次（图b）。

Step 3 左掌施力，顺势于肩膀上下反复摩擦肩井穴处。重复12下。

Step 4 两掌互相摩擦直到发热，将左掌依序紧压于肩关节、上臂、前臂、手腕，呼吸约3~5次。

a

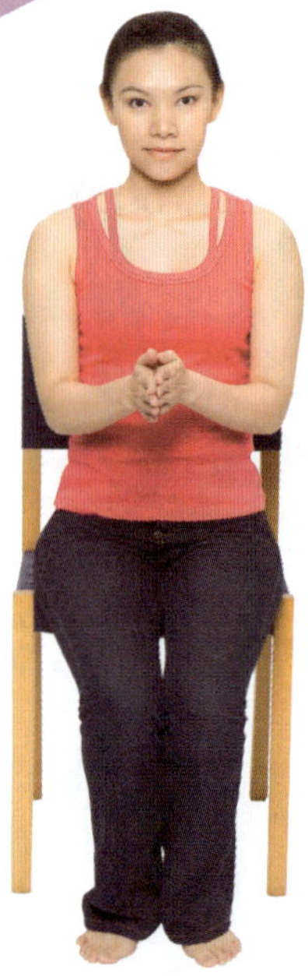

b

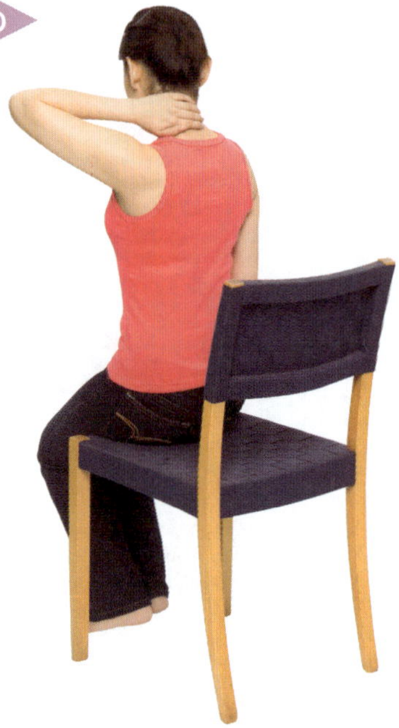

抓

手掌覆盖在按摩处，拇指伸出固定。使用其余四指指头肉多处，由内向外抓揉，顺序抓风池、天柱、肩、臂臑、手三里、内关、外关以及痛点。注意指甲不可过长，以免伤到皮肤。

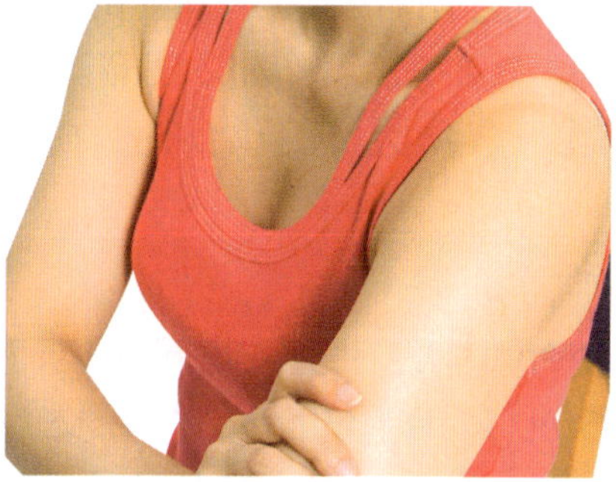

按

以大拇指用力压并揉。

Step 1 同前坐姿，手握拳微伸出大拇指。

Step 2 顺序按风池、天柱、肩、臂臑、手三里、内关、外关以及痛点。手肘处可以用拇指及中指内外夹住肘部按摩。

Step 3 每处穴道，适度按揉，至少10下。情况允许时，可先擦以清凉油性药膏，如擦劳灭、万金油等，效果更好。

扣

轻捶。两手紧握似拳，但拇指稍微打直不弯到其余四指之前，用拳头反面轻捶酸痛处，力道以舒适程度为原则。

捏

用拇指与食指或并中指捏抓。

Step 1 坐着同前。

Step 2 用拇指与食指或并中指捏抓肩井穴皮肤，后放松。反复10次。

Step 3 接着捏手的三里穴。

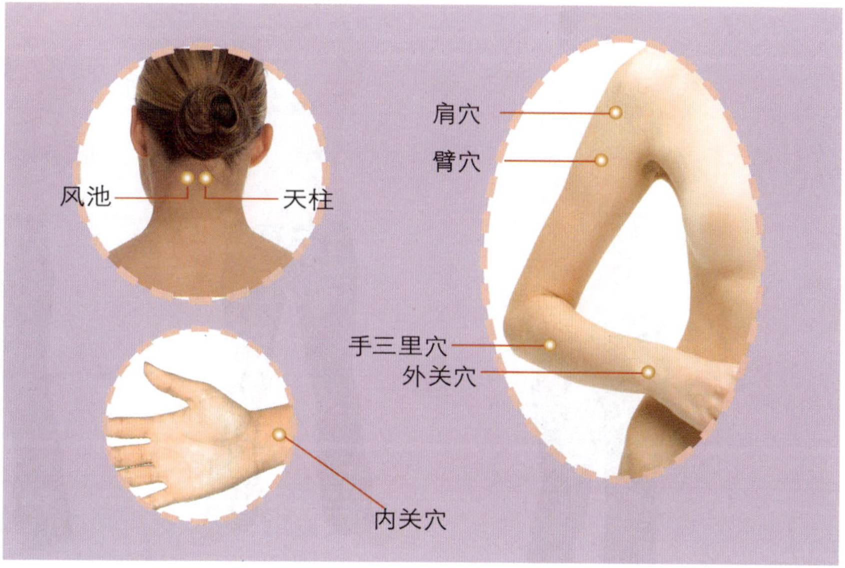

■揉捶肩背

1. 捶腕

Step 1 与肩同宽，伸出左手抬高至和肩膀同一水平。

Step 2 轻扣捶左手，由肩、上臂、前臂、手腕顺序捶下。再依序由手腕、前臂、上臂、肩膀往上捶，如此为一轮（图a）。

Step 3 捶时，左手臂边转动，使各部位皆可捶到。

Step 4 每回12轮。换另一边，同上。

2. 捶肩及背

Step 1 将两脚张开与肩同宽。

Step 2 用右手掌面轻轻扣捶左肩、同时左手掌背捶后背（图b、图c）。

Step 3 换边，同上。如此为1次。每回12次。

3. 捶肾俞

Step 1 两脚张开与肩同宽，双手往后伸。

Step 2 用手掌面或掌背，交互在肾俞穴轻轻捶打12下为一回。肾俞穴在腰部最细处的高度，离脊椎两指处（图d）。

a

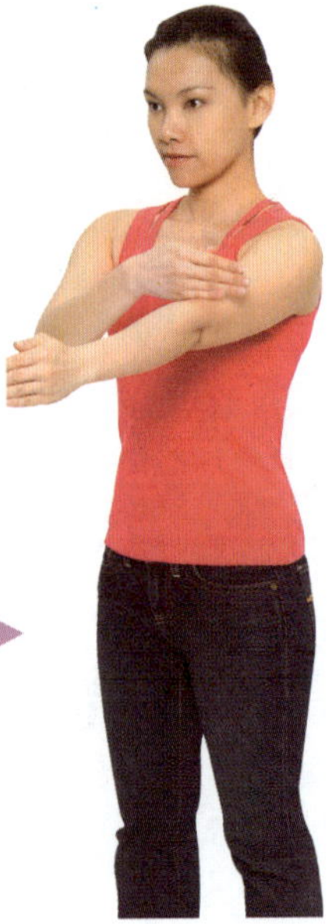

b

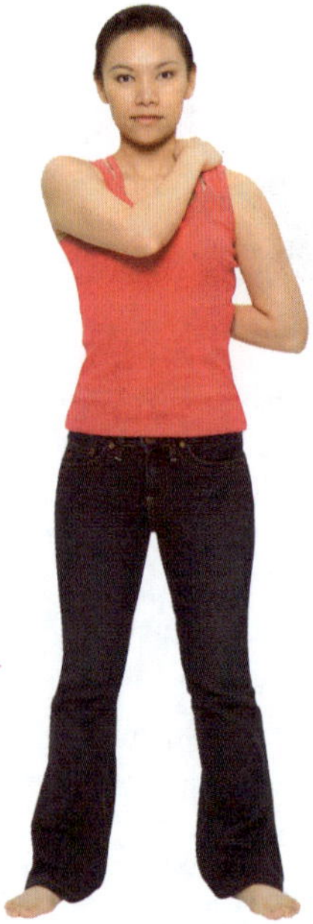

c

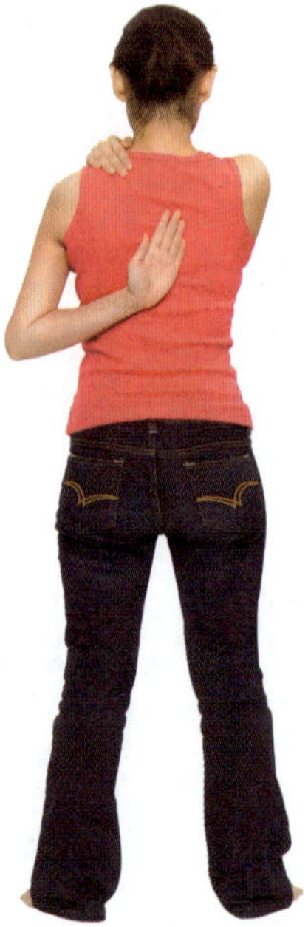

d

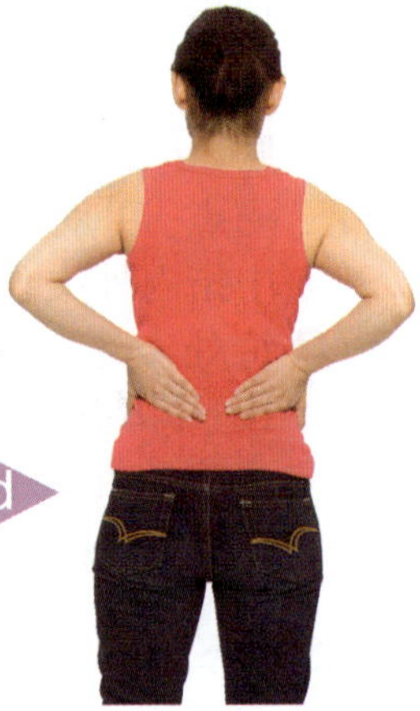

腰痛自疗法

“腰背委中求”这句中医口诀，意思是大部分腰背痛找委中穴就对了。对委中穴施以指压，或用指压器、原子笔套尖端都可以，反复施压，适度按摩。原则上每日2回，每次100~150下。

穴道是呈现病症反应的地方，其呈现疾病的反应，就是发硬、压痛，但是有人压自己的身体，竟发现全身到处都有痛点，于是以为自己全身都有病。这是不正确的，因为每个人的感受力不同，所以有必要请专家帮忙诊断才能确定。

腰痛大都属于膀胱经与肾经部位，故两经所属穴道，常被用来治疗腰痛。偶尔会因其他脏腑缘故导致腰痛，则选用该经穴道，这些包括脾胃肝胆等经。这里将这些部分分为腰部穴道组、腹部穴道组及下肢穴道组来介绍。另外还介绍了办公室按摩和睡前按摩。

腰部锻炼按摩功包含6种手法：搓、捏、摩、扣、抓、旋。

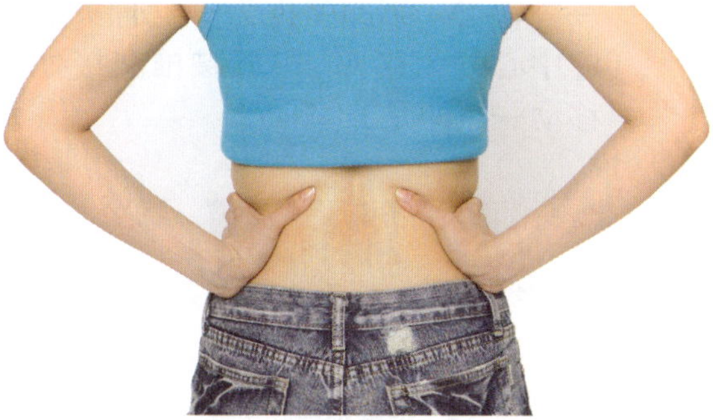

■腰部穴道组

1. 三焦俞

第一腰椎下，外侧1寸半。（中医身寸算法：1寸半即食指与中指两指幅宽。腰椎算法：臀部外上骨头处，对至中央为第四腰椎与第五腰椎之间，往上算椎体，每一突出点，即为1个椎体，往上到第四个突出，即为第一腰椎突起。）

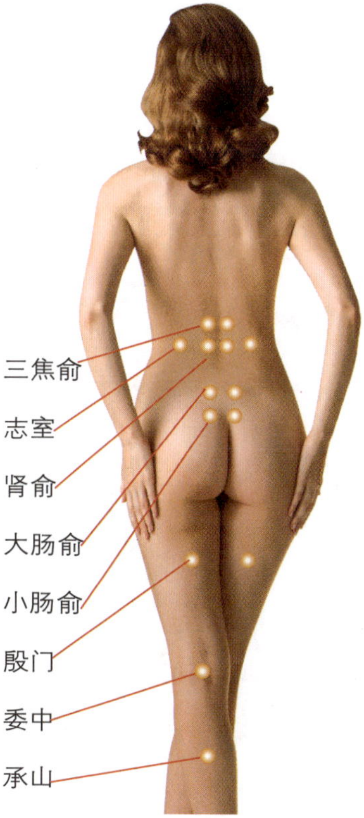

2. 肾俞

以腰线（腰最细处）高度为准，离脊椎两指处。

3. 大肠俞

第四腰椎下外侧两指宽处。

4. 小肠俞

第一荐椎下外侧两指宽处。

5. 志室

从肾俞向外左右约两指宽处。

■腹部穴道组

1. 中脘

胸骨下缘与肚脐的中间点。

2. 天枢

肚脐旁三指处。

3. 关元

位于肚脐与耻骨上缘连线上，在由下往上2/5的位置，大概就是肚脐正下方3指宽处。

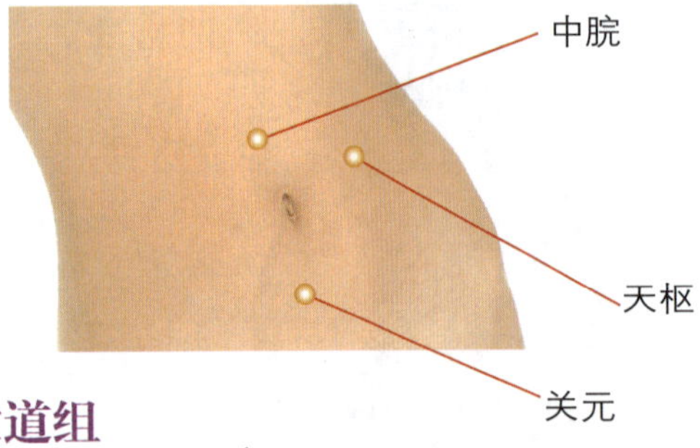

■下肢穴道组

1. 殷门

委中与臀部下缘中间点（大腿后面的中央）。

2. 委中

膝盖后方凹陷处中央。

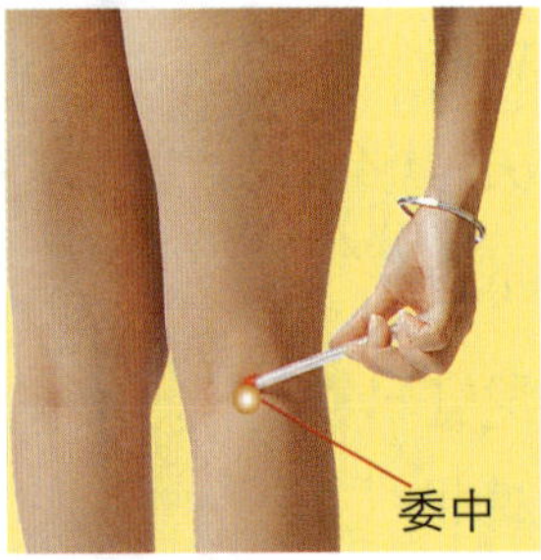

3. 承山

用力伸直脚时，出现在小腿后方正中央的凹陷处。

4. 足三里

从胫骨往上抚摸，膝下4指有骨头突出处，于其下侧外方1寸处。

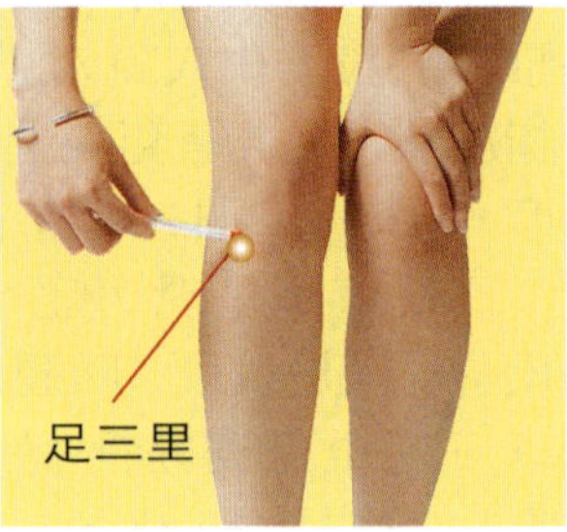

■办公室按摩

搓

两掌互相摩擦接着与腰摩擦。

Step 1 坐在椅子上，将两脚张开与肩同宽，两掌互相摩擦直到发热。

Step 2 将双掌紧压于腰眼穴，呼吸3~5次（腰眼穴在第四腰椎左右约10厘米处，可以感觉到一阵温热。第四腰椎为骨盆骨头上缘，对应中心处为第四、第五腰椎交接处，往上移动一点即是）（图a）。

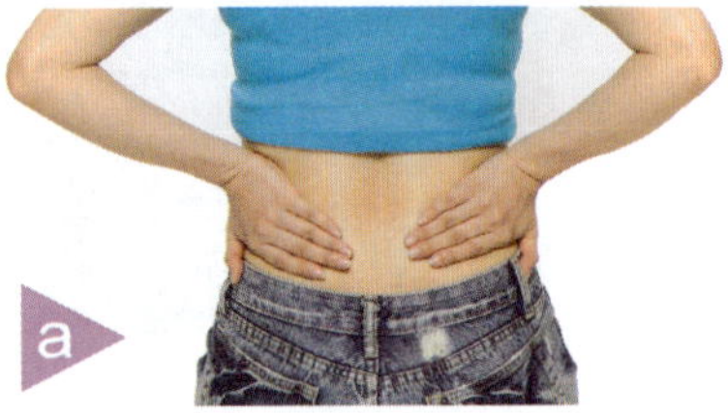

Step 3 两掌施力，顺于腰部两旁隆起（即腰大肌）上下反复摩擦。下至尾骨旁臀部尽头，上至两手臂可弯曲尽头，反复36下（图b）。

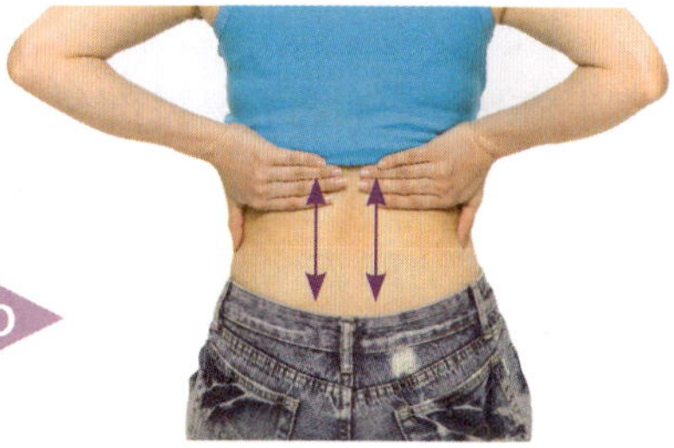

b

捏

Step 1 坐着同前。使用拇指与食指或并中指捏抓命门穴皮肤，然后放松。反复4次（命门穴在第二腰椎突起之下）。

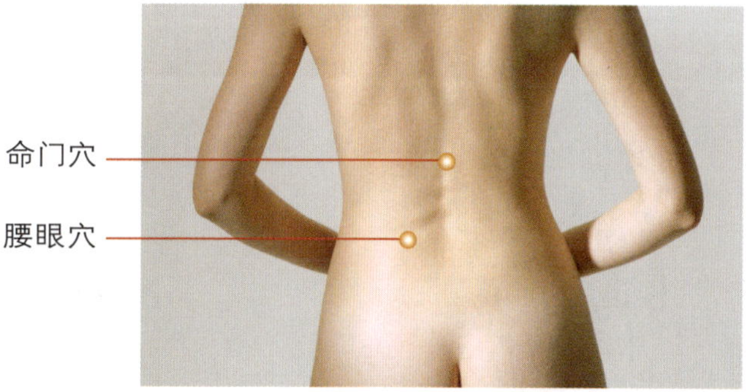

摩

揉擦。

Step 1 坐姿同前。将两手轻握拳头。拳面放于腰眼，旋转摩擦。

Step 2 先依顺时钟方向转18次，再依逆时钟方向转18次。两手同时按摩时采用相反方向会比较顺手。

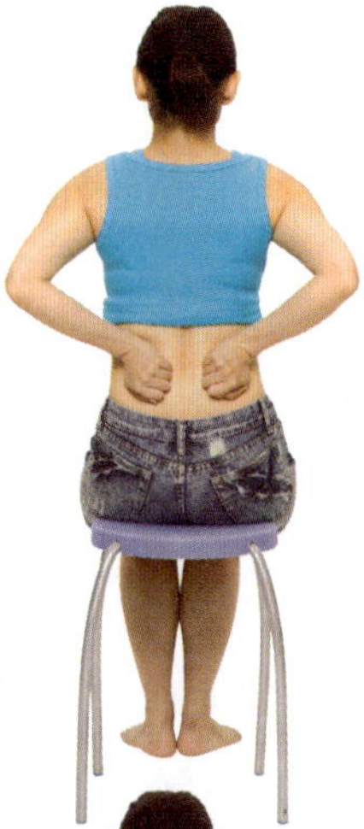

扣

轻捶。两手紧握似拳，用拳头反面轻捶，以不痛程度为准。一左一右轻捶36下。

抓

用指头抓。两手扶住腰部，拇指伸出固定。使用其余四指指头肉多处，由内向外抓揉。注意指甲不可过长，以免伤到皮肤。

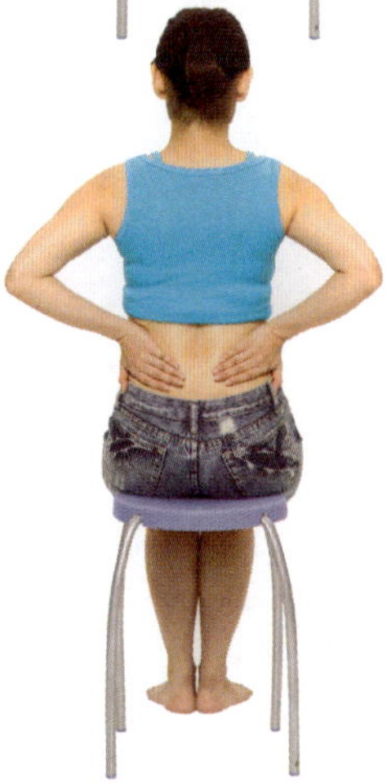

旋

旋转腰部。

Step 1 站直，将两脚张开与肩同宽，两手夹住腰部，拇指向前（图a）。

Step 2 两手施力，向前推出，令腹部突出，同时上半身向后仰（图b）。

Step 3 左手施力，向右推出，尽量将上半身向左弯（图c）。

Step 4 两手施力，向后推出，臀部尽力向后推出，尽量将上半身向前弯（图d）。

Step 5 右手施力，向左推出，尽量将上半身向右弯。

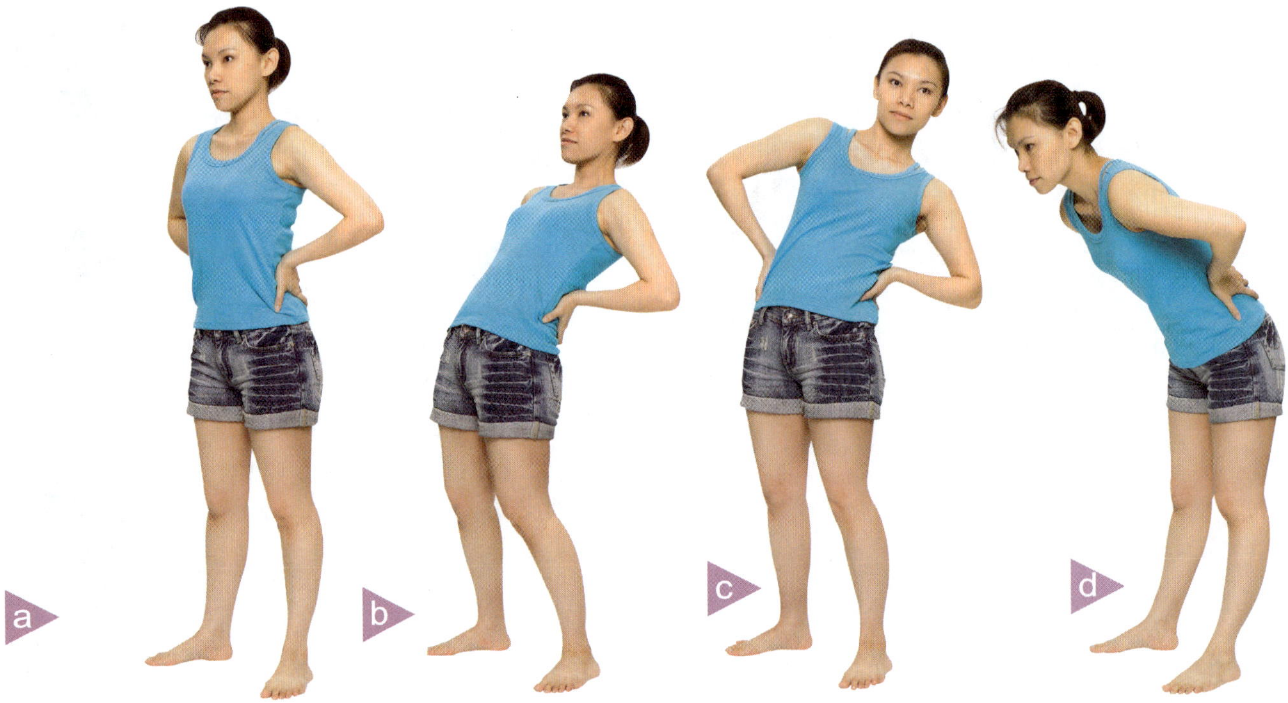

■睡前按摩

可在更为轻松的情况下进行。先泡个热水澡，听段轻松音乐，静坐冥想，或是配合芳香治疗等，帮助紧绷的肌肉与心情放松。可以施行的睡前按摩包括：

- 同前叙述的腰部锻炼按摩。
- 趴着，请人来回指压按摩，背部脊椎两旁的肌肉群、臀部与大腿的肌肉。尤其是针对触摸到肌肉有特别紧绷成硬条状之处。
- 如果力道不足，或是难以拿捏，没人可以代劳，也可以使用硬式网球或软式棒球作器具，自我按摩。

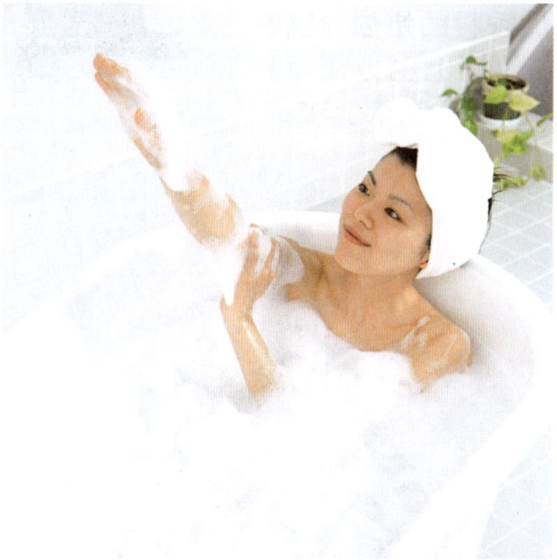

软式棒球表面较平滑，不像网球上面有软毛，直接接触皮肤不会造成不适，至于两者的软硬度都恰好。方法如下：

Step 1 躺下，将硬式网球或软式棒球置于腰部后面。

Step 2 利用身体重量，让球来回按压背部脊椎两旁的肌肉群与臀部，特别酸痛部位应该多按摩几下。亦可直接手持按摩酸痛部位，尤其是大腿与腹肌部位。

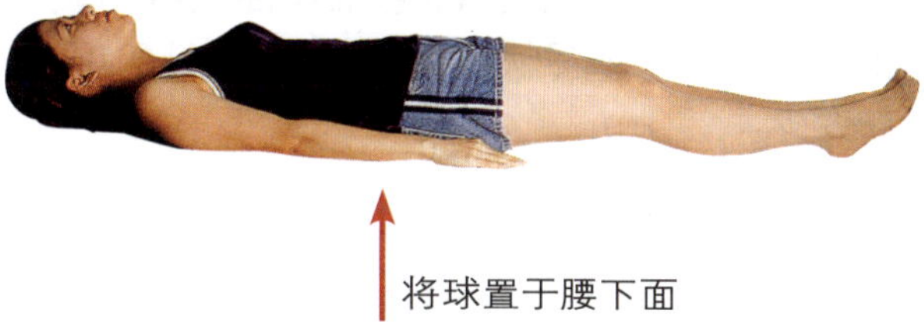

将球置于腰下面

PART 4

芳香疗法

芳香疗法是近几年来快速成长的一门另类疗法。去逛百货公司时，稍加留心，不难见到这类专柜。它是将自然的花草提炼出芳香精油来使用。不同成分有不同效果，制剂有单方，也有各公司组成的配方，可依个人需要与喜好选用。

精油最好保存在不透光的玻璃小瓶子里，放在阴凉的地方，不要让光线照射到，以免变质。平时要将瓶盖盖好、密封，因为空气也会使精油变质。挥发性快的精油开瓶后应尽快用完，因为每次开关都会使精油变少。

对酸痛有效果的精油包括直接止痛效果与放松心情松弛肌肉两方面，这些精油常是兼具两种功效。如德国甘菊、罗马甘菊、茉莉、松树、薰衣草、迷迭香油等。

使用方法

■薰香法

利用插电或蜡烛加热，使精油挥发充满室内，吸入人体而达到提神、杀菌及中和、驱散异味的效果。

使用时将水盛入盘内，滴入6~8滴精油，再加温即可。

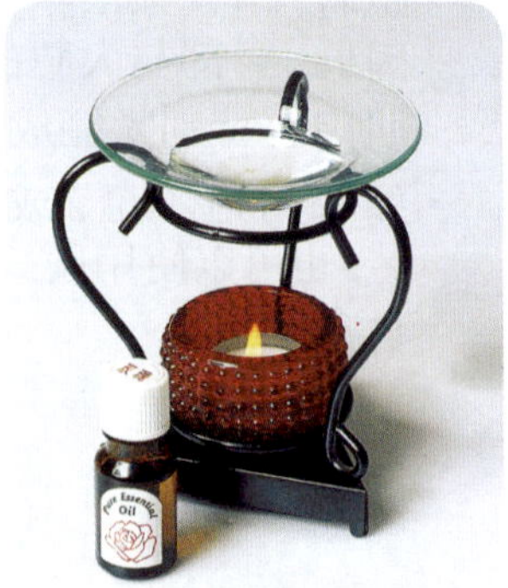

可以从事日常工作，也可以配合静坐、冥想、听松弛音乐等。市面上亦有添加香料的蜡烛，比较和缓，使用上也方便，可以一试，只是剂量上较难掌握。

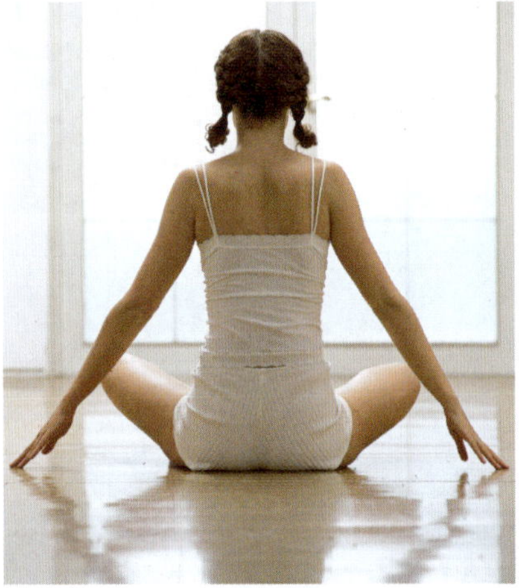

■沐浴法

在澡盆中放好热水，滴入选用的精油6~8滴。热水澡会舒张毛孔，让肌肤吸收精油。帮助舒缓紧张的情绪、肌肉，可镇静安神以消除疲劳。

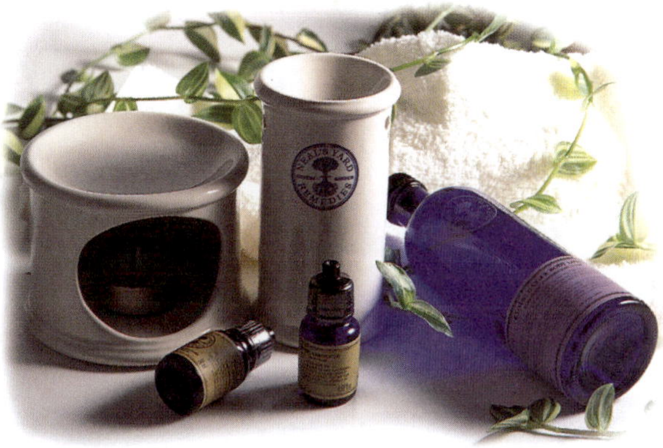

■按摩法

如前述按摩法，加上精油按摩让皮肤吸收，增加功效，适合于局部。调配按摩精油比例为，基础油10毫升加2~5滴精油。

■湿敷法

如果太累无法自行按摩，又有局部不适，可以使用毛巾，浸入滴入精油的热水中，敷在不舒服处10~15分钟。比例为每升2~4滴精油。

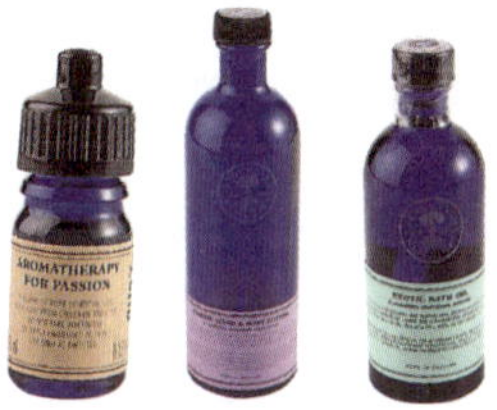

医师的叮咛

使用精油需特别注意的事项有：

- 先试用或试闻以确定能否接受。
- 购买前，先确定成分、浓度、有效期及工厂或公司的可信度。
- 确实了解精油成分、使用法与功效。
- 使用时一定要稀释，不要让身体接触纯精油，特别是五官及黏膜部位，会造成伤害。
- 不可直接饮用。
- 初次使用者以从低剂量、短时间开始为原则。
- 怀孕、身体情况特殊或是有特殊疾病者要非常小心，最好不要自行尝试，先请教专家为宜。

图书在版编目（CIP）数据

办公族颈背腰骨酸痛完全搞定/李诗应主笔，—北京：中国农业大学出版社，2009.3
ISBN 978-7-81117-548-6

Ⅰ.办… Ⅱ.李 … Ⅲ.颈肩痛-防治-基本知识 Ⅳ.R681.5

中国版本图书馆CIP数据核字（2008）第189708号

著作权合同登记图字：01-2008-3168

书　名　**办公族颈背腰骨酸痛完全搞定**
作　者　**李诗应　主笔**

编辑策划　六睿工社·张　蕊　陆　强　　**责任编辑**　李丽君
封面设计　东方黑马　　**责任校对**　陈　莹　王晓凤
出版发行　中国农业大学出版社
社　址　北京市海淀区圆明园西路2号　　**邮政编码**　100193
电　话　发行部 010-62731190,2620　　读者服务部 010-62732336
编辑部 010-62732617,2618　　出　版　部 010-62733440
网　址　http://www.cau.edu.cn/caup　　e-mail　cbsszs@cau.edu.cn
经　销　新华书店
印　刷　涿州市星河印刷有限公司
版　次　2009年3月第1版　　2009 年 6 月第 2 次印刷
规　格　889×1 194　24开本　7.75印张　198千字
定　价　28.00元

图书如有质量问题本社发行部负责调换